北里大学農医連携学術叢書 第9号

農と環境と医の連携を求めて

―本の紹介55選・言葉の散策30選―

陽 捷行 著

養賢堂

刊行にあたって

北里柴三郎博士は、研究者間のコミュニケーションを深め研究を深化させるため、月に一度は門下生らと集会を開きました。これに参加できない多くの同窓生たちは、その記録の刊行を熱望したので、博士は集会の内容を１８９５年に「細菌学雑誌」として刊行しています。初めの報文は、「實布垤里亞及虎列刺病治療成績報告」と題するもので、英国の世界的な科学雑誌「ネイチャー」の創刊（１８６９年）から26年後のことです。この雑誌の思いは、今なお「日本細菌学雑誌」として刊行され続けています。このことは、科学にとって知の共有は不可欠なものと考えていた博士の思いが息づいている証でしょう。

一方，博士の「医道論」は，医の基本は環境を配慮した予防にあるという信念を掲げ，広く国民のために学問の成果を用いるべきであると述べています。ここには，学問と実践を結びつけた実学の思想があります。ここでは、知と行の分離はありません。

北里大学ではこのような博士の達見を今なお生かすべく、六年前から環境を通した農と医を連携させるため「農医連携」という言葉を発信しています。医食同源や身土不二という言葉があるように、「農学と医学」あるいは「食と健康」はもともと分離される事象ではないのです。

これまで「農医連携」の科学を発展させるため、教育、研究および普及にかかわる事項をさまざまな形で発信してきました。本書「北里大学農医連携学術叢書第9号」の「農と医の連携を求めて-本の紹介55選・言葉の散策30選-」は、これまで学長室通信の「情報：農と環境と医療」に掲載してきた「本の紹介」と「言葉の散策」のなかから選んだ項目を一部改変し、「農医連携」の科学に適応できる教則本のつもりで刊行したものです。「農医連携」に関心のある読者の参考になれば幸いです。

北里大学学長
柴　忠義

はじめに

北里大学では、あらたな学域として「農医連携」という概念を立ち上げ、それに関する情報を発信しています。北里大学学長室通信「情報：農と環境と医療」はこれに関わる情報の一例で，平成17（２００５）年5月から提供し続けています。この内容は、北里大学から発刊している冊子と北里大学のホームページで見ることができます。継続は力なりといわれますが、この情報は多くの読者に支えられ60号を越えました。

ヨーロッパに派遣された支倉常長は、伊達政宗に帰朝報告をします。「ヨーロッパには科学というものがあります」「科学とは何であるか」「科学とは継承であります」「あいわかった」。賢者同士の会話とは、かくあるものかと感心した記憶があります。「情報：農と環境と医療」は、継続・継承という視点からそうありたいと願い、内容は稚拙ながら、六年間にわたり発信し続けてきた情報です。

北里大学学長室通信創刊号の「はじめに」では，「分離の病」を強調しました。今の世の中を席巻している病です。人と人のつながり，土や自然と人のつながり，親と子のつながり，生徒と先生のつながり，事実と事実のつながり，過去と現在のつながり，技術知と生態知のつながりなど枚挙に暇がありません。

これらを整理すると，「分離の病」は次の4つにまとめられます。「知と知の分離」，すなわち専門分野への没頭，専門用語の乱用，死語の使用などがあげられます。「知と行の分離」，すなわちバーチャル（virtual：仮想）と現実の分離，理論構築者と実践担当者との分離などがあります。「知と情の分離」，すなわちデタッチメント（detachment：認知的距離，科学知）とパフォーマティブ（performative：遂行的距離，生活知）の分離，客観主義への徹底，理論と情熱との極端な分離などがあります。「過去知と現在知の分離」，すなわち文化の継承や歴史から学ぶ時間軸の分離，不易流行とか温故知新などの言葉でも表現できます。創刊号では，農医連携においてもこれら「分離の病」を克服すべく努力したい旨を述べました。

農医連携の定義は何かと問われた場合，その回答を持っていません。その際，農医連携とはこれだなどと早急に定義する必要はないと思っています。農は食であったり心の縁であったり，医は健康であったり心の癒しであったり，環境は土壌や大気や水資源の保全であったり，風景の創作であったりします。農にしろ医にしろ環境にしろ，解釈と定義は専門家や時代や場面でさまざまに異なってくるでしょう。そこで，「農医連携」にかかわるこの「情報：農と環境と医療」の位置づけについては，次のように考えています。「道：Tao」の哲学者，老子のものとされている古代中国の聖典「道徳経」の第十一章に次のような文章があります。

三十本の輻（や）が車輪の中心に集まる。
その何もない空間から車輪のはたらきが生まれる。

粘土をこねて容器ができる。
その何もない空間から容器のはたらきが生まれる。
ドアや窓は部屋をつくるために作られる。
その何もない空間から部屋のはたらきが生まれる。
これ故に、一つ一つのものとして、これらは有益な材料となる。
何もないものとして作られることによって、それらは有用になるもののもとになる。

これは、多様性を統一させるための根本的な原理を示していると考えられます。別の表現をすれば、農と環境と医療、あるいは食と土・水・大気と健康を連携させていくための「学長室通信」の神髄を語っているとも言えるでしょう。粘土の固まりや窓やドアは特殊性あるいは個別性を示しています。そして、車輪、容器、部屋は多様性の統一を示しています。例えば、「学長室通信」のそれぞれの執筆項目である「農・環・医にかかわる国際情報・国内情報・学内情報」「本の紹介・資料の紹介」「農と医の連携を心したひとびと」「研究室訪問」「講演会」「総説」「言葉の散策」などは、それぞれ粘土や窓に相当します。まだ、車輪や容器や部屋はできていません。突然、「農医連携」という部屋はできないのです。

多くの方々の関心や協力や援助や努力によって、長い時間を経て、さらには地域を超えて初めて「農医連携」の部屋ができていくと信じています。すなわち、時空を超えた連携が必要なのです。慎ましやかでも部屋ができれば、そこにカーテンが装われ、絵画が飾られ、机や椅子が並べられることでしょう。いつかは、来客用の大きなソファーだって持ち込めるでしょう。

ここにまとめた「農と環境と医の連携を求めて—本の紹介55選・言葉の散策30選—」は、これまで「情報：農と環境と医療」に掲載してきた「本の紹介」と「言葉の散策」のなかから選んだ項目を一部改変し、「農医連携」の科学に適応できる教則本のつもりで刊行したものです。なお、文章中の西暦年号などは、執筆した当時のもので、出版した年代とは多少異なります。その辺の矛盾する年号などについては、承知おき願います。

この本の挿絵は、北里大学学長補佐の古矢鉄矢さんに書いていただきました。また、北里大学学長室の荒井文夫さん、田中悦子さん、平川洋二さん、金子清佳さん、佐々木愛美さん、森岡淳子さんには文章の校正などでお世話になりました。ここに記してお礼申し上げます。

北里大学副学長

陽　捷行

第一部　食の安全と環境と健康にかかわる本55選

歴史と原論

・北里柴三郎：長木大三著、慶應義塾大学出版会（１９８６年初版、２００１年５版）……1

・ドンネルの男・北里柴三郎：上・下巻、山崎光夫著、東洋経済新報社（２００３）……9

・農業本論：新渡戸稲造著、東京裳華房（１８９８）……13

・医学概論とは：澤瀉久敬著、誠信書房（１９８７）……16

・農学原論：祖田　修著、岩波書店（２０００）……23

・医学の歴史：梶田　昭著、講談社学術文庫（２００３）……29

・環境学原論―人類の生き方を問う―：脇山廣三監修・平塚　彰著、電気書院（２００４）……40

・環境の歴史―ヨーロッパ、原初から現代まで―：ロベール・ドロール、フランソワ・ワルテール著、桃木暁子・門脇　仁訳、みすず書房（２００７）……50

・カルテ拝見―武将の死因：杉浦守邦著、東山書房（２０００）……57

・健康の社会史―養生、衛生から健康増進へ―：新村　拓著、法政大学出版局（２００６）……60

・社会的共通資本：宇沢弘文著、岩波新書６９６（２０００）……64

・大気を変える錬金術―ハーバー、ボッシュと化学の世紀―：トーマス・ヘイガー著、渡会圭子訳、白川英樹解説、みすず書房（２０１０）……72

食と農

・葬られた「第二のマクガバン報告」：上巻「『動物タンパク神話』とチャイナ・プロジェクト」・中巻「あらゆる生活習慣病を改善する『人間と食の原則』」：T・コリン・キャンベル、トーマス・M・キャンベル著、松田麻美子訳、グスコー出版（２００９）……85, 92
・雑食動物のジレンマ―ある４つの食事の自然史―：上巻・下巻：マイケル・ポーラン著、ラッセル秀子訳、東洋経済新聞社（２００９）……99
・フード・セキュリティー　だれが世界を養うのか：レスター・ブラウン著、福岡克也監訳、ワールドウォッチジャパン（２００５）……107
・日本とＥＵの有機畜産―ファームアニマルウェルフェアー―：松永洋一・永松美希編著、農文協（２００４）……110
・昭和農業技術史への証言　第四集：西尾敏彦編、昭和農業技術研究会、農文協、人間選書２６２（２００５）……113
・農業における環境教育：平成12年度環境保全型農業推進指導事業、全国農業協同組合連合会・全国農業協同組合中央会・家の光協会（２００１）……115
・A HANDBOOK OF MEDICINAL PLANTS OF NEPAL「ネパール産薬用植物ハンドブック」：渡邊高志ら、Kobfai Publishing Project, Foundation for Democracy and Development Studies Bangkok, Thailand（２００５）……120

健康と医療

・ワイル博士の医食同源：アンドルー・ワイル著、上野圭一訳、角川書店（2000）……125
・乳がんと牛乳―がん細胞はなぜ消えたのか―：ジェイン・プラント著、佐藤章夫訳、径（こみち）書房（2008）……133
・代替医療のトリック：サイモン・シン、エツァート・エルンスト著、青木　薫訳、新潮社（2010）……142
・自然治癒力を高める生き方：帯津良一監修、NPO法人日本ホリスティック医学協会編著、コスモトゥーワン（2006）……145
・健康・老化・寿命―人といのちの文化誌―：黒木登志夫著、中公新書1898（2007）……152
・長寿遺伝子を鍛える：坪田一男著、新潮社（2008）……164
・人はなぜ太るのか―肥満を科学する：岡田正彦著、岩波新書1056（2006）……171
・医療崩壊―「立ち去り型サボタージュ」とは何か―：小松秀樹、朝日新聞社（2006）……176
・感染症は世界史を動かす：岡田春恵著、ちくま新書580（2006）……188
・感染爆発―鳥インフルエンザの脅威―：マイク・デイヴィス著、柴田裕之・斉藤隆央訳、紀伊國屋書店（2006）……194
・強毒性新型インフルエンザの脅威：岡田晴恵編著、藤原書店（2006）……198
・感染症―広がりと防ぎ方―：井上　栄著、中公新書1877（2006）……206

・生きる自信—健康の秘密—：石原慎太郎・石原結實著、海竜社（２００８）……211
・内臓感覚：福土　審著、ＮＨＫブックス　１０９３、日本放送出版協会（２００７）……215
・体の取扱説明書：太田和夫著、産経新聞出版（２００７）……222
・アニマルセラピー入門：太田光昭監修、ＮＰＯ法人　ひとと動物のかかわり研究会編、ＩＢＳ出版（２００７）……227
・腰痛はアタマで治す：伊藤和磨著、集英社新書（２０１０）……228

環境

・文明崩壊：上・下巻、ジャレド・ダイアモンド著、楡木浩一訳、草思社（２００５）……237
・成長の限界　人類の選択：ドネラ・Ｈ・メドウズら著、枝廣淳子訳、ダイヤモンド社（２００５）……245
・地球白書２００６—０７：クリストファー・フレイヴァン編著、ワールドウォッチジャパン（２００６）……253
・ガイアの復讐：ジェームズ・ラブロック著、秋元勇巳監修・竹村健一訳、中央公論新社（２００６）……262
・プランＢ　３・０　—人類を救うために—：レスター・ブラウン著、環境文化創造研究所、ワールドウォッチジャパン（２００８）……276
・カナダの元祖・森人たち：あん・まくどなるど＋磯貝　浩著、清水弘文堂書房（２００４）……285

・硝酸塩は本当に危険か—崩れた有害仮説と真実—：J．リロンデル／J-Lリロンデル著、越野正義訳、農文協（2006）……293
・毒か薬か環境ホルモン　環境生殖学入門：堤　治著、朝日新聞社（2005）……300
・化学物質と生態毒性：若林明子著、産業環境管理協会、丸善（2000）……304
・化学物質は警告する—「悪魔の水」から環境ホルモンまで—：常石敬一著、洋泉社（2000）……305
・リスク学事典：日本リスク研究学会編、TBSブリタニカ（2000）……307
・増補改訂版　リスク学事典：日本リスク研究学会編、阪急コミュニケーションズ（2006）……310
・「猛毒大国」中国を行く：鈴木譲仁著、新潮新書（2008）……312
・ダーウィンのミミズ、フロイトの悪夢：アダム・フィリップス著、渡辺政隆訳、みすず書房（2006）……317

安全

・安全と安心の科学：村上陽一郎著、集英社新書（2005）……325
・食品安全委員会のこれまでの活動と今後の課題：見上　彪、陽　捷行編著「食の安全と予防医学」、北里大学農医連携学術叢書第6号、養賢堂、1-22（2009）……332
・環境リスク学—不安の海の羅針盤—：中西準子著、日本評論社（2004）……333
・「食品報道」のウソを見破る食卓の安全学：松永和紀著、家の光協会（2005）……335
・メディア・バイアス—あやしい健康情報とニセ科学—：松永和紀著、光文社（2007）……340

第二部　言葉の散策30選

健康

環境

農

その他

第一部
食の安全と環境と健康にかかわる本55選

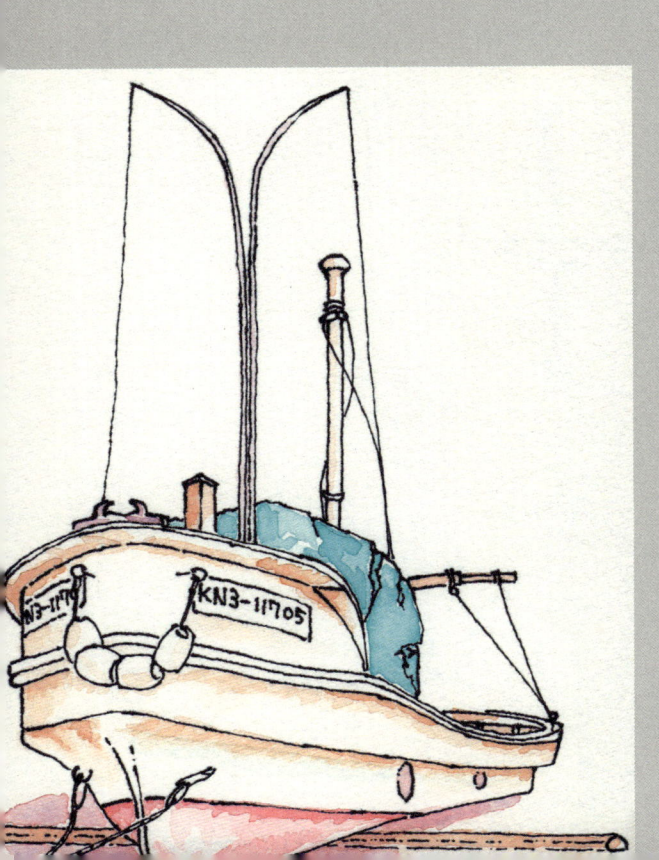

歴史と原論

北里柴三郎：長木大三著、慶應義塾大学出版会（1986年初版、2001年5版）

逆巻く怒濤の生涯80年を見事に生き抜いた北里柴三郎は、1931年6月13日逝去した。すでに読んでおられる方も多いと思うが、北里柴三郎の命日の月である6月に因んで、北里大学元学長の長木大三先生が書かれた「北里柴三郎」を紹介する。

ドンネル（ドイツ語で雷の意）の男こと北里柴三郎は、マンスフェルト、長与専斎、コッホ、福沢諭吉などを師として仰ぎ、中浜東一郎、緒方正規などの同郷の輩や同僚に囲まれ、高木友枝、北島多一、志賀潔、秦佐八郎、宮島幹之助、野口英世、高野六郎、金井章次などの弟子を世界に雄飛させた。北里は江戸の晩年に生まれ、近代国家の創世記の明治とモダニズムといわれた大正、そして満州事変が起こる昭和初期を力強く生きたノーベル賞受賞者に匹敵する、日本が誇りとする偉大な科学者の一人である。

目　次

目次は次の通りである。はじめに／若き日の北里／ドイツへの旅／日本に帰る／福沢翁との出会い／伝染病予防対策の確立／コッホの訪日／医療行政の取り組み／婦人問題について／北里研究所の創立／コッホとパスツールの頌徳／晩年の北里／明治村の北里研究所本館・医学館・北里先生のことども　興れ！北里学!!／北里五傑と三高弟／北里柴三郎略伝／あとがき／

当然のことではあるが、この本には北里柴三郎がもつ医者の目、科学者の目、教育者の目、大学管理者の目、国家構造創設者の目などが随所に散乱している。以下にこの本の目次に沿い脈略を無視して、それらの「目」を記載し、この本の紹介としたい。

若き日の北里

明治18年（１８８５）、北里は「コグ氏結核黴菌試験法」と題して痰中結核菌の染色法を中外医新法に詳細に記載している。ここではコッホのことをコグと記載している。北里がコッホと記すようになったのは、ドイツに渡った後である。その前はコッフ、古弗、コグと表現していたようである。「ギョエテとは俺のことかとゲーテ言う」と、言ったとか言わなかったとかの笑い話があるように、明治時代の翻訳者の苦労が偲ばれる。

ドイツへの旅

明治24年（1891）、ケムブリッジ大学のヘンキン教授は、大学に創設される細菌学研究所の所長に招聘したい旨の要請を北里に送った。3～6年の期間で、年俸300ポンドという高額であった。しかし北里は、帰国後はわが同胞の疾苦を救い、聖恩の万分の一に報い奉る考えだからと、招聘を丁重に断ったという。明治を開拓した人々を育んだ吉田松陰の厳しい言葉が思い起こされる。

天地には大徳(たいとく)あり　君父(くんぷ)には至恩(しおん)あり
徳に報ゆるに心をもってし　恩を復(かえ)すに身をもってす
此の日再びし難く　此の生復(ふたた)びし難し
此の事終えざれば　此の身息(や)まず

これに対して、長木大三は次の想いをこの本に書いている。「もしも北里が、その当時としては最高の条件で申し出られたこれらの機関の招聘に應じて外国で研究生活を続けていたとしたら、北里研究所の誕生はなく、慶應大学医学部も果たしてどうだったろうか。北里大学も無論ない。一人の人間の存在価値は実に重い」。社会に貢献した、あるいは貢献している約5万人に及ぶ北里大学の卒業生もまたこの世にないであろう。ましてや、この学長室通信の情報も世に存在しない。

日本に帰る

ドイツから明治25年（１８９２）に帰国した北里は、精力的に数多くの仕事をした。伝染病研究所の設立がそのひとつである。この研究所の所長の責めを全うした。この間、ペスト菌、赤痢菌の発見をはじめ、腸チフス、赤痢、コレラ、ペスト、ジフテリアなどの伝染病の予防撲滅に尽くした。さらに、わが国最初のサナトリウム養生園を経営した。また、皇漢医継続問題の重要性を鋭く強調したり、恙虫病の病原を研究し、リケッチアの研究に先鞭をつけた。

予防ワクチンの学術報告および啓蒙講演にも多くの精力を尽くした。ペスト菌の発見のみならず、その撲滅をも自分の使命と考え、国内各地はもちろんのこと、遠く満州へも渡り、情熱を持ってペスト防疫の実際を指導した。

明治30年（１８９７）、助手の志賀　潔を指導して世界で初めて赤痢菌を発見した。志賀　潔にとっては、弱冠27才の頭上に輝いた栄冠である。このように優れた指導者がいて助手が業績を挙げた場合、師と弟子の連名で発表されるのが通例であった。しかし、北里は志賀　潔ひとりの名前で発表させた。これは驚くことであった。今なお、研究をせず論文に名前だけを連ねている学者がこの世にゴマンといることを思うと、この当時の北里の心の紀律たるや驚き以外の何者でもない。

明治28年（１８９５）秋、北里はコレラ病血清療法について長時間の演説を行っている。ここでも、コレラ菌の分離から免疫血清の製造にいたる一連の実験は、北島多一によるものであると紹介している。またこの演説の中で、今日われわれが生物工学とよぶ bioengineering の夢についても語っている。科学者としての卓見が読み取れる。

伝染病予防対策の確立

伝染病を予防するために尽力した北里の姿が、以下の項目のもとに紹介される。コレラ菌道程論争／伝染病予防法大意／細菌学大意／伝染病の療法／衛生講演／コレラ、チフス、赤痢の撲滅／結核の予防撲滅／流行性脳脊髄膜炎／医育問題／万国学芸会議／花柳病予防／浅川賞／

浅川範彦は、明治25年（1892）に福沢諭吉の援助でできた伝染病研究所に最初に弟子入りした助手であった。明治32年には伝研部長になり、血清製造、丹毒療法、腸チフス診断法などを開発したり、講習生の手引き書として「細菌学実習」三冊を刊行したりして、北里の信任が厚かった。しかし、8年間に亘る肺疾患の後に昇天した。

この愛弟子の夭折（ようせつ）を悼んで設定されたのが、浅川賞である。微生物学に貢献した優秀な研究者に毎年賞金が贈られる。永遠に師が愛弟子を讃えるこのような賞は、世界にも類例がないという。

コッホの訪日

北里が終生の恩師と仰いだコッホの訪日は、北里にとって夢のまた夢の想いであったろう。この項を書いている筆者ですら、アメリカで学んだときの恩師 JM Bremmer 教授を日本に迎えたときの歓びは、筆紙に尽くしがたかった。

「コッホの訪日」は、ローベルト・コッホ／コッホの書翰／欧州見聞談／緒方教授在職二五年記念祝辞／恩師コッホを弔う辞／からなる。ここでは、2、3のエピソードを紹介するに止める。

恩師コッホに北里がどれほど傾倒していたか。それに答えるコッホ夫人の証言がある。北里のドイツ文字の筆跡がコッホと瓜二つであったそうだ。第一次世界戦争のあとマルクの暴落で急迫したコッホ未亡人に、北里はコッホに対する敬愛の念は揺るぐことがないという内容の書翰とともに、多額の金品を贈った。北里の好意に応えた夫人は、グレフェの描いたコッホ肖像画を贈ってよこした。この肖像画はいまも北里研究所にある。

コッホは1910年（明治43）5月27日逝去した。その後、伝染病研究所は追悼式を行い、「コッホ神社」を研究所の中に設けた。ご神体は、コッホが日本に滞在中に保存しておいた頭髪と爪である。今では、ローベルト・コッホと北里柴三郎を合祀した神社が北里大学白金キャンパス正門の側に安置されている。

コッホは希にみる日本贔屓の学者であった。日本の風土をこよなく愛した。アメリカを旅行中の北里への手紙に「ああなつかしき日本よ。余はすぐにも亦日本へ帰り度候。」とある。また、「花」という名の女中をドイツに伴っている。

医療行政へのとりくみ

ここでは、北里が学問のみならず医療に関する国家構造の創設者であったことが証明される。戦後は国家試験が施行されるようになったが、医師試験を医科大学で行うことに尽力した。また労働者の保護を配慮するために、夫婦共稼ぎのための保育所を設置するよう衛生会雑誌に述べている。さらに、貧民救済の道をつくるよう積極的な社会政策の実施を呼びかけたりした。

婦人問題について

北里は、専門知識の普及にも意を注いだ。そのことがこの章で理解できる。日本婦人が小用を耐えることができないこと、タバコによるニコチン中毒のこと、家族の健康診断が必要なこと、接吻は伝染源だから将来においてもこのような悪弊は流行させぬようにすること、など今時の若者が聞けば驚くような事項を細かに普及させている。

北里研究所の創立

このことについては様々なところで紹介されているので、項目を紹介するに止める。伝研移管問題の発端／伝研辞職の述懐／北里研究所の創立／演説：学問の神聖と独立／慶應義塾医科大学の抱負／

晩年の北里

医政／野口英世／衛生博覧会／北里学よ興れ！／が、この章の項目である。北里は、貴族院議員に勅撰され、医政にも直接関与することになった。公衆衛生の振興に尽力し、医師の連合体の組織化を図り、東京医師会長になった。その後、大正６年（１９１７）に各府県医師会を併合して、大日本医師会を発足させた。大日本医師会は、大正12年（１９２３）に貴衆両院の議を経て、現在の日本医師会となった。北里は初代会長になった。

明治31年（１８９８）、野口清作は北里の門を叩いた。この年、英世と改名した野口は翌々年の明治33年（１９００）に渡米した。野口はアフリカの異境に散るが、北里はかつての弟子を偲んで愛情溢れる哀悼の辞を贈っている。「・・実ニ悲哉・・・徳ハ孤ナラズ必ラズ隣アリト・・」。

明治村の北里研究所本館・医学館

明治村へ研究所の建物が移管された心温まる経緯が書かれている。「北里先生のことども　興れ！北里学!!」では、昭和59年（１９８４）12月21日に開催された北里大学薬学部創立20周年記念講演における著者の講話が掲載されている。「北里精神」では、開拓、報恩、叡智と実践、不撓不屈の北里精神が解説される。「北里五傑と三高弟」では、高木友枝、北島多一、志賀　潔、秦　佐八郎、宮島幹之助、野口英世、高野六郎、金井章次の略歴が紹介される。

北里柴三郎が逝去した月に因み、先生を偲んで再読をお勧めする。

ドンネルの男・北里柴三郎：上・下巻、山崎光夫著、東洋経済新報社（2003）

明治という国家

司馬遼太郎の作品に、「明治という国家」がある。司馬はこの本で次のように語る。「〝明治〟というのは、あらゆる面で不思議で大きくて、いろんな欠点がありましたが、偉大でしたね。ただ〝明治時代〟という時代区分で話さずに、〝明治国家〟という、この地球上の、地図の上にはない、1868年（明治元年）から44、5年続いた国家がこの世にあって、人類の中にあって、それは、どういう国でしたかということを今日の人々に、できれば多くの国のひとびとにも知って欲しいというか、聞いて欲しいと・・・」。

明治国家は、廉潔で透明な現実主義そのものであった。江戸期に培われた教養と文化を余すところなく放出した。多くの若者が夢を持ち、維新を躍進させ、国家を改造し、新国家を設計し、新しい科学を導入した。常に自己と国家を同じものととらえ、「坂の上の雲」をめざして沸きたつような活力に満ちていた。

ドンネル（ドイツ語で雷）の男たる北里柴三郎は、医学におけるこの種の若者であった。北里については、これまで数多くの著述があるが、この本ほど北里と共に生きてきた人々のことが書かれたものは少ないであろう。

北里は多くの人々に恵まれた。啓蒙思想家で教育者の福沢諭吉、第6代日本銀行の総裁に就任した松尾臣善、伝染病研究所の設立に尽力した長与専斉、医学界の競争相手の青山胤通、弟子で赤痢菌を発見した志賀　潔、陸軍軍医総監で文学者の森林太郎、北里の人生を決定づけたオランダ医師のマンスフェルト、ペスト菌発見の論文を英訳してくれた英国人医師ラウソン、ドイツが生んだ細菌学の世界的泰斗ローベルト・コッホ。北里の医学者としての成功は、これらの人々の支えにあった。そして、これらの人々を愛した。今では、このような人間関係を見つけることが難しい。あの時代は、人が全体で生きていた。

明治という国家がそうであったように、北里の生涯は劇的な出来事に充ち満ちていた。北里はすべての事象に激しく怒り、激しく喜び、そして激しく泣く。清廉で実に透明な現実主義者であった。北里の「医道論」に「医者の使命は病気を予防することにある」とあるように、病気のきたる所以を探して歩いた。例えば、長崎で発生したコレラ調査の仕事の合間には町に出て、道路や井戸、排水の具合など路地裏の環境を見て回った。寄生虫による肝臓ジストマ症については、肝蛭の肝臓への伝染経路を紹介している。肝蛭を有する蝸牛を食する羊に注意を促している。実学そのもので、そこでは物質循環のとらえ方がすでに完成している。医学のもとに環境を深く見つめていた北里柴三郎がそこにあった。

北里大学に関連する人々に、是非一読をお奨めしたい本である。とくに、研究に携わる学生や先生には次の点で推奨したい。

学者たるもの

文倉常長が「科学は継承である」といったのは、今から400年も前のことである。北里はこのことを100年以上も前に、氏らしいやり方で、一つは医学界の大先輩で近代医学制度の生みの親である相良知安に、ほかは弟子の赤痢菌の発見者の志賀 潔に対して実行していた。その風景を以下に原文のまま記載する。

妻子に逃げられ、落魄の末に名ばかりの街頭易者に身を落とした、この狷介な先輩医者が気になって仕方がなかった。・・・・・・

「先生だと、馴れ馴れしい口をきくな。帰れっ」

相良は相変わらず傲岸でかたくなであった。しかし、柴三郎はその怒気を含んだ声を聞くだけで十分だった。相良が元気な証拠である。

「先生、また寄らせてもらいます」

柴三郎は黒い影に向かい深くお辞儀した。そして、玄関の上がり口に多少の生活費を置いて逃げるように外に出た。年に三、四回の訪問だった。

「あの、先生の署名はよろしいのですか」

志賀 潔は発表論文に北里柴三郎も署名すると考えていた。指導教官の名を連ねるのが普通である。連名の方が自然だった。

「これはきみの研究業績だ。私の名など必要ない」

結局、柴三郎はこの論文でまえがきを書いただけで、論文はあくまで志賀個人で発表させた。

また、次の話も研究を志す若者に知っておいてもらいたい。福沢諭吉と北里柴三郎の会話である。

「学者は国の奴雁であるというのが、私の持論だ」

福沢はいきなり言った。

「どがん、とおっしゃいましたか」「そう、奴雁だ」

雁の群が野原で餌をついばんでいるとき、そのうちに必ず一羽は首をあげて四方の様子をうかがい、不意の難に備えて番をしている。この鳥のことをいうと福沢は言った。

「どがん・・・」

柴三郎はおうむ返しに呟いた。

「学者もまた奴雁でなければならず、危険を顧みず、また、民衆の発想を超えて、将来を拓いていかねばならない」。学者たる者は、民衆迎合、付和雷同はもっとも軽蔑され、忌避しなければならないと福沢は言った。

目次

第1章：立志の通／第2章：ベルリンの光／第3章：疾風の機／第4章：怒濤の秋

小説家が書いた「ドンネルの男・北里柴三郎」と、医者であり科学者であり教育者である北里大学元学長が書いた「北里柴三郎」の違いを比較し、眺めてみるのも面白いだろう。

農業本論：新渡戸稲造著、東京裳華房（1898）

北里柴三郎をはじめ、今のわれわれ日本人が明治の人に学ぶことは極めて多い。さまざまな明治の聖賢や革命家の名前を頭に浮かべただけで、なにか凛とするさまが感じられる。あの「武士道」で名高い新渡戸稲造は、農学に関しても見識が極めて深かった。新渡戸稲造は「武士道」を世に出す一年前に、「農業本論」を書いている。「武士道」があまりにも有名になり、「農業本論」は世間に忘れられた感が強いが、この本はいつの世にも読まれるべき農学の古典といっても言い過ぎではない。

この本の第五章は「農業と国民の衛生」と題して、農業は健康を養う説、農業は長命なる事、医薬の効能田舎に著しきこと、など「農と環境と医療」の原点とも思われる節をたて、このことを具体的な数値で解説している。

この本は十章からなる。現代に通用することがらや、古典から学べるところがいくらもある。すでに、農業の多面的機能や環境倫理の萌芽がこの本の内容に認められる。まさに、温故知新である。以下の目次を見るだけでも斬新な本であることがわかる。

目　次

農の定義を定むるの必要
◎第一項　農なる文字の解釋
日本語／支那語／希臘語／羅甸語／獨逸語／英語／歐州南方諸國の通語／第一項結論
◎第二項　農業の定義
食料供給を以て農の主眼とする學説／生産作用を農と同視する説／農を營利的職業とする説／第二項結論
第貳章　農學の範圍　附諸國農學校教育課目
農學の位置／農學の主眼／農と醫の比較／農學の定義の博約／農學の本領／農學の範圍愈大ならんとす／結論
◎附録　諸國農學校教育課目
第參章　農事に於ける學理の應用
◎第一項　實業と學問
學問の要は概括にある事／學問は本を重んずる事／學問は先見力を有する事／學問の結果は遲延なる事／學問は進歩的なる事／學問は可能性を示す事／學問は原則の應用を問はざる事
◎第二項　農學の實地應用如何
農民は因循なる故に新法を施さず／農家貧なる爲め學理を應用する能はず／農業の組織は容易に改革を許さず／農業に分業なき爲め學理を應用し難し／農民の腦髓に餘裕なき事／農業に秘密なき事／農業は自然の作用多き故、人工的改良を施し難し／農學の範圍廣き事／農學の專攻尚ほ進まざる事／農

第八章　農民と政治思想
従屬の念／自由思想／政治思想は田舍に伸暢せざる事／細民と農業の関係／固守の性質／農業の愛國心／地力自治制／耕作物の政治思想に及ぼす影響／結論
◎附録　華族の長壽策
第九章　農業と地文
本章解題／農業の地文に及ぼす影響／伐木の地文に及ぼす影響／排水と地文／灌漑と地文／植物の傳播／植物の變性／農業と動物／動物の變性／農業と土性／結論
第十章　農の貴重なる所以
農業を貴重する理由／人種に隨て農に輕重を措く／農事を貴重するは習慣より來ると多し／農事を貴重するは時勢の反動として起る事あり／穀物の貴き論／農業には自然の作用多き事／土地報酬遞減法／農産の物價を説て農の貴重なる所以に及ぶ／農は廢物を利用する／農は商工業の基／農は國富の基／農は諸職業中、最大多數の人を要す／結論

医学概論とは：澤瀉久敬（おもだかひさゆき）著、誠信書房（1987）

薬学・医学・看護学・医療衛生学関係の方々はすでに読まれ、いまや古典ともいえる本であろうが、農と環境の研究・教育に携わっておられる方々には、農・環境・医の連携を考えるうえで貴重かつ豊富な哲

学が包含されているので、この本を敢えて紹介する。

この本は、「医学概論とは」「医学の哲学」「人間と医療」および「医学概論について」という著者の講演内容などをまとめたものである。なかでも「医学概論とは」の副題は、―北里大学「医の哲学と倫理を考える会」談話―、と題され1979年6月29日に講演されたもので、北里大学ときわめて関係が深い。

さらに「医学の哲学」の副題は、―医学概論開講四十年を迎えて―、と題され、講演の最後の部分で北里大学医学部に医学原論研究部門が施設されたことを言祝いでいる。1980年7月に書き上げられたものである。

これら四つの作品のなかには重複する部分が認められるので、ここでは、はじめの二つ「医学概論とは」と「医学の哲学」について紹介する。まず、「医学概論とは」から始める。

医学概論とは

まず「概論」の説明がある。われわれが、これまでよく耳にしてきた概論は、入門（introduction）や手引き（Einfuhrung）である。生物学概論、物理学概論を思い起こせばよい。著者のいう概論は、科学の哲学という意味で使っている。哲学者の田辺 元の「科学概論」、法哲学、経済原論、農学原論などを思い起こせばよい。著者は、講演の終わりで、医学概論を医学原論に変えた方がよいとも主張する。

続いて「医学の哲学」が語られる。哲学とは何か。科学と哲学はどのように異なるかを考えれば、哲学の意味がはっきりするという。科学は、自分の外のことで、object である。事実の観察であり、実験である。哲学は、自分の内のことで、subject である。自分であり、反省であり、自覚であり、自己批判であるという。

医学とは何を研究するのか。生命の哲学ではない。医の倫理でもない（ただし、医学概論のひとつではある）。医道論だけでもない。医学は、物理的な生命現象だけでなく精神現象も考慮する。単に自然科学とだけ考えるのではなく、社会科学でもなければならない。病気を治す学であり術である。病気の治療と予防に関する学問であるだけでなく、健康に関する学問でもある。これは、単に健康維持の学問であるばかりでなく、すすんで健康を増進する学問でもなければならない。

ここまでくると、医学概論の問題は、単に医学とは何であるかを研究するだけでは不十分で、医学はいかにあるべきかという問題にはいる。研究対象は無際限である。よりよい医学の道への自省と改革になる。だから医学概論がいる、と著者は語る。

これらのことは、農医連携が医学概論とも密接に関わっていることを示している。病気の予防、健康の増進、安全で健康な食品、環境保全型農業、癒しの農などのために、農医連携は欠かせない事象である。これについての研究や教育は、今後ますます必要になってくるであろう。これまで、このことがあまり強調されなかったことが不思議なくらいだ。

医学概論の必要性・方法・確立

なぜ医学概論が必要か。それは、正しくよりよい医学になるため、医学教育のため、国民全体の病気と健康を守り国民を幸せにするためなのだ。

「医学概論の方法」の項では、次のことが強調される。「生きるために医師になる」のでなく、「立派に生きるために」医師になる。医学と医術と医道は渾然として一つだ。それを可能にすることが、医学概論を学ぶこと、あるいは教えることだと説く。これは、どこから出発してもいい。小児科学からでも、病院長の病院とは何かという問題からも出発していいという。

最後の「医学原論の確立を」では、この学問を講義だけで終わることは忍びない。講座を設立しなければならないと強調する。一人の人間の頭で考えるだけでは新しいことは生まれない。調査、実験が必要で、これを研究する人がいるというのだ。

そして最後に、いままでは諸々の理由で「医学概論」として展開してきたが、この表現は曖昧だ。その点から言えば、「医学原論講座」とか「医学原論研究室」という呼び方をするのも一つの考え方ではないかと思う、と結ぶ。

「医学の哲学―医学概論開講四十年を迎えて―」医学論を判明に

「医学の哲学」という主題には二つの問題がある。それは、医学というものを哲学はどう理解するか、「医学の哲学」とはどのような哲学であるか、の二点である。著者はこれらのことを、医学概論を学問として確立し、講座にすることから得た経験を通して解説する。

世に「医学の哲学」について三つの考え方がある。1）医学について哲学不要論、2）医学について哲学必要論、3）そのいずれも賛成論。3）が著者の考え方だ。

哲学が不要と主張する人は、次のように語る。古代ギリシャでは医学と哲学はいっしょであった。これが17～18世紀に分離し、科学として独立した。医学は真に学問になった。今、哲学をもちこむのは時代の逆行である。医学に哲学は無用なだけでなく有害である。

哲学を必要とする人はどうか。医学は病気を治すものではなく、病人を治すものである。病人は単に生物ではなく、身体的苦痛と精神的苦痛をもつ。また、家族を有し社会生活を営んでいる人間だ。医者は、その人間にとって医療技術者としてだけに留まれない。彼らの人生とは何かを知るために哲学を身につけるべきだ。

著者は語る。不要論も必要論も医学と哲学を、赤と黒、海と山というように対立させて不要と必要を説いている。「医学と哲学」でなく「医学の哲学」である。医学は科学で存在の一部を対象とする。哲学は、存在の全体をみ、全体が対象となる。いわば存在論である。医学という学問はどういう学問であるかを原理的根本的に論ずるために、「医学の哲学」が必要と説く。

別の表現をすれば、医学概論は医学が自己反省をする学問だ。より良い自分を創造しようとするものに似ている。弦につがえた矢を前に飛ばすために、矢をうしろに引くようなものと説く。医学概論の講義をもたぬ医学部は、要をもたぬ扇であると喝破する。

ここで気付くことがある。助詞の「と」と「の」だ。たった一つの助詞が大きな意味をもつ。「私と北里大学」というのと、「私の北里大学」というのでは、どれほど意味やニュアンスが変わってくることか。学生も教師も職員も、常に「私の北里大学」でありたいものだ。

医学概論を明晰に

医学界にあって、新たに医学概論を開講するに当たっての著者の並々ならぬ苦労が語られる。それは、五里霧中、混沌そのものであったようだ。開講の翌年、「大阪医事新誌」には次の文章が掲載される。「大理石は自らいかなる姿を与えられるかを知らないのみならず、その大理石に真理の女神を刻もうとする彫刻家自身、やがて浮かび出るべきその彫像の姿を前もって明示することはできない。彫刻家の一鑿一鑿によって大理石は自らを女神の像として現してくるのである」と。

著者が創出した医学概論は、次のようなものであった。まず科学論から始めた。ここでは、科学のほかに哲学という学問があること、科学が哲学化したり、哲学が科学になってはならないこと、しかも哲学と科学はただ反対対立するものではないこと、すなわち、科学と哲学は相補的でなければならないことが主張される。

第二の課題に生命論をおいている。多くの人は医学の哲学と、生命の哲学を混同し、この二つの哲学を区別することさえできないようであると言う。ここの生命論は、生（生命・生活）の立場から医学を論ずるものである。医学は医の学であって生（命）の学ではない。病気に関する学であるだけでなく、健康に関する学でもある。学とはただ理論でなく仁術であり医道でもある。

第三は医学論で、その根本に次のことをおいた。医学は単に自然科学ではなく社会科学でもある。病気に関する学問であるだけでなく、健康に関する学であり術である。西洋医学だけが医学なのではなく、東洋医学もまた医学である。

さらに、医学概論は理論だけにとどまってはならない、実践にうつさなければならないという信念のもとに、科学論、生命論および医学論の完成にそれぞれ**5年**および10年の歳月を費やしたのだ。

驚くべきことは、これほどの努力と誠意を尽くして完成した医学概論についての著者の次の思いだ。「医学の哲学は一つではない。哲学は反省だから、それぞれの立場から研究することができる。医学を反省することによって、さらによりよい医学を造ることができる。だから、私の医学概論は改良されるべきだ」。

医学概論を講座に

学生に医学概論を講ずるまえに、その学問的研究が必要だ。長い歳月と多額の研究費がいる。医学概論は、単なる思弁の学ではない。その立場から調査が必要だ。思索を実証するための実験も必要だ。実験講座と変わりはない。

医学とはいかなる学問であるかを、学生の心に深く刻み込むためにも通俗的な医学入門ではなく、講座として純学問的に研究された内容を持つ講義が必要なのだ。

これまでの医学概論の話は、農医連携を思考するうえで貴重な示唆を与えてくれる。例えば、農も常に反省が必要であること。安全で健康を約束する食品を作るために、農薬や肥料の活用をどのように思考するか、農業活動による地球の温暖化をどう解決していくか、あるいは大地を保全するための環境倫理をど

のように思考するかなど多くの問題点が反省されなければならない。

医学を志さない者にも一読する価値がある貴重な本だ。そして、「医学の哲学」と同じように、「環境の哲学」、「農の哲学」としての内省が必要なのだ。

農学原論：祖田　修著、岩波書店（2000）

前項で紹介した「医学概論とは：澤瀉久敬著、誠信書房（1987）」に次のことを書いた。「薬学・医学・看護学・医療衛生学関係の方々はすでに読まれ、いまや古典ともいえる本であろうが、農と環境の研究・教育に携わっておられる方々には、農・環境・医の連携を考えるうえで貴重かつ豊富な哲学が包含されているので、この本を敢えて紹介する」。同じような思いで、今回は「農学原論」を紹介する。

農学原論を日本で初めて体系化した柏　祐賢によると、農学原論とは「農学はいかなる学問であるかという問に答えようとする学問」、あるいは「農学という科学の存在を事実として予想し、その拠って立つところの根拠を探って、その認識の意義を知り、それが果たしている客観的認識たる権利を獲得することができるかどうかを明らかにしようとする学問」であり、したがって「農学の哲学」であると規定している。

内　容

内容は、1）農学史、2）農業の実態と本質の解明、3）農学の科学的本質、方法、体系であり、3）を最終的に明らかにするために1）と2）の解明を行うとしている。

この本の著者は農学原論を、1）農学史、2）農学の価値目標、3）農業・農村の本質と問題の解明、4）問題解決に向けた農学の方法と体系、に関する学であると考え、次の4点の問題を明らかにしようとする。

第1は、現代農業・農村の実態について、それが直面する問題群および役割群の両面から明らかにされる。（第2、3章）

第2は、戦後日本における価値目標の変化を考察し、現代農学が目指すべき理念ないしは価値目標が明確にされる。農学の目的、方法、体系は、それぞれの時代背景を背負い、それぞれの時代が直面する問題の解決に向かって編成される。農学の方法や体系は、農学に固有の本質的普遍的側面があると同時に、歴史的展開を遂げていく現実の変化に即応した方法や体系でなければならない。最も重要な農学の根拠ないし存在理由は、当面する農業・農村問題の解決と、それを通しての農民の幸福、広く人類の福祉向上にある。本書では、経済、生態環境、生活の3つの観点から、これらのことが考察される。（第4、5、6章）

第3は、上記諸価値の調和的実現の場として、生活世界としての地域を重視し、その場所の持続性、動的発展の道筋が明らかにされる。（第7、8、9章）

第4は、そうした新たな問題解決に至るための、農学の方法と体系が提示され、農学と農業の現実の関

係が明らかにされる。（第10章）
各章の構成は次のようである。第1章：農学原論とは何か／第2章：農業における人間と自然／第3章：現代農学の展開と価値目的／第4章：農林水産業と経済／第5章：農林業と生態環境／第6章：農業・農村と生活／第7章：持続的農村地域の形成／第8章：都市と農村の結合／第9章：農業技術の革新と普及／第10章：農学の特質と研究方法および体系、終章：要約と展望。

第1、2および10章について

第1章は、「農学原論の系譜と課題」「哲学としての農学原論」「本書の視点―場の農学」の3節からなる。「哲学としての農学原論」では、先に述べた著者の農学原論の考え方が、過去の農学原論の流れの中で紹介される。「哲学としての農学原論」では、西田幾多郎、田辺 元、柏 祐賢、さらには澤瀉久敬（おもだかひさゆき）（∴情報6号の21 pで紹介）などの考え方を引用し、哲学が自己自身を見つめる反省と自覚、自己批判の学であると説く。
「本書の視点―場の農学」では、著者が志向する「場の農学」の解説が展開される。すなわち、現代の農業・農村においては、経済価値、生態環境価値および生活価値の調和的実現が求められているが、それらは今のところ相互に矛盾し、トレードオフの関係として存在している。このような「矛盾の場」は、問題解決への「問いの場」となる。次には問題解決に向けた「構想の場」となる。やがて好意的な「創造の場」「形成の場」となり、最終的には「問題の解決された場」として完成される。こうして場とは、人がそこで矛盾に満ちた生を処しつつ生きる、実践的な創造と形成の場所である。この場は具体的には地域である。この地域は、広く世界に向かって開かれた場である。著者はこの観点をグローバル・リージョナリズムと呼び、この視点から以下の各章の農業、農村、農学を論じる。

第2章は、「農業の成立」「農業における人間と自然の関係」「近代農業・農学における人間と自然」「ディープ・エコロジー」「〝形成均衡〟の世界と農学の再構築」の5節からなる。このなかで、「近代農業・農学における人間と自然」と「〝形成均衡〟の世界と農学の再構築」の一部を紹介する。

著者は、「近代農業・農学における人間と自然」の節で次のような主張をする。近代農業は増加し続ける人口を養うため、大量かつ効率的な生産を目指した。そのため、専門化、大規模化、多頭羽飼育化、単作化、連作化、機械化、施設化などが推進された。その結果、生産は増大したが、一方で多くの負の遺産が残った。動植物の生命力の弱体、病害虫の大量発生、食品への薬剤混入などがその例である。こうした近代農業の負の遺産は、さまざまな環境に負荷を与え、野生生物を減少させ、食の安全性を脅かす結果を招いた。

これらの農業における現象のいくつかは、次項の「医学の歴史」の「第十二章：戦争の世紀、平和の世紀」で紹介する事項と符合する点がある。

近代農業は、人間と家畜・作物の良好な関係をも切断した。生産に携わるもののみに与えられた特権である、可愛がり、育て、屠殺し、食すという動物との感情交流が失われた。収益性と経済効率の優先性は、大自然の中で植物を育む魅力を喪失させ、農業そのものへの魅力までも減退させた。

このような現象を著者は次のように内省する。現代社会は矛盾するものを別々の場所に置いて、ある種の限定された整合性・合理性を獲得している。矛盾するものを1つの場所に置いてみることを放置あるいは回避すれば、新たにより大きな矛盾が現れることになる。人間と自然の関係性の再構築こそ現代社会の大きな課題といえよう。

自然と農から得られる知恵、畏敬、感動、思いやり、祈り、感謝、心の叱責を自ら放棄した近代農業とは一体何であったのか。環境を通して、農（食）と医療（健康）が連携できるシステムを構築することは、これらの問題を解消するための一助になるであろう。

著者は「〝形成均衡〟の世界と農学の再構築」を目指す。人間と自然の関係は、次の3つの関係を同じ場に置き、それらを包摂しうる視点に立ってはじめて、十全のものとなると主張する。1）相互依存的共生関係：農業生産に有益な家畜・作物（共生原理）、2）相互排除的競争関係：農業生産に有益な害獣・雑草（競争原理）および3）棲み分け的共存関係：農業生産に有益でも有害でもない一般動植物（共存原理）。その時々における最大可能な望ましい均衡点を模索形成することが必要と説く。

このような視点に立って、著者は続けて説く。農業・農学における人間と自然の関係は再構築されなければならない。また農学は単なる生物生産学から、生命系の総合科学へと形成されなければならない。科学は、人間と社会を知るための人間科学、自然を知るための自然科学の深まりと、その深まりを基礎として人間と自然の関係を創造的に形成するための実際科学の展開という、3つの科学技術領域の新しい相互関係性を構築していく必要がある、と。

第10章は、「自然についての科学と研究方法」「人間についての科学と研究方法」「科学方法論の分化と統合」「自然と人間についての科学と研究方法」「農学の特質」「農学の研究方法の多元性・総合性」「動態的過程としての農学の研究方法」「現代農学の大系」「結び」の9節からなる。このなかで、「農学の本質」と「農学の研究方法の多元性・総合性」の一部を紹介する。

「農学の特質」の節では、まず、実際科学としての農学の特質と研究方法が論じられる。現代農学の価値目標は、経済価値、生態環境価値、生活価値および地域における総合的価値におかれる。続いて、作物、家畜、木材、魚などの栽培・育成あるいは微生物の利用という生物生産を課題とした、生命系の科学を最も強くもつ学問領域であることが解説される。生命現象の解明のためヒトの全ゲノムを解読した医学と、イネの全ゲノムを解読した農学とは、共通の部分がある。

続いて、地域の学としての農学が語られる。農業は気候条件、地理的位置、中心作物の差異、土地条件、歴史的条件などが複雑に絡み合い、各地域の農業の携帯と内容を個性的で複雑なものにしていることが解説される。最後に、「総合の学」としての農学が語られる。それは、基礎・応用・開発研究、創造・展開・統合研究、短期・中期・長期研究、自然科学分野の総知識、経験知と科学知の統合、など多岐にわたる科学だからである。

「農学の研究方法の多元性・総合性」は、次のように解説される。「農学は基礎科学としての自然科学および人間科学を踏まえ、生物生産をめぐる特定の価値目標の実現を目指す実験科学として成立するものである。実際科学は自然科学と人間科学を総合する位置にあるが、その総合に置いて両科学とは異なる。三木 清の技術の学すなわち実際科学の領域が成立する。いわば農学は、特定の価値目標を持つ技術の開発にその本領があるが、同時にその目的へと方向づけられた基礎的な自然科学、人間科学研究もそのうちに含んでいる。」

医学の歴史：梶田　昭著、講談社学術文庫（2003）

「医学は人間の、『慰めと癒し』の技術であり、学問である」。このような書き出しで始まる「第一章：人類と医学のあけぼの」は、森の中での医学の始まり／無文字社会の医学／文明の中の医学／古代の治癒神たち／常識と医学と呪術／回顧と展望―健康を守るための人類の挑戦／、の6つの節からなり、農学との共通項がいくつか認められる。以下に第一章を農学と関連させながら紹介してみよう。

医学の起源・農学の起源

医学の原点を訪ねると、鳥やサルが互いにやっている「毛づくろい」にまでさかのぼることができるという。恒温動物（鳥類や哺乳類）になって、知恵と力が、自分を維持するだけでなくほかの個体にまで振り向けることができるようになった。野生の食べ物を獲得し、家族や近縁や集団に分け与えてきた農との類似点が認められる。

カナダ生まれでアメリカとイギリスで活躍した大医学者、オスラー（1849~1919）が「看護婦と患者」（1897）という講演の中でこう語っている：技術として、職業としての看護は近代のものだ。しかし、行いとしての看護は、穴居家族の母親が、小川の水で病気の子供の頭を冷やしたり、あるいは戦争で置き去りにされた負傷者のわきに一握りの食べ物を置いた、はるか遠い過去に起原がある。

オスラーが語る看護の起源は医学の起源でもある、と著者は言う。農学の起原も同様である。人間は大河の傍らに住み、あるいは小川のわきに基本的な住居としての里をきずき、農を営んできた。われわれが帰るべき農の故郷には、原風景としていつも川がある。オスラーも、看護と医学の起源を、小川の流れる里に描き出した。

「毛づくろい」は、どのくらい続いたのであろうか。やがて知識が集積され、知恵が生まれる。かつての「毛づくろい」は、いつの間にか整髪や化粧の姿をとり、理髪師の仕事になった。「医療の兆し」は、しだいに看護者、外科医、医者の仕事としての形を作っていく。しかし、これらの仕事は未分化のまま、つまり分離しないで長い間一体であった。

農学でも同じことが言える。野生の食べ物を獲得していた時代は過ぎ、いつの間にか河川の流域に牧畜と農耕が定着していく。農耕民族の誕生である。持てる知識と知恵を活用し、「農産物の増産」は、しだいに生産者、販売者、農具製造者としての姿を作っていく。これもまた医と同様に、未分化のまま一定の期間を経過する。

話が突然それる。理髪店の店頭にある看板の「ねじりん棒」は、どこからきたのか？　あの赤は動脈、青は静脈、白は包帯（神経という説もある）のシンボルなのである。かつて外科の仕事は長く理髪師と同一で（床屋外科）、外科が医学の一部になったのは、ずっと後世（十九世紀初）のことである。その由来が、理髪店の「ねじりん棒」なのだ。この本はそんな歴史も教えてくれる。

話をもとにもどそう。大河や小川の流れが牧畜と農耕を支え、やがて地球上に「文明」が生まれた。衣食住に関して、人間は野生から離れた。著者は語る。「医食同源」という言葉があるが、本当は「医・衣食住」が同源である（「医食同源」については、本書の**健康と医療**・ワイル博士の医食同源：アンドルー・ワイル著、上野圭一訳、角川書店（２０００）を参照）。

原始医学は、経験と宗教と呪術の要素をもっていた。だから原始社会の医師は一人で医師、僧侶、呪術を兼ねた。この複合人格がシャーマンである。こういう呪術師の一部は、その後もずっと呪術師のままで残る。どんなに人の知恵が開け文明が進んでも、「呪術」は人間の高望みを支える技術として、けっして消え去ることはない、と著者は述べている。呪術と宗教の衣を脱いだのが現代の医師になる。

中国の医は農との関係が深い。中国においても、古代では「巫」（ミコ：舞や音楽で神を招き、神仕えする人）と「医」は一つであった。むしろ、巫が本業で医を兼ねていた。醫の字の下は酉で、酒（サケ：薬草を意味する）を表すが、「醫」の下の酉の部分が巫の異体字にもなっている。巫医同職の名残である。薬草の育成は農である。

古代中国には、伏羲、神農、黄帝という三人の伝説的な帝王が君臨した。神農と黄帝がとりわけ医学に関係が深い。神農はその名が示すように、農耕と薬農の神である。黄帝は前中国民族の祖神、かつ医学の古典「黄帝内経」の伝説上の作者である。

このほか、古代インドの医学伝説、エジプトの治療神イムホテプ、ギリシャの代表的な治療神アスクレピオスの話が、それぞれの国の神々の物語と共に語られる。

「**常識と医学と呪術**」の節での著者の次の語りは、農医連携を推進する上で重要な点であろう。「人間は心身の不調にいつ襲われるか分からない。いったん体調が崩れ、危機感が生ずると第１の「限界要因」に達し、「医学」に頼る。今日では医学と科学は一体と見られているが、一般に人びとは、科学に対しては期待を、医学に対しては願望を寄せる傾向がある。それは医者が僧侶と未分化であった時代の名残であろう」。

さらに、「人間の深層には、常識と呪術を織り交ぜた願望が流れており、それがある条件で「医学」の姿になるが、条件しだいでは、いつでも俗信・常識に戻り、あるいは呪術・宗教に走るのである」。人間の精神は肉体よりも貧欲である。

加えて、「医学はたんなる認識を超えた、悩み（パッショ：passio, patior 苦しむ、耐える、というラテン語の動詞）の学、そして癒し（メヂキィナ：medichina, medeor 癒す、というラテン語の動詞）の学だったのである。いま「医学」と呼ぶ学問・技術は、「悩み」と「癒し」のどちらを看板にするか、両方の可能性があった、と「病理学史」（１９３７）の著者クランバールはいう。結局、「癒し」（メディキナ）が含む「理想」が勝利して医学 medicine が成立し、「悩み」（パッショ）に含まれる「現実」は病理学（パトロギア pathology）が引き受けたのだが、どちらにとっても荷は重すぎたようである。「時に癒し、しばしば救い、つねに慰む」（Guerir quel-quefois ・Soulager souvent ・Consoler toujours）。これはアメリカの結核療養所運動の先駆者トルードー（１８４８-１９１５）に、患者たちが捧げた感謝の言葉である。つねに、できることは「悩み」に対する「慰め」なのに、たまに（時に）しかできない「癒し」（medi-cine）を看板に掲げたところに、医学の宿命的なつらさがある」という。

この医学の宿命的なつらさは、それこそどう癒されるか？　これまで農医連携について情報を提供してきた。その解答の参考になる事項が、「情報1号：農・環・医にかかわる国内情報１」、「情報2号：農・環・医にかかわる国内情報２」、「情報2号：研究室訪問C」、「情報2号：本の紹介2、ワイル博士の医食同源」、

「情報3号：日本農学アカデミー第7回シンポジウム」、「情報4号：研究室訪問L」、「情報5号：農・環・医にかかわる国内情報4．「人と動物の関係学」」などに潜んでいると考えている。

農と医の共通性

最後の節、「回顧と展望―健康を守るための人類の挑戦―」は、人類の歩みの中で、われわれが健康を守り、病気から逃れる方法をどのように模索してきたかを、「**7つの挑戦**」という形でまとめている。

第1の挑戦は、人類が儀式を知ったことである。これは墓所の遺跡から推定される。これによって、人びとが共同を必要とする「衛生」という医学作業の可能性が生まれた。農の場合、古神道に見られるような雨風などの災害を避けるための祈願の儀式に、医と共通項がある。

第2の挑戦は、文明の誕生である。農の発展が文明を起こし、文明の進展が農をさらに発達させる関係にあった。

第3の挑戦は、「ヒポクラテス医学」として長く人類の財産になる概念が生まれた。病気は神秘的な出来事ではなく、経験と合理の方法で接近できる自然の過程だという概念である。農では、穀類の中でとくに古い歴史をもつコムギ・オオムギが自生から栽培によって合理的に生産できることを知ったのは、医の概念と共通する。

第4の挑戦は、紀元前6～7世紀の間に、儒教と道教、仏教とヒンズー教、キリスト教とイスラム教など、人間の魂の解放を目指した哲学・宗教が誕生したことである。それらが物質面・精神面で医学に与えた影響は計り知れない。農業ではその頃、地中海農耕文化、サバンナ農耕文化、根栽農耕文化、新大陸農耕文化、稲作文化が誕生した。

第5の挑戦は、西欧ルネッサンスである。外科と解剖学が発達した。「生きた」生理学と解剖学が始まった。「病院医学」が開花した。ヨーロッパの農業では、三圃式や輪栽式農業が開発された。

第6の挑戦は、働く人びとの病気に向けた医師たちの目とともにあった。産業革命は、資本制下の労働者の生活・健康を悪化させ、公衆衛生学、社会衛生学の緊急な発展を促した。産業革命で増えた都市労働力のための食糧は、輪作農業が支えた。ノーフォーク式農法はフランスとドイツにひろがっていった。

第7の挑戦は、19世紀後半以降の「研究室医学」の発達に始まる。ミュラーの門下に、病理学者のウィルヒョウや、生理学者のヘルムホルツの姿が見える。「疫病」の病因と予防に焦点が向けられた。コッホや北里柴三郎らが病原微生物学、化学療法、免疫学という新しい分野を確立していった。生化学が分子生物学と合体し、生命過程に迫る有力な武器になった。農業では、化学肥料や農薬の製造が始まり農業生産は著しく高まった。さらに、分子生物学が旺盛になり、遺伝子組換え作物が造られた。

さて、人類は20世紀に宇宙から地球を初めて見た。俯瞰的視点を得た。その結果、環境としての地球の限界が明確に見えてきた。核汚染をはじめ化学物質の汚染は、土、水、空はもとより農作物や人体にまで及んでいる。人類が製造した化学物質のうち、今や12万種が地球上をさまよっているといわれる。

医が21世紀に果たす役割は何か？　この第1章を読むにつけ、それは、農と環境と医の連携を抜きにしてはありえまい。はたして、この「学長室通信」を提供している筆者の穿った偏見と言い切れるかどうか。

「第二章：イオニアの自然哲学とヒポクラテス」では、はるかなる太古の人智が開き始めるところから、イオニア自然学を背景にしたヒポクラテス医学までが語られる。

中国、インド、ギリシャの哲人、孔子、ブッダ、ソクラテスは人間精神を同時的（シンクロニック）に開花した。このなかで、ギリシャのソクラテス以前の自然学が語られる。さらに、ヒポクラテスの医学が紹介される。強調されるのは、ヒポクラテスの自然治癒論である。

「**第三章：アテナイの輝きとアレクサンドリアの残光**」では、プラトンの自然哲学と「魂」の区分、アリストテレスの解剖を通した生物学、解剖学の父ヘロフィロス、生理学の父エラシストラストなど、が紹介される。

さらに、語源ＰＵ（浄化する）に由来するプネウマ pneuma なる概念が解説される。インド人のヴァータ（風）、中国人の「気」にも通ずる。プネウマには、精気、霊魂、霊などの訳語が当てはめられる。

最後に、医学にとっての解剖学が解説される。解剖学は16世紀ころから、まず芸術家の手によって、ついで解剖学者のメスによってさかんになった。「慰めと癒し」に由来した伝統医学は、解剖学と結びつくことによって様相を変え、近代のものになっていった。

「**第四章：イエス、ガレノス、そして中世**」では、パレスチナの治療師イエス、ローマ人の医学、古代医学の総決算ガレノス（解剖学、生理学、病理学）、中世の医学（サレルノとモンペリエの医学校、病院と看護の起源）、疫病の時代―中世からルネサンスへ―など、が解説される。

「**第五章：インドと中国の古代医学**」では、医学における紀元１０００年と２０００年、アジアはなにを貢献してきたか（食と衣に対するアジアの貢献）、古代インドの医学（インダス文明、ヴェーダの時代、呪術から経験医学へ、仏教とアショーカ王の時代、アレクサンドロス大王が来たころ）、古代の中国医学（篇鵠、黄帝内経、傷寒論）などが解説される。なお古代の中国医学については、北里研究所附属東洋医学総合研究所初代所長であった大塚敬節の「新装版、漢方医学、創元社」に詳しい。

「**第六章：シリア人とアラブ人の世界的役割**」では、医学史におけるシリア（ネストリウス派の医学校）、アラビア文明圏の医学（アラビア・ルネサンス）、アル・ラーズィーとイブン・スィーナー、イスラムの衰退と西欧への科学・医学の移転（コンスタンティヌス、イヴン・ルシドとマイモニデス）などが解説される。

「**第七章：芸術家と医師のルネサンス—中国からの『離陸』**」では、新しい医学は芸術家の工房から（レオナルド・ダ・ヴィンチ、ミケランジェロ）、大学の成立、二人の全能人（フラカストル、パラケルスス）、アグリコラと「デ・レ・メタリカ」、解剖学者ヴェサリウスと外科医パレ、ジャン・フェルネルとミカエル・セルヴェトゥスなどが紹介される。

「**第八章：科学革命の時代**」では、ガリレイ・力学・形態学、ハーヴィと血液循環、医物理派と医科学派（ロイヤル・ソサエティと「見えないカレッジ」）、科学とプロテスタンティズム、心と脳の十七世紀、イギリスの「ヒポクラテス」—シデナム、「働く人々の病気」—ラマッチーニなど、が紹介される。

「**第九章：近代と現代のはざまで**」では、全ヨーロッパの教師ブールハーフェ、植物学者・医師リンネ、アルプスの詩人・生理学者ハラー、ハレの町の二人の医学教授（シュタール、ホフマン）、病理解剖学の花開く—モルガーニ、スコットランドの外科医・病理学者ハンター、天然痘とたたかった医師ジェンナー、ヨハン・ペーター・フランクの医事行政、医学の中の公衆衛生—フランクとルソーなどが紹介される。

「**第十章：シンポの精気の医師と民衆**」では、パリの病院医学（ジャン・ニコラ・コルヴィザール、フィリップ・ピネル、ザヴィエ・ビシャ、ルネ・テオフィーユ・イアサント・ラエンネック、フランソア・ジョセフ・ヴィクトール・ブルッセー)、旧ウイーン学派と新ウイーン学派、新ドイツ医学の胎動(ヨハン・ルカス・シェーンライン、ヨハネス・ミュラー、ユストゥス・フォン・リービッヒ、カール・アウグスト・ウンダーリッヒ)、クロード・ベルナールの生理学、ウィルヒョウとベルリン医学(ウィルヒョウと「細胞病理学」、生理学者たち、ベルリンの内科医と外科医たち)、病原細胞学の時代(感染と伝染・ミアスマとコンタギオン、ゼンメルワイスと産褥熱、ルイ・パストゥール、ローベルト・コッホ、メチニコフの食細胞説、エミール・ベーリング、パウル・エールリヒ)、外科学の進歩を担った人びと(ジョセフ・リスター、テオドール・ビルロード)、衛生学・社会衛生学・社会医学(マックス・ペッテンコーフェル、十九世紀の社会医学者たち、ナイチンゲールと国際赤十字)などが紹介される。

「**第十一章:西欧医学と日本人**」では、ルネサンス・東と西、鎖国の中の日本医学――「解体新書」まで、「解体新書」以後、シーボルト・洪庵と泰然・ポンペ、イギリス医学かドイツ医学か、明治のお雇いドイツ人教師たち、明治日本の医学事始めなど、が解説される。

「**第十二章:戦争の世紀、平和の世紀**」では、生理思想の発展、内分泌学の進歩、栄養とビタミン、病理思想の動向、感染と人間、免疫学の進展、生化学と分子生物学、外科の歩み、環境汚染の進行、臨床医学の反省など、が解説される。

農医連携の視点から

第十二章を第一章と同様に、農医連携の視点から以下それぞれの項を追ってみる。

「生理思想の発展」の項では、生理学と病理学の個別（器官・系統）かつ解析本位の研究に反省が生まれ、全体・総合に目を向ける風潮が芽生えたことが強調される。アメリカの神経学者・生理学者のキャノンが提案したホメオスタシス（生理的恒常性の維持）の概念はその一つの例である。感染生物学者ルネ・デュポスは、自然治癒力はホメオスタシスより複雑で、かつ強力だと主張した。これらの概念は、これまでの医のみでは健康の維持は成立せず、環境や農などとの連携が必要であることを示唆する。

「内分泌学の進歩」の項では、ホルモンが体機能を調節していることが解説される。ここから、内なる生理要素としてのホルモンの分離・応用が始まる。いわば、体が持つ本来の「治癒過程」の抽出物がホルモンといえる。食物に含まれるホルモンの活用は、農医連携の重要な場面であろう。

「栄養とビタミン」の項は、きわめて明解である。日本人の脚気と米ヌカの関係である。米ヌカの有効成分（エイクマン）はビタミンBであった。農産物には数多くのビタミンが含まれている。健全な食物からビタミンを摂取し、健全な肉体を維持することは、実に明解な農医連携である。

「感染と人間」の項では、鳥ウイルスや豚ウイルスなどが人間に感染する例から見ても、農医連携が極めて重要な分野である。「人間と動物の関係学」とも併せて永久に農医連携の研究が必要であろう。とくに、細菌では、「日和見感染」という形で、常在菌までも人体にそむき始めた。どんな薬剤を開発しても、細菌はたちどころに耐性株を作って対応する。細菌の逆襲にどう立ち向かうか。共生の新たな様式の手探りは始まったばかりである。

「生化学と分子生物学」について。ヒトのゲノムが解読された。イネのゲノムも解読された。トリのゲノム解読もできた。今後、これらの解読からヒト、イネ、トリに関わる問題の研究が進化していくことであろう。すでに、組換え体によるスギ花粉症を予防するペプチド含有イネが開発されつつある。

「環境汚染の進行」について。これまで農と環境と医の連携が古くから叫ばれ続けてきた。「情報：農と環境と医療6号」の「農医連携を心した人びと：2．吉岡金市」に記したように、重金属の汚染は、農作物の汚染につながり、その農作物を食したヒトは重金属の障害に苦しむ。過去のカドミウムによるイタイイタイ病や有機水銀による水俣病がよい例である。この本では、カーソンの「沈黙の春」、有吉佐和子の「複合汚染」、コルボーンらの「奪われし未来」などに、その例が示されている。

「臨床医学の反省」の項では、モリエールの「病は気から」が引用される。「患者の大部分は、病気のために死ぬんじゃなく、薬のために死ぬんです」。解剖学・生理学の教授ホームズはこう言う。「今使われている薬をすべて海の底へ投げ込むがいい。サカナには迷惑だが、人類には大きな福音となろう」。

このとき思うことは、「情報5号」の「農医連携を心したひとびと：1．アレキシス・カレル」に紹介したノーベル生理学・医学賞受賞者のアレキシス・カレルの言葉だ。「人間―この未知なるもの」と題する本の中で警告している。いわく、「土壌が人間生活全般の基礎なのであるから、私たちが近代的農業経済学のやり方によって崩壊させてきた土壌に再び調和をもたらす以外に、健康な世界がやってくる見込みはない。生き物はすべて土壌の肥沃度（地力）に応じて健康か不健康になる」。すべての食物は、直接的であれ間接的であれ、土壌から生じてくるからである。

第十二章に書かれた「21世紀の医学」は、第一章に書かれた「医学のあけぼの」と同様に、農と環境を無視して医は成り立たないことを述べている。

著者は本書を次の文章で締めくくる。「二十一世紀を迎え、私たちは、医学の真の進歩へ向かう人類の叡智に信頼したい。その叡智を世界の民衆の支えによって、『平和の世紀』実現への力にしたいものである」。

環境学原論―人類の生き方を問う―：脇山廣三監修・平塚　彰著、電気書院（２００４）

この本の紹介に先だち、環境学原論を考えるうえで忘れてならない本を紹介する。「**環境学の技法**：石弘之編、東京大学出版会（２００２）」と「**水俣病の科学**：西村　肇・岡本達明著、日本評論社（２００１）」の2冊である。これらの本については、かつて筆者が所属していた農業環境技術研究所のホームページ(http://www.niaes.affrc.go.jp/)でも紹介したことがある。したがって、以下の内容はそれと一部重複する部分があるので、ここでお断りしておく。

「環境学の技法」の表紙カバー裏側に次のような文章が掲載されている。

「環境学」とは何だろうか？　環境学は何をめざすのだろうか？　私たちなりの「環境学」の輪郭を定める上で拠り所としたのは、自然環境の「ハード」面ではなく、それを認識し、そこに働きかける人間的な「ソフト」の面である。たとえば、自然環境をめぐって人は何を争い、なぜ協力するのか、そして調査をする人は「問題」にどうかかわるのか。自然科学的な知見さえ社会的な文脈の規定を免れるわけにはいかない。・・・・対象と距離をとり、種々の方法を場面に応じて組み合わせ、読み解いていくこと。問題解決の研究につきまとうこの難問に対処する技術は、しかし個人の裁量に依存する。この「裁量」の中身を分解し、「技法」として目に見える形で再構成してみようというのが、環境学の確立にむけて私たちがとった最初の一歩である。

環境学の技法

「環境の技法」の「第1章：**環境学は何をめざすのか**」では、「環境問題の新たな枠組み」の中にその考え方がまとめられている。環境学の目的は、次の段階への移行過程の研究、教育にあること、環境研究のこの多層・循環性構造を、環境学の新たな枠組みとして想起することにあると解説する。

その段階とは、1)「環境状況」から「環境変化」を認知し、2)「環境変化」から「環境問題」を抽出し、3)「環境問題」から「問題解決」に取り組み、4)「問題解決」から「新たな環境状態」を想定することである。

また、「第1章：**環境学は何をめざすのか**」の「揺れ動く環境学」では、環境学を構築するにあたって再認識が必要であることが解説される。それは、環境に対する意識の歴史的な変化である。その時代を、1)自然の時代、2)公害の時代、3)環境の時代、4)エコロジーの時代、にわけ、その時々の環境に対する認識が整理される。ここに環境学の原点がある。

水俣病の科学

次は「水俣病の科学」である。この本には三つの特色がある。一つは、自然科学者と人文科学者が共同して出版した希有な作品であること。環境科学の解明は、まさにこの例が示すように異なる分野の人が協力してことに当たり、初めてなされるものであろう。二つめは、感動なくしては読めない書であること。かつて、ひとびとに感動を与えた環境にかかわる本に、レーチェル・カーソンの「**沈黙の春**」、シャロン・ローンの「**オゾン・クライシス**」、シーア・コルボーンらの「**奪われし未来**」などがある。「水俣病の科学」は、これらに勝るとも劣らない作品である。三つめは、魂を込めた研究の方法論が語られていることである。石牟田道子の「**苦海浄土**」と読み合わせると「**知と情の分離**」が解消されるであろう。若い研究者だけでなく、熟成した研究者にとっても必読の書である。以下に内容の一部を紹介する。

「水俣病の科学」は、次の文章から始まる。

「歳月はいつも重い意味を持ちます。水俣病事件の場合、最初の二年半、それから三年、さらに九年、そこからはるかな歳月を経ること三十二年、合わせて約半世紀の歳月が水俣病の因果関係解明の里程標を示しています。」

20世紀に起きた世界でも最大・最悪の公害といわれた水俣病は、長い年月を経過してやっと薄い幕が閉じられた。発見までの2年半、それから原因物質の発見まで3年、政府の公害認定までさらに9年、そこからはるかな歳月を経ること32年とは、１９６８年の政府の公害認定から２０００年までの時間である。

１９５０年代から熊本の水俣湾周辺で、住民に手足の麻痺や言語障害など深刻な健康被害が出た。水俣市の新日本窒素（現チッソ）水俣工場から水俣湾に排出された「メチル水銀」がその原因であった。この悲劇はどうして起きたのか。膨大なデータと気の遠くなるような歳月を費やして、克明に事実を解明し、この公害をまとめたのが「水俣病の科学」である。著者は結語で述べる。「私たちもまた加害者ではなかったのか？　そしてあなたも」と。

序章の最後の文章を引用する。

「私たちは『常識』から出発しながら事実を集め、発見を繰り返しながら一歩一歩『科学』に近づいていきました。遅々たる歩みではありましたが、歳月は力です。ばらばらに見えた発見が急に一つにまとまって全体が浮かび上がるときが来ました。そして私たちはついに、メチル水銀の生成機構を解明するとともに、二つの謎を解き、チッソ水俣工場からのメチル水銀排出量を捜査以来の過去にさかのぼって正確に推定することに成功しました。その結果、これまで理解できなかった一つ一つの事実が、鉄のような必然性をもって展開していった惨劇の一コマ一コマであることがはっきりと見えるようになったのです」。

第1章は、水俣工場の当時の様子を関係者からの聞き取りを含めながら、水俣チッソのアセトアルデヒド工場の全容が語られる。アセトアルデヒドは、オクタノールをはじめとするブタノール、酢酸など塩ビ以外の重要な有機製品の原料である。合成繊維をはじめとする化学製品の原料として欠かせない。石灰岩と石炭から生成されたカーバイドからアセチレンが作られる。アセチレンからアセトアルデヒドが作られるが、その触媒として水銀が使われる。これらのことが、工場の図解、工場の技術者、戦後の技術革新、追求の道を閉ざしたチッソ、廃水処理の実体と変遷などの項目のもとに解説される。

第2章は、「水俣病の発生」から「海域へのメチル水銀排出量」を追跡する。水俣病の発生を食習慣から追跡し、その原因が「魚介類のメチル水銀濃度」であることを検証する。つづいて、海域の生態系汚染機構の解明を通して「海水中のメチル水銀濃度」を推定する。最後に、排水拡散理論から「海域へのメチル水銀排出量」を推定する。この因果関係を明らかにする手法と努力は圧巻である。

第2章の最後で著者は語る。

「私たちは、長い時間かけて集めた膨大な諸々のデータの持っている意味をできるだけ読み解き、水俣湾の生態系、海水中のメチル水銀の挙動、魚介類の汚染実態、排出されたメチル水銀量の推定、底泥の無機水銀のメチル化機構、水俣湾の底生魚と不知火海の魚の汚染機構などの基本問題を検討し、その成果を総合することにより、環境・生態系汚染の全体像と残された問題を明らかにした。

第3章は、「メチル水銀生成機構」から「海域へのメチル水銀排出量」を追う。ここでは、第2章の確信を基礎に、定量的手法を駆使してメチル水銀排出量を求め、それがいつどんな原因でどのように変わったか精密に明らかにする。「メチル水銀生成機構」を明らかにし、反応速度論から「反応器内メチル水銀生成量」を推定する。さらに、プロセス工学理論から「プロセスからのメチル水銀排出量」を明らかにし、廃水処理原理の活用により「海域へのメチル水銀排出量」を明らかにする。

生成機構の解明もまた圧巻である。著者は語る。

「新しい化学である有機金属化学に基づいてメチル水銀の生成機構を初めて本格的に論じたのが本章です。古い化学と新しい化学の違いは、アセトアルデヒドの生成の過程、特にその中間体の構造にはっきりあらわれています。この違いを生んだ最大の原因は、原子と原子の結合に対する考え方の差です。古い化学では、金属は他の元素と同じように単に結合する手がある原子としてしかとらえていませんが、新しい化学ではある種の金属（遷移金属）は二重あるいは三重結合そのものに結合してその一本を切る働きがあると考えます。・・・・それは科学者、特に化学者の心理に原因があります。多くの化学者は、実験報告で確認されていること以外は考える対象にしません。・・・・」。

最後に、海域へのメチル水銀排出量の経年変化と水俣病被害の進行状態との関係が明らかにされる。すなわち、「アセトアルデヒド生産量と周辺海域へのメチル水銀排出量推定」、「メチル水銀排出量と水俣周辺住民のへその緒の水銀濃度」、「メチル水銀排出量と胎児性水俣病患者発生数」および「メチル水銀排出量と非典型水俣病患者発生数」がそれである。

結語では、科学と技術の方法論に関する多くの提言がある。「新しい科学の見方」、「リスク基準」、「安全性の考え方」、「日本の科学のあり方」「科学のもつ一方向性と双方向性」、「世の中に役に立つこと」、「内分泌攪乱物質」、「日本の環境科学の成果の外国への発信」など。なお、著者はこれを英訳して世界に発信しようとしている。この努力に敬意を表したい。

医学原論と農学原論

さて、「環境学原論」を紹介する前に、本書で紹介している「**医学原論**」と「**農学原論**」を振り返ってみる。

澤瀉久敬（おもだかひさゆき）は「医学概論（原論）」を大まかに次のように語っている。（注：著者は、この本の最後に医学概論は医学原論とすべきだと述べている）

「医学概論の問題は、単に医学とは何であるかを研究するだけでは不十分で、医学はいかにあるべきかという問題にはいる。研究対象は無際限である。よりよい医学への道への自省と改革になる。だから医学概論がいる」。

また、祖田　修は「農学原論」を、1）農学史、2）農学の価値目標、3）農業・農村の本質と問題の解明、4）問題解決に向けた農学の方法と体系、に関する学であると考え、大まかにいえば、次の4点の問題を明らかにしようとする。まず、現代農業・農産の実態を明らかにし、現代農業が目指すべき理念ないし価値目標を明確にし、諸価値の調和的実現の場として、生活世界としての地域を重視し、新たな問題解決に至るための、農学の方法と体系を提示する。

環境学原論

続いて「環境学原論」である。序文は語る。「環境や環境問題の再認識、いわゆる〝モノの見方〟において重要なことは、ごく普通の日本人の生活感覚（生活者の視点）をベースに、誰にでもわかるような内容を提供することであろう。そのためには、まず万人にわかるような〝環境学〟の〝原論〟ともいうべきものが必要である。」

続けて、序文は強調する。「本書は、環境とそれに関するキーワードをとりあげ、それぞれの立場から、〝価値〟を基軸に〝いのち〟、〝経済〟そして〝環境〟を絡ませた視点（一端）を提供したものであるが、これらは必ずしも万全のアプローチであるとはいえず、今後さらに研究を深める必要がある。しかし、現在では環境学の〝原論〟として参考にすべき文献・資料等が少ないこともあり、ここに環境と環境問題の再認識の手引書として編纂されたものである。したがって、本書は環境に対するモノの見方ならびに将来を見通す視野の獲得に役立つばかりでなく、環境に対する問題点の発掘、研究推進の手掛かりを与え、また環境に対する問題の認識や現状把握の参考になるものと考える。」

このように、本書は環境問題の発掘、研究、解決などに「環境学」の原論ともいうべきものが必要と考えている。「医学原論」や「農学原論」と、事は同じなのである。しかし、この本が環境学原論をすべて満たしているとは考えていない。例えば、個々で取り上げられた課題を一層深化させることや、さらに新しい課題、例えば、「環境」と「生物」、「宗教」、「文学」、「保健」などがさらに必要であろう。その意味では、この本は「環境学原論」についての初の挑戦ともいえる。

各章の内容は以下の通りであるが、「農と環境と医療」の立場から、第11章の「**環境と農業**」および第19章の「**環境と医学**」について少し紹介してみる。

第11章は、環境負荷軽減に配慮した持続的な農業を目指す技術として、環境保全型農業が語られる。いわゆる代替農業である。代替農業がひとつの農作業体系を指すのではなく、合成した化学物質を一切使用しない有機的な体系から、特定の病害虫防除にあたって農薬や抗生物質を慎重に使用する体系まで、さまざまな体系が含まれている。したがって、代替農業は生物学的とか、抵投入的とか、有機的とか、再生的あるいは持続的といった名を冠した農業ということになる。

そこで、「環境保全型農業」である。わが国の農林水産省ではこの種の農業体系が早くから導入されており、省内にすでに環境保全型農業対策室がある。そのホームページ（http://www.maff.go.jp/eco.htm）には、環境保全型農業について詳しい情報があるので、それを参考にすれば理解が早いであろう。

第19章は、過去におこった水俣病、イタイイタイ病、四日市のスモッグなどに見られるように、人間システムが化学物質により破壊されてきた経験から、西洋科学技術文明全体に問題があると考え、発想の転換をする必要があると捉える。そこで、新たな環境学の創造が必要であるとし、そのために、人間システムとは何か、地球環境汚染の現状、過去の環境破壊の例、環境ホルモン、地球環境の破壊は文明的課題、漢方医学の考え方にみられる人と自然の調和、地球は生きている、などが解説される。

参考資料

1. 環境学の技法：石弘之編、東京大学出版会（2002）
2. 水俣病の科学：西村　肇・岡本達明著、日本評論社（2001）
3. 農業環境技術研究所ホームページ：http://www.niaes.affrc.go.jp/

環境の歴史―ヨーロッパ、原初から現代まで―：ロベール・ドロール、フランソワ・ワルテール著、桃木暁子・門脇　仁訳、みすず書房（2007）

人文・社会科学と自然科学の間には、時代や問題を問わずどちらからみても残念ながら障壁が存在する。その障壁を少しでも低くできる学問に、環境の科学があるのではないか。地球温暖化の問題を例に取れば、自然科学の明晰な事実のもとに人文・社会科学が政策を含めたこれらの対応策を思考する。

しかし、このことに着手しこれを可能とするためには、広い領域の研究を理解できる強力な武器や能力が必要とされる。それには、大学などで確固とした人文科学と自然科学の基礎的な教育を受けている人材がなくてはならない。

幸いなことに著者のロベール・ドロールは、歴史学者であり、大学で人文科学と自然科学を学び文学博士と理学士の資格をもつ。フランソワ・ワルテールは、歴史学者で近現代史、都市史、景観史、環境認識の歴史などに詳しい。

ここに紹介する「環境の歴史」は、「環境の歴史学の歴史」「時間の中の空間―変動と変動制―」、つまり自然と人間の自然要因と生物学的要因の変動の研究、および「環境の人間化」、つまり人間が環境に及ぼす作用の歴史的変化の３部と、「結論：脅かされた地球」から構成される。

この３部を解説するまえに、著者はこの書の研究範囲がヨーロッパの過去、現在、未来に基づいていることを、地理学的および言語学的な観点から明確化する。この見方は「自然の家畜化」であって、日本文化を特徴づける「自然との共生」という見方とは、きわめて異質であることを読者は読む前に十分心に銘記しておかなければならないであろう。

第1部「環境の歴史学の歴史」

ヨーロッパ人は、自然に対してきわめて強い人間主義を押しつけた。ヨーロッパ文化は、人間の身体という感覚を発達させて獲得した見方、聞き方、感じ方、触り方で、人間と自然との関係を形成した。ヨーロッパに共通のある種の芸術的概念構成、とくに色に関しても、環境の歴史にヨーロッパの特徴が現れた。旧約聖書の創世記は、人間を自然の創造主とした。エデンの園は人間の快楽のために創られた。神はアダムに動物の名前を与える力を委ねた。ここに人間は、支配と命名の権力を得た。

自然を支配するために人間は努力する。人間の努力は、自然にも農村の自然にも良い影響を与えない。自然を支配したい欲望は、自然に関する知識を進歩させる。ここから得た知識と想像の世界が合流し文学が生まれた。動物図集、植物図集、宝石集ができてくる。

しかし、まもなく動物の世界と自然環境への愛が芽生え、イデオロギーとしての自然に回帰する現象がみられる。こうした自然に対する態度のなかに感情と美的意識を導入する景観への熱狂が生まれる。この傾向は、中世からルネサンスを経て、ロマン主義に移行する時期の美術にとくに顕著に表れる。これが花開くのは、ロマン主義においてである。

自然の要素を研究するための機関、王立薬草園、国立自然史博物館、植物園、動物園などが、創設され始める。さらに、衛生とスポーツの発展、旅行とレジャーの発展が、美しい海辺や高い山などの発見に繋がる。20世紀後半には、人間を生物圏に組み入れる思想が生まれ、生態系の研究が進展し、エコロジーの概念が熟成していく。

著者は、このような自然回帰に共感を隠さないが、それらのもつ過剰性、幻影性、逸脱性、危険性、さらにはユートピア的あるいはイデオロギー的な特徴を、ルドルフ・シュタイナーの生気論やルドルフ・ヘスのホメオパシー論やアドルフ・ヒットラーの菜食主義などの例を挙げながら警告する。

「懐古趣味の参照基準のあいまいなカタログ」の項では、次のことを強調している。「今日では、環境への感受性にもはやイデオロギー的な境界はないようにみえる。右派も左派も、人々は、資源の合理的で調和のとれた管理と、自然の平衡の尊重を引き合いに出す。とはいえ、忘れないでおきたいのは、自然回帰の神話に関心を高めることが、大半は、一方では保守的な思想によって、他方ではナショナリズムまたは民族主義の思想によってくり返され、しかも必ずしも政治的に制度化された枠組みの中においてではなかったことで、これは、右派が一方的に保守主義を独占するわけではないし、保守主義がいつも過激なナショナリズムを独占するわけでもないからである」。

生態系に関する正当な言論は、いまやアウトサイダー的な科学者の特性ではもはやなく、全ての制度的な範囲、すなわち国家的な行政から協会まで、開発者から企業のリーダーまでを結集する。いまでは、環境を管理する新たな企業が誕生している。

筆者と環境を研究する仲間たちとが、１９９０年に手弁当で参加したIPCC（Intergovernmental Panel

on Climate Change：気候変動に関する政府間パネル）の最初の報告書「Climate Change」を作成した時代は、はるかなる過去へと遠ざかったのである。

第2部「時間のなかの空間―変動と変動制―」

ここでは、環境の変動と変動性を含む問題がきわめて幅広いことを、総合的かつ正確・緻密に紹介している。環境の歴史を構成する要因が多様であること、これを一つの要因又は支配的な要因に還元してはならないこと、そうではなく、その同時性と収斂を研究し明らかにしなければならないこと、などが強調される。さらに、この歴史のなかでさえも常に変化が伴うこと、不動の歴史は存在しないことが解説される。

人間の生得的な生物学的リズムは、人間にとって生態学的な性質をもつ環境要因、つまり活動、光、騒音、熱と休息、暗さ、静寂、寒さなどに適応する。すなわち、人間の体に備わった先天的に安定であるデータも絶えず変化している。

また、人間の環境の中で作用する宇宙の活動にも変動がある。例えば太陽と月の運動、気候の変動など数限りない。地球の温暖化は今日もっとも大きな関心事であるが、何千年来たえず変動し、他に作用を及ぼし続けている。

土壌も水も変動する。地震、火山、浸食、沖積土壌の形成、水の循環、海面水位の変化なども環境の重要な変動である。森林の変化は、生物相の変動の基本である。動物たちの歴史、例えばネズミやオオカミの移動や数の変動は、人間の対策との関係と結びつく。

われわれ人間の健康にかかわる変動の重要性は、避けて通れない。微生物（細菌、微生物、感染性病原体）は、世界の歴史をつくってきたし、今もつくり続けている。病気の振興の概念は、病理学と社会学の領域にはいった。今われわれが恐れている狂牛病や鳥インフルエンザが、まさにそれである。例えに、天然痘、黒死病、ペスト、コレラ、梅毒、マラリアなどが紹介される。

最後に寿命の延長や幼児死亡率の減少など、生物学的な人間の変化が明らかにする問題、人口の増加問題、エネルギー使用の不公平な使用問題などが語られる。

第3部「環境の人間化」

第3部では人間が環境に及ぼす影響、環境が人間の活動によって受け続ける変化、すなわち環境の人間化が解説される。その歴史は、環境が通らなければならなかった段階、さらに環境の未来が形づくられる段階を教えてくれる。

第3部は「近代以前のヨーロッパの環境におよぼされる人間の行為」、「農業・技術・産業・エネルギー「革命」（18—20世紀）」および「撹乱された環境」からなる。

「近代以前のヨーロッパの環境におよぼされる人間の行為」では、人間と自然の関係は革命という概念が適用されるという。そのことは、「新石器革命」、「中世に農業革命あり」の項で野生の土地（サルトウス）、耕作された土地（アゲル）、森（シルヴァ）の破壊、森林空間という視点から証明される。

「農業・技術・産業・エネルギー「革命」（18～20世紀）」では、新しい農業システムとして飼料用のマメ科植物の導入が強調される。クローバーとムラサキウマゴヤシが新しい農業のシンボルとなり、家畜の飼育は商業活動になる。休耕地は消え、ロシアを除く地で飢餓がなくなる。

この農業革命と蒸気機関に代表される同時代の熱工業革命が、農業の変化に組み込まれる。化石エネルギーへの転換である。化石エネルギーの消費はヨーロッパの環境の歴史に急激な変化を起こすのである。資源管理は人間と自然環境の関係も変えた。それは、森林資源とカマルダという一つの地域の複合的な事象にである。

「撹乱された環境」では、都市環境の破壊が強調される。都市における廃棄物、臭気、水質汚染、煤煙、スモッグ、騒音の問題である。これは、工業化を問題視することであるとともに工業的リスクの意識化でもある。

最後に、ルール地方の工業化と環境の歴史を検証する。これは、前世紀の人々が環境容量を無限だと信じた無邪気な選択が、西ヨーロッパの工業化された社会を陥れた悲劇的なものであることの検証でもある。このような歴史を経て、自然を支配するための欲望と努力は衰退し、自然と田舎が再発見され、環境資源の重要性が再認識される。その結果、「環境の美学」が盛り上がる。これらの運動はナチのドイツとファシストのイタリアにおいて、「大地への回帰」という反動的な幻想と愛国的・生態学的ユートピアの表現をともなうイデオロギー的、政治的逸脱を経験する。しかし、スイスは自然保護同盟を設立し、健全な環境政策を実現することにおいて先駆的であった。これが、ヨーロッパの自然保護区、自然公園の成功の始まりであった。

結論　脅かされた地球

ここでは二つの歴史的な著書、「脅かされた地球」と「侮蔑された地球」の内容を一部紹介した後に、これまで認識されている地球規模でのおおよそ全ての環境問題が紹介される。そして、「脅かされた地球」の存在と新しい形の「エコ開発」を再発見する必要性が説かれる。最後に、これに答えることは政治的行動に属すると、結論している。目次は以下の通りである。

カルテ拝見―武将の死因―：杉浦守邦著、東山書房（2000）

この本は、秋篠宮文仁親王殿下に紹介されたものである。殿下は「生き物文化誌学会」の常任理事で、筆者はこの学会の評議委員であることから、この本の紹介を受けた。この本の著者は、長年にわたって学生に「公衆衛生学」を教えてきた山形大学名誉教授である。公衆衛生の講義の主題は、病気の予防を取り上げるのが普通であるが、著者の講義は日本人の死因として最大なものは何か、それを予防するにはどのように生活を整えるべきかなどを中心に行ってきたそうである。本書は、その内容である。

現在、日本人の死因のトップは、悪性新生物すなわち癌である。立花 隆のテレビジョンでの解説によると、癌は生き物が還元状態から酸化状態に移行するときに獲得した形質だという。最終的には、人間二人に一人は癌になり、三人に一人は癌で死ぬという。このことは、統計からほぼ同じような結果が出ているという。

30年および60年前の死因のトップは、それぞれ脳卒中と結核であった。では、もっと昔はどうであったか。伝染病、餓死、戦争による外傷死など時代によって死因は大きく異なったであろう。そのことを知りたく著者は、26人の武将の死因をさまざまな古典から判読しようとする。

その結果は以下のようで、それぞれの死因を医心方（撰者：丹波康頼）・病名彙解（著者：蘆川桂州）・医学天正記（著者：曲直瀬道三）などの医学書や、平家物語・陰徳太平記・松隣夜話などの読本や、黒田家譜・甲陽軍艦・関八州古戦録などの戦記物などから探る。死因究明の背景には、かくも膨大な資料が読み込まれている。

平 重盛（胃癌）・平 清盛（腸チフス）・源 頼朝（破傷風）・北条泰時（赤痢）・北条時宗（肺結核）・足利尊氏（瘧）・毛利元就（胃癌）・武田信玄（胃癌）・上杉謙信（食道癌）・丹羽長秀（胃癌）・蒲生氏郷（肝硬変）・豊臣秀吉（尿毒症）・前田利家（胆嚢癌）・黒田如水（梅毒）・結城秀康（梅毒）・加藤清正（梅毒）・池田輝政（脳卒中）・浅野長政（脳卒中または心筋梗塞）・浅野幸長（梅毒）・片桐且元（結核）・徳川家康（胃癌）・徳川秀忠（狭心症）・伊達政宗（胃癌）・徳川家光（胃癌）・徳川光圀（胃癌）・徳川吉宗（前立腺癌）。

環境を通した死因で興味を引かれる武人は、破傷風による源 頼朝、腸チフスによる平 清盛、および赤痢による北条泰時などであろうか。その様子の一部を以下に示す。

源 頼朝

上述したように、頼朝の死病を破傷風と診断した理由は、彼が外傷を受けてから発病し、約二週間の経過で死の転帰をとったこと、経過中、意識が明瞭であったこと、飲水に関係があると考えられ、かつ何か異常な死に方と見えたらしいことからであるが、次のことも考えなくてはならない。一般に破傷風は落雷頻度の高い土地に多い。これは落雷に伴う急激な集中豪雨のため、川や溝が氾濫し、泥中に存在する破傷風菌が道にあふれて広く撒布されるためといわれる。又馬牧地に多いがこれは菌が馬糞中に多く存在するからである。頼朝が落雷の日、馬から落ちて頭部にけがをしたことから発病したことは、この条件にぴったりとあてはまる。

平　清盛

発病以来わずか七日間、高熱に苦しみ、急速に衰弱して、死亡したという描写から、彼の死が熱病であることは確かのようで、「百錬抄」にも閏二月四日の条に「日頃所脳あり、身熱火の如し」とあるし、・・・・・高熱以外にさらに他の徴候がなかったか、「平家物語」の異本からさがすと、長門本に「入道は声いかめしき人なりけるが、声わななき息弱く、ことのほかに弱りて、身の膚(はだ)赤きこと、べにをさしたるに異ならず」と、皮膚の潮紅ないし発疹（腸チフス）のバラ疹のような）の症状をあげ、・・・・・。

北条泰時

泰時の病状は去る十日殊によくなったので食事をすすめた。そしたら翌日再発し、十二日にも又発した。十五日未刻から重症となり「前後不覚、温気火の如し。人もって其傍に寄り付かず。亥刻辛苦悩乱、その後絶え了るという」と話された。・・・・以上が「平戸記」の記事であるが、「温気火の如し」とあるから、かなりの高熱があったらしい。重症な赤痢だったと想像される。・・・・・古来鎌倉は、良質の飲料水に恵まれない所であって、わずかに丘陵の突端に湧水するところがあり、鎌倉十井または五名水といって珍重された。星月夜の井戸が最も有名である。水質不良のため鎌倉時代には、頻繁に赤痢の流行をみた。泰時が死んで十四年後、康元元年（１２５６）十一月三日、孫の時頼も赤痢にかかって死線をさまよった。

健康の社会史―養生、衛生から健康増進へ―：新村　拓著、法政大学出版局（２００６）

この本の著者は、現在、北里大学副学長の職にあり、かつては、「老いと看取りの社会史：１９９１」と題する本を法政大学出版局から出している。その内容は、平均寿命が延び、未曾有の高齢化社会が到来しつつあるわが国の「老いと看取り」を早くから憂えたものである。

膨大な資料の基に

古来、人びとが老いをどのように受けとめ、どう生きてきたか。老人の生活、意識および病の実態をはじめ、周囲の人々のもつ老いの価値、役割および道理をどのように評価し、老人をどのように遇し、扶養・介護してきたのか。これらに含まれる精神や制度、さらには期待される老人像などを、わが国の中世の歴史に探ったのがこの本である。

この本はさらに、老いをめぐる人間らしい思いと、古い智恵、さらには今日に生かすべき老人介護の伝統を発掘して、現代の医学や医療の進歩に結びつけ、高齢化社会の問題意識に応えようとしている。

それから15年、「老いと看取りの社会史」に関する著者の思いは、「健康の社会史：養生、衛生から健康増進へ」と展開した。この本の内容を平たく表現すれば、古代から近世までの養生、近代の衛生、現代の健康増進法に至る流れのなかで、健康というものがそれぞれの時代において、いかに捉えられていたかを、膨大な資料をもとに数多くの人物の哲学と実践を紹介しながら立証したものである。

資料の量と登場人物の数たるや、膨大である。ちなみに1～7章から構成される各章の引用資料は、それぞれ順次50、119、99、40、9、24および23の合計364点に及ぶ。第1章、第1節は10pの枚数であるが、そこには、医師の名古屋玄医、医師の田中雅楽郎、儒者の佐藤一齋、儒医の貝原益軒、医師の中神琴渓、医師の水野沢齋など併せて6名の人物が登場する。第3章、第1節をみると、たった9pの紙数に、吉田兼倶、井原西鶴、貝原益軒、平野重誠、水野沢齋、中村正直、ミル、ベンサム、西周、福沢諭吉、児島影二、福本　巴、スペンサー、鹿野政直、小野　梓、坪内逍遙、森　鴎外、饗庭篁村、杉田玄白、杉田立郷、杉田玄端、ロベルト・ゼームス・メン、後藤新平など合計23名の人物が登場する。この冊子に全体で何人の人物が登場するのか、筆者には数えるほどの情熱がない。

健康観の変遷

本書は、古代から近代までの健康観の変遷を迫ったものである。とくに、近世江戸時代の貝原益軒の「養生思想」と明治時代の後藤新平の「衛生思想」とその周縁を中心に精査される。それに伴って、わが北里柴三郎の研究と実践の歴史も挿話される。

ここでは、その変遷を簡単に紹介する。古代の養生は、不老不死を求め寿命がさらに上積みされることを願った。しかし中世になると、単なる長寿に疑問符がもたれる考え方が出てくる。いくら長生きをしても親しい友や妻子が皆消え失せ、ただ一人残された孤独と寂しさに耐え、哀れな余生を過ごすことになれば何の長寿かという疑問である。そこで、中世の末期頃から「御伽草子」が出回り、不老長寿は不幸を招くとしてこれを否定する考えが出てくる。

そして江戸時代前期、有名な貝原益軒の「養生訓」が普及する。その「養生訓」の教えとは、「我が身」とはいえ「私の物」ではないという慎み深い身体の扱いである。わが身は天地と父母から授かり、養われたものだから損なわないよう、減らないよう大事に扱えよ。それが養生の核心にあるという。

江戸時代後期になると、飽くことなく長寿を追求することから「ほどほどの生」をまっとうするための養生思想へと流れが変わってくる。

文明開化の後では、国家にとっての個人の身体（富国強兵）という養生の考えから、健康に重要なのは個々人の「養生」より公共の「衛生」が評価されるようになる。明治初期から、養生は健康に取って代わられた。近世後期に蘭学に伴って渡来した健康概念は、近代日本の富国強兵の下で、公衆衛生の概念と結びついていく。「経験知の切り捨てや抑圧、文明知の啓蒙や強制」が渦巻く時代の潮流のさなかで、「健康体を創出することが公益」とされながら、健康はやがて昭和の健兵健民策、国民体力管理策の思想基盤となっていく。

そして現代は、死ぬまで自己実現に努めるのが健康増進の目標の一つとされている。健康は社会的地位の獲得や上昇志向を実現するための手段と貶められているふしもある。そして今、健康食品、健康器具、健康学、健康体操など健康ブームは衰えるところを知らない。医療制度改革による患者負担増など将来の不安をかき立てる材料も加わり、昨今の健康志向には強迫観念さえ感じる。しかし、「健康」とは何であろう。

ほどほどの健康

このような養生、衛生思想および健康増進に関する著者の研究の成果と、ご自身の父母の介添えなどの実体験を通じて著者が至った結論は、「ほどほどの養生」による「ほどほどの健康」を得て「ほどほどの生」を終えること、だそうである。いま健康を語ることは、生き甲斐そのものを語ることなのかもしれない。

補遺と目次

補遺：この本には「健康」という語句の語源が紹介されているので、以下にそのまま紹介させてもらう。「健康という語句は、八木保・中森一郎の両氏によれば、近世後期の蘭学者の稲村三伯（海上随鴎）がフランソワ・ハルマの「蘭仏辞典」の蘭語の部分を訳して、１７９６年に刊行した蘭和辞典「波留麻和解」にみられるものが初出であるという。それ以来、蘭方医の間では養生とともに健康の語句が用いられるようになり、明治初期には一般民衆向けの「告論」においてももっぱら健康が使われるようになっている。」

目次は以下の通りである。

第三章　後藤新平の衛生思想とその周縁
第四章　健康を監視する衛生社会
第五章　衛生警察に従事する巡査の苦労と苦悩
第六章　衛生の内面化に向けた健康教育
第七章　国民の義務としての健康

社会的共通資本：宇沢弘文著、岩波新書６９６（２０００）

著者の横顔

著者は、日本の代表的な近代経済学者（マクロ経済学）で東京大学名誉教授、１９８３年文化功労者、１９８９年日本学士院会員、１９９５年米国科学アカデミー客員会員、１９９７年文化勲章、２００９年にはブルー・プラネット賞を受賞した国際的にも著名な経済学と環境科学の泰斗である。

この項を書いている筆者は、10年以上も前にＮＨＫ教育テレビジョンで氏と対談する光栄に浴したが、声の優しいきわめて温厚な紳士だ。ブルー・プラネット賞受賞のときの台詞が忘れられない。「経済学はお金のことを語る学問ではない。人びとを幸福にするための学問である」。

社会的共通資本の重要性

さて、本の紹介に入る。大気汚染、水質汚濁といった産業公害問題は、その大方を科学技術によって解決してきたし、今後もされるだろう。しかし、地球環境問題や食料問題を解決するには科学技術のみでは解決が不可能で、社会システムの改変が不可欠となってくる。このため、技術系の研究者もこれらの問題を解決するためは、社会・経済的アプローチを理解することが必要だ。この本は経済学者が技術系の研究者にも分かりやすく、簡潔に書かれた環境問題を思索したものだ。

著者は序章で次にように述べる。「20世紀の世紀末を象徴とする問題は、地球温暖化、生物多様性の喪失などに象徴される地球環境問題である。とくに、地球温暖化は、人類がこれまで直面してきたもっとも深刻な問題であって、21世紀を通じて一層、拡大し、その影響も広範囲にわたり、子や孫たちの世代に取り返しのつかない被害を与えることは確実だといってよい。地球温暖化の問題は、大気という人類にとって共通の財産を、産業革命以来、とくに20世紀を通じて、粗末にして、破壊しつづけたことによって起こったものである。人間が人間として生きて行くためにもっとも大事な存在である大気をはじめとする自然環境という大切な社会的共通資本を、資本主義の国々では、価値のない自由財として、自由に利用し、広範にわたって汚染しつづけてきた。また、社会主義の国々でも、独裁的な政治権力のもとで、徹底的に汚染し、破壊しつづけてきたのである」。そして、「21世紀の世紀末的な状況を超えて、新しい世紀の可能性を探ろうとするとき、社会的共通資本の問題が、もっとも大きな課題として、私たちの前に提示されている」と、本書タイトルである「社会的共通資本」の重要性を説明している。

制度主義

第1章で著者は次のように述べる。「20世紀の資本主義と社会主義の二つの経済体制の対立、相克が世界の平和をおびやかし、数多くの悲惨な結果を生み出し、20世紀末の社会主義世界が全面崩壊する一方、世界の資本主義の内部矛盾が'90年代を通じて、一層拡大化され深刻な様相を呈しつつある。この混乱と混迷を越えて、新しい21世紀への展望を開こうとするとき、もっとも中心的な役割を果たすのが制度主義の考えである。制度主義は資本主義と社会主義を越えて、すべての人々の人間的尊厳が守られ、魂の自立が保たれ、市民的権利が最大限に享受できるような経済体制を実現しようとするものである。制度主義の経済制度を特徴づけるのは社会的共通資本と、さまざまな社会的共通資本を管理する社会的組織のあり方である」。

また、「制度主義のもとでは生産、流通、消費の過程で制約的になるような希少資源は、社会的共通資本と私的資本との二つに分類される。社会的資本は私的資本と異なって、個々の経済的主体によって私的な観点から管理、運営されるものではなく、社会全体にとって共通の資産として社会的に管理、運営されるものを一般的に総称する」。

そして、第2章から第6章までは日本の場合について、著者は「社会共通資本の重要な構成要素である自然環境、都市、農村、教育、医療、金融などという中心的な社会的共通資本の分野について、個別的事例を中心としてそれぞれの果たしてきた社会的、経済的役割を考えるとともに、社会的共通資本の目的がうまく達成でき、持続的な経済発展が可能になるためにはどのような制度的前提条件が満たされなければならないか」を思索している。

農の営み

第2章の農業と農村で著者は「資本主義的な市場経済制度のもとにおける農業とは、その市場価格体系で、各農家が受けとる純所得が決まり、その所得の制度条件のもとで各農家は家族生活、子弟の教育のための支出をはじめ、種子、肥料、農薬など、農の営みに必要な生産要素を購入し、さらに新しい農地の購入、技術開発、栽培方法の改良のためにさまざまな活動と投資を行い、原則として、収支が均衡すると考える」としている。しかし、我が国の現状では、このような農業が成立することは極めて希であるから、「農業という概念規定より、農の営みという考えにもとづいて論議を進めた方がよいのではなかろうか」、「農の営みは人類の歴史とともに古く、自然の論理にしたがって、自然と共存しながら、私たちが生存して行くために欠くことのできない食糧を生産し、衣料類、住居をつくるために必要な原材料を供給する機能を果たしてきた。その生産過程で自然と共存しながら、それに人工的な改変を加え生産活動を行うが、工業部門とは異なって、大規模な自然破壊を行うことなく、自然に生存する生物と直接関わりを通じてこのような生産がなされるという、農業の基本的特徴を見いだすことができる。この農業のもつ基本的性格は工業部門での生産過程ときわめて対照的なものであって、農業にかかわる諸問題を考察するときに無視することができない」と、農の営みとその生産過程の特徴を説明している。

さらに、「農業の問題を考察するときにまず必要なことは、農業の営みがおこなわれる場、そこに働き、生きる人々を総体としてとらえなければならない。いわゆる農村という概念的枠組みのなかで考えをすすめることが必要である」、「一つの国がたんに経済的な観点だけでなく、社会経済的観点からも、安定的な発展を遂げるためには、農村の規模がある程度、安定的水準に維持されることが不可欠である」、これまで「農村の果たす、経済的、社会的文化的人間的な役割の重要性にふれてきた。資本主義的経済体制のもとでは、工業と農村の間の生産性格差は大きく、市場的な効率性を基準として資源配分がされるとすれば、農村の規模は年々縮小せざるをえないのが現状である。さらに国際的観点からの市場原理が適用されることになるとすれば、日本経済は工業部門に特化して、農業の比率は極端に低く、農村は事実上、消滅するという結果になりかねない」、このため「まず、要請されることとは、農村の規模をある一定の、社会的観点から望ましい水準に安定的に維持することである」。そして「農村を一つの社会的共通資本と考えて、人間的魅力のある、すぐれた文化、美しい自然を維持しながら、持続的な発展をつづけることができるコモンズを形成しようということである。しかし、このような環境的条件を整備するだけでは、工業と農業との格差は埋めることはできない。なんらかのかたちでの所得補助が与えられなければ、この格差を解消することは困難である」と、述べている。

しかし著者は、「一戸、一戸の農家経済的、経営的単位として考えないで、コモンズとしての農村を経済的主体として考えようというとき、日本経済の存立の前提条件である経済的分権性と政治的民主主義に根元的に矛盾するのではないかという疑問」を提起し、この疑問を解決するために、生物学者のガーレット・ハーディンが１９６８年「サイエンス」に寄稿した論文「共有地の悲劇」を引用し、コモンズの理論について詳しく説明している。この論文が出されると、文化人類学者、エコロジスト、経済学者たちの間で大きな論争が展開され、持続的可能な経済発展というすぐれて現代的課題を考察するに中心的役割を果たしたが、この論文から著者はコモンズについて次のように解説している。

コモンズとは

「コモンズとは、もともと、ある特定の人々の集団あるいはコミュニティにとって、その生活上あるいは生存のために重要な役割を果たす希少資源そのものか、あるいはそのような希少資源を生み出すような特定の場所を限定して、利用にかんして特定の規約を決めるような制度を指す。伝統的なコモンズは灌漑用水、漁場、森林、牧草地、焼き畑農耕地、野生地、河川、海浜など多様である。さらに地球環境、とくに大気、海洋そのものもコモンズにあげられる」、そして、著者は「コモンズはいずれも、さきに説明した社会的共通資本の概念に含まれ、その理論がそのまま適用されるが、ここでは各種のコモンズについてその組織、管理のあり方について注目したい。とくに、コモンズの管理が必ずしも国家権力を通じておこなわれるのではなく、コモンズを構成する人々の集団ないし、コミュニティからフィデュシアリー（fiduciary：信託）のかたちで、コモンズの管理が信託されるのがコモンズを特徴づける重要な性格である」と、述べている。

経済理論から見た自然環境

第1章では、地球温暖化と生物種の多様性の喪失などという地球環境に関わる問題について、人類全体にとっての社会的共通資本の管理・維持という観点から考察している。著者は自然環境を経済理論から定義し、「自然環境とは森林、草原、河川、湖沼、海洋、水、地下水、土壌、さらに大気などを指し、森林とは、森林に生息する生物群集、伏流水として流れる水も含めた総体である」としている。「自然環境は経済理論でいうストックの次元をもつ概念であり、経済的役割からみると、自然資本と表現できる。自然資本のストックの時間的経過や変化は、生物学的、エコロジカル、気象的な諸条件によって影響され、きわめて複雑に変化する。このため、工業部門における「資本」の減耗あるいは資本とは本質的に異なる」、「また、自然環境を構成するさまざまな要素は相互作用など複雑な関係が存在し、自然環境の果たす経済的機能に大きな影響を与える。このため、自然環境の果たす経済的役割は工場生産のプロセスにみられる決定論的、機械論的な関係を想定できず、本質的に統計的、確率理論的な意味を持つ」と、述べている。

環境と宗教

また、著者は１９９４年ナイロビで開催されたＩＰＣＣの「気象変化に関する倫理的、社会的考察」の協議会で発表されたアン・ハイデンライヒとデヴィド・ホールマンの論文「売りに出されたコモンズ—聖なる存在から市場的財へ」を引用している。この論文は自然環境が文化、宗教とどのようなかたちでかかわっているかを考察している。その中で、「アメリカ・インディオが信じていた宗教は、自然資源を管理し、規制するためのメカニズムであり、その持続的利用を実現するための文化的伝統であった。これに対して、キリスト教の教義が自然に対する人間の優位に関する理論的根拠を提供し、人間の意志による自然環境の破壊、搾取に対してサンクションを与えた。同時に自然の摂理を巧みに利用するための科学の発展も、また、キリスト教の教義によって容認され、推進されていった」という内容、すなわち、環境の問題を考えるとき、宗教が中心的役割を果たしていることに著者は注目している。

さらに、著者は環境と経済の関係について、この30年ほどの間に本質的に大きな変化が起こりつつあることを、第1回環境会議と第3回環境会議から考察している。著者は「第1回環境会議の主題が公害問題であったのに対して、第3回環境会議では地球規模の環境汚染、破壊が主題であった」、なかでも「地球温暖化の問題の特徴について述べ、地球温暖化問題は公害問題に比較して、その深刻性、緊急性は遙かに小さく、その直接的な社会、政治への影響は軽微である。しかし、地球全体の気候的諸条件に直接関わりをもち、また、遠い将来の世代にわたって大きな影響を与えるという点から見て決して無視することのできない深刻な問題を提起している」と、述べている。

また、この問題に対する経済的対応策として第3回環境会議において持続可能な経済発展の概念が提案され、定常状態と経済発展について述べている。さらに、著者は地球温暖化を防いで安定した自然環境を長期にわたって守っていくための方策として、社会共通資本の理論から**炭素税**、**二酸化炭素税**、さらには環境税の考えを提案し、スウェーデンの炭素税制度を紹介している。

目次

大気を変える錬金術ーハーバー、ボッシュと化学の世紀ー：トーマス・ヘイガー著、渡会圭子訳、白川英樹解説、みすず書房（２０１０）

本書を紹介する前に、表題の「大気」と「錬金術」について簡単に復習する。次に、自然界に存在する「窒素」の性質や挙動について解説する。続いて、大気にある78％の窒素を化学的に固定してアンモニア化した窒素による農産物の増産という「光」の部分について紹介する。さらに、固定した窒素の「影」の部分について考える。最後に、大気の窒素を固定した「ハーバーとボッシュ」を紹介する。補遺として、窒素について世界の科学者が思考している現状（INI: International Nitrogen Initiative：国際窒素会議）について紹介する。これらの内容から、日夜、化学工場で行われている窒素固定が、人類と地球環境に及ぼす影響を再認識する。したがって今回の「本の紹介」は、これまでの紹介の形式を逸脱することを事前に了解いただきたい。

解説は次の項目にしたがう。大気と錬金術／窒素の挙動／窒素と農業生産（光）／窒素と肥満・爆薬（影）

／N_2Oの発生量／窒素と温暖化・オゾン層破壊（影）／ハーバーとボッシュ／

大気と錬金術

大気とは地球をとりまく気体の層で、窒素（78％）と酸素（21％）を主成分とし、アルゴン（0・934％）、二酸化炭素（380ppm）、メタン（1・8ppm）、亜酸化窒素（315ppb）、オゾン、水素などを少量含む。大気は、太陽からの有害な紫外線を遮る層と、地球から宇宙への熱の放散を防ぎ、さまざまな気象現象をもたらす層からなる。前者を成層圏と呼ぶ。気温はほぼ一定で高さ10～50kmの領域にあり、オゾン層を含む。後者を対流圏と呼ぶ。平均して約15kmの上空にあり、気象現象をもたらす大気の層で、われわれが呼吸に必要な酸素の95％を含む。

錬金術は、黄金を中心に金属をつくり出すことを追求した技術である。不老長寿の霊薬の調合技術と重なり、広く物質の化学変化を対象とする技術へと発展した。古代・中世における一種の自然学である。中国・インド・アラビア・西欧などで、それぞれ宗教や哲学と結びついて固有な内容を展開した。中世ヨーロッパでは、アラビアで体系化されたものが精緻化され、種々の金属の精製や蒸留、昇華法など化学的な知識を蓄積し、近代化学の前史的な役割を果たしてきた。

本書の原題「The Alchemy of Air」の Alchemy は、錬金術とも魔力とも訳すことができるだろうが、訳者は原題を「大気を変える錬金術」としている。いずれにしろ、この書はハーバーとボッシュが78％もある大気の窒素を化学的に固定した結果、何が起こったかを物語る。この発見によって、パンドラの箱は空けられてしまったのである。そこには、固定窒素の「光と影」が様々な形で紹介される。

窒素の挙動

徳富健次郎こと徳富蘆花は、「みみずのたはごと」で次のように述べている。「土の上に生まれ、土の生むものを食うて生き、而して死んで土になる。我等は畢竟（ひっきょう）土の化物である」。私たちは土壌で生産された作物を食したり、植物を食した動物を食す。私たちの体の元素は、基本的には土壌に由来する。筆者のように土壌学を学んだ者は、この言葉に諸手を挙げて賛同する。土壌学を学んだから賛同するのでなく、ことの本質だからである。

本書の著者は、このことを土壌でなく大気に代替する。「私たちの体をつくっているもの、皮膚、骨、血液、脳などをつくる原子は、基本的に大気に由来する。直接的、あるいは間接的に。．．．．人の体は、空気でできた個体と言えるかもしれない」。

大気由来であろうと土壌由来であろうと、私たちは窒素なしには生きられない。なぜなら、私たちの体は炭素、酸素、水素、窒素などからできあがっている。窒素はＤＮＡの遺伝子に閉じ込められていて、タンパク質をつくるときそこに組み込まれる。十分な窒素がなければ植物も動物も、もちろん私たち人間も死んでしまう。

ところで、地球の大気には78％の窒素（N_2）があることは既に述べた。私たちは、日夜この窒素の海の中で呼吸をしている。しかし、この無量大数と言えるほどのN_2では、植物も動物も育たない。このN_2は、不活性でなんの役にも立たないのである。植物や動物が必要とする窒素は、N_2とは形態が異なる。固定された形態の窒素でなければならない。

その窒素はどこから来るか。自然界には、大気からN_2を固定して植物や動物に取り入れる方法が二つある。それは嵐のときに生じる稲妻と、豆科を中心とした植物に付着するバクテリア、すなわち窒素固定細菌である。

神社の注連縄(しめなわ)には、束にして綻った藁に稲妻状に切った紙垂(しで)が下がっている。イネに稲妻があたっている状況を模し、豊作を祈念したものである。では、なぜ稲妻なのか? 雷に伴う雨を表現するとともに、稲妻によって大気中のN_2がNH_3として土壌に固定され、植物に取り込まれる。形態を変えた窒素、固定窒素がイネの生息を助けることを人々は昔から知っていた。だから稲の妻、すなわち稲妻と書かれている。雷の多い年は、イネの収穫が良いということを昔の人は知っていた。「雷と稲妻は稲をよく育てる」「立春から60日後に雷鳴あれば豊作」「夏の雷は豊作のしるし」「稲光が田んぼに落ちると、稲が育つ」などの諺がある。

豆科植物と共生して、根粒をつくる細菌を根粒菌と呼ぶ。空気中のN_2が根粒菌の生育する根粒中に固定され、植物の養分になる。豆科のほかに、ソテツ、ハンノキ、アゾラなどがあり、窒素の循環に重要な役割を果たしている。自然界では、このようにしてごくゆっくりと少量の窒素が固定されている。そのため植物が利用できる窒素は、つねに不足している状態にある。

窒素と農業生産（光）

人口が増えるにしたがって、食糧が不足する。自然界での窒素固定だけでは、増加する人口を養いきれない。輪作というシステムを確立しても、堆肥を土壌に還元しても、土壌の農業生産力は徐々に失われていく。人類を飢餓から救うには、大量の肥料の生産が不可欠である。植物に必要な三元素は、窒素・リン・カリウムである。この三元素のなかで、土壌ではとくに窒素が欠乏する。

そこで肥料として、南米産の鳥糞石（グアノ）が利用された。グアノが採れなくなると、ボリビア、ペルー、チリの硝石が狙われた。そのうち、チリの硝石の時代にピリオドが打たれた。窒素の欠乏ではなく、過剰に生産され始めた窒素のためであった。

実はその頃、ドイツではひとりの科学者、フリッツ・ハーバーがある機械を完成させていた。無限にある大気のN^2を、アンモニアに固定する機械が発明されたのである。空気をパンに変える機械と噂されていた。後に、カール・ボッシュがこれを大型の装置に改良した。したがって、この窒素を固定する方法がハーバー・ボッシュ法と呼ばれるようになった。

この驚くべき発明によって、世界は飢餓から脱出することができた。二人はこれによってノーベル賞を獲得している。20世紀初頭の世界人口は、約10億であった。現在はハーバー・ボッシュ法による窒素固定により約69億の人口が養われている。

経済学者トマス・マルサスや細菌学者パウル・エールリッヒのはるか昔の予測によれば、１８００年代の最高の農業技術を駆使し、耕作可能地すべてに作物を育てれば、40億人を養うことができるという。しかし、今なお70億人にちかい人間に食料を提供できているのは、ハーバー・ボッシュ法による窒素固定の発見のためであることに間違いはない。

窒素と肥満・爆薬（影）

ハーバー・ボッシュ法が発明されて、ほぼ百年が経過した。人間の食生活はバラエティーに富み、カロリーは十分満たされるようになった。ハーバー・ボッシュ法による窒素固定のため、食料は豊富で十分にあり、比較的安価に入手できる。これは固定窒素の光の部分である。

ハーバー・ボッシュ法により固定された窒素肥料は、植物を育て動物を育む。これらからつくられる油脂、糖、肉、穀物が私たちを太らせる。私たちは肥満の蔓延という問題に直面している。一方、肥料と爆薬の化学構造は類似している。固定窒素は火薬やＴＮＴ（トリニトロトルエン：爆弾）に変わる。つまり世界の人びとを養うことができる発見が、世界の破壊にも通じるということである。固定窒素がなければ、ヒットラーの脅威はさほどでなかっただろう。ヒットラーは固定窒素を戦争に活用したのである。

窒素と温暖化・オゾン層破壊（影）

窒素、「ものみなめぐる」ということの大切さと、「万物流転」の法則をこれほどよく教えてくれる元素は、他にないであろう。人間はプラスチック、クロロフルオロカーボンおよびダイオキシンなど、短期間では「めぐる」ことのできないものをたくさん作りだした。それらは、「めぐる」ことのできないままに、使い捨てられ、たまりつづけ、われわれの住む地球生命圏を窮地に追い込む。「めぐらない」から抜け出して、窒素のもつ「めぐる」に帰依しないと、地上はいずれ取り返しのつかない世界となる。

しかし、それも過去のことである。すでにわれわれはこの窒素のもつ「めぐる」にも重大な変調をもたらした。その中でも環境にとって最も重要なことは、固定窒素が主として農業生産のための化学肥料として使われ、大気圏における亜酸化窒素（一酸化二窒素：N_2O）濃度の上昇と、河川、湖沼および地下水の硝酸（NO_3^-）濃度の増大を促したのである。

前者のN_2O濃度の上昇は成層圏のオゾン層を破壊し、対流圏の温暖化に大きな影響を及ぼすため、地球規模の問題として取り扱われている。後者のNO_3^-濃度の上昇は、飲料水の水質悪化および地下水・湖沼・河川・海洋の富栄養化に代表される生態系への変調に大きく関わっている。窒素循環の変調によって、地下水から成層圏に至る生命圏すべての領域が脅威にさらされているのである。

温室効果気体であると同時にオゾン層破壊の原因物質であるN_2Oは、現在最も注目されている気体の一つであることはすでに触れた。N_2Oは大気圏での滞留時間が約１５０年もあるきわめて安定した気体であるため、対流圏から成層圏に流れ込む。成層圏に移動したN_2Oは、一部は原子酸素（O）との反応によりNOに変わる。NOはまずオゾンから酸素原子を一個奪って、みずからはNO_2になる。ついで、周囲にある酸素原子がこのNO_2と反応して、NOと酸素分子を形成する。つまり、NOがNO_2を経てリサイクルする間にオゾンが失われることになる。

N_2Oの発生量

N_2Oの発生量については、約半分が海洋、森林、サバンナといった自然発生源から、残りの約半分が農耕地、畜産廃棄物、バイオマス燃焼、その他の産業活動といった人為発生源である。これら人為発生源のそれぞれが、大気N_2Oの濃度増加に関わっていると考えられるが、最も重要な発生源は農業セクターである。とくに、第二次大戦後以降における世界的な水田耕作面積の拡大、窒素肥料使用量の増加、および家畜飼養頭数の増加など、農業活動の拡大が、これらの気体の大気中濃度の増加と地球温暖化に大きく影響してきたことは明らかである。

２００７年に公表されたＩＰＣＣ第４次評価報告書（ＡＲ４）によれば、２００４年について計算された地球温暖化への寄与率は、CO_2が全体の約77％と最大であるが、CH_4とN_2Oもそれぞれ全体の約14％および８％を占めている。

全球での年間発生量は、14・7（10-17）TgNと推定されている。１９５９年以降、大気のN_2O濃度が急激に増加しているところから、人為起源に由来する発生源にはとくに注目する必要がある。オゾン層の破壊は他の環境、すなわち太陽からの紫外線日射量の増加のみならず、地球の気候変動や水循環にも影響が及ぶ恐れがある。

世界各地で観測された最近の実測値から、現在の大気のN_2O濃度は約３１５ｐｐｂｖで、この20年間の年増加率は０・２から０・３％の割合である。１９５０年代の濃度が約２９５ｐｐｂｖであるから、急激な上昇をつづけていることになる。

世界の窒素肥料の生産量は増加し続けている。窒素肥料の使用量の増加や、耕地面積の増大なくして、食料の世界的な需要は満たされないから、世界の窒素肥料の生産量は今後も増大しつづけるであろう。また、農地の開発にともなって起こるバイオマス燃焼も増加しているところから、農業生態系のもつ環境への潜在的な負の効果がさらに懸念されつづけるであろう。とくに、窒素肥料の施用による土壌からの発生は今後もきわめて重要な問題となるであろう。

最近の報告によると、モントリオールの議定書の採択によりクロロフルオロカーボンの使用が禁止されたため、成層圏オゾン層破壊のN_2O寄与率が増加しているという。今後、ますます窒素肥料から発生するN_2Oが温暖化やオゾン層破壊に関連するガスとして注目されることはまちがいない。

この本には、上述したような亜酸化窒素が温暖化とオゾン層破壊へ及ぼす影響についての記述がきわめて希薄である。著者はこの分野の専門家ではないから、詳述は無理としても、この視点こそが表題の「大気を変える錬金術」の本質であろう。しかし、化学の力を得た窒素の物語の終章は、はたしてどうなるのであろうか。

ハーバーとボッシュ

大気の窒素を化学的に固定する技術を開発した二人は、偉大な科学者であった。空気をパンに変える機械を開発して、科学者としての評価はあがったが、二人はさらに異なる大きなものを目指した。世界市場を支配しようという野望である。彼らは近代化学産業の生みの親ともいえる存在になった。その近代科学が何をもたらしたかをこの本は詳しく語る。人間の幸せを目指す科学が、政治、権力、プライド、金銭を巻き込んだとき世界はどうなるのか、という話しがこの本で詳しく紹介される。

窒素を利用する画期的な方法を開発した二人のドイツ科学者の情熱と苦闘を描いた本書は、文明史に深くかかわる窒素という元素の物語である。現実的な科学の世界とは何かが分かる書でもある。本書では、空中窒素の固定法を案出し、第一次世界大戦を毒ガス戦とした張本人のハーバーよりも、その固定法を工業化するのに成功したボッシュの生涯を描くことに主眼が置かれている。本書はハーバーとボッシュが体現した近代科学の明と暗を描いた労作と言える。

本書は、この「歴史上最も重要な発見」のその後を克明に追う。科学者の栄光と悲劇、科学がもたらす光と影、その落差には慄然とさせられる。ユダヤ人であったハーバーは、毒ガスの開発を指揮し結局はナチスに追われる。化学企業のトップに上り詰めたボッシュは、その装置がドイツの戦争継続を助けたのではと苦しみ抜く。ともに失意のうちに世を去った。

本書の目次

補遺：－N－（International Nitrogen Initiative：国際窒素会議）

対流圏に大量に存在する78％の窒素が、ハーバー・ボッシュ法により固定され始めて１００年の歳月が経過した。１００年前には地球上に固定される窒素は、自然界での窒素固定や稲妻などであったため、年間約90～１４０Ｔｇ（Ｔ＝10^{12}）であった。今では年間およそ２７０Ｔｇもの窒素が、自然界の窒素固定のほかに、肥料製造、石油の燃焼などを通して地球上に固定されている。この値は年々増加の一途をたどっている。

窒素元素はプラス5からマイナス3までの荷電を有するから、自然界でさまざまな形態変化をする。その結果、窒素は土壌、大気、水、作物、食料を経由して地球上のいたる所で循環している。そのため、過剰な窒素は地下水を硝酸で汚染し、酸性雨の原因になり、湖沼などの富栄養化現象を起こす。さらに大気中では、オゾン層破壊の一因になったり、温室効果ガスとして作用する。

この窒素循環は地球規模で変動している。そのため、過剰窒素は環境汚染や地球規模の変動のみならず人間の健康にも影響を及ぼし始めた。大気や水が運ぶ過剰な窒素は、呼吸の病気、心臓病、および各種の癌に関係している。過剰な窒素は、アレルギーを引き起こす花粉を増産させている。また、肥満の蔓延という問題にも直面している。さらに、西ナイルウイルス、マラリアおよびコレラなどの各種の病原菌媒介病の活動に影響を及ぼす可能性がある。

この地球規模および人間環境での窒素負荷に対し、窒素の適正な管理をめざし、3年に一度国際会議が開催されている。1998年の第1回（オランダ）、2001年の第2回（米国）、2004年の第3回（中国）、2007年の第4回（ブラジル）に引き続いて、2010年はインドで第5回が開催された。詳細はホームページを参照されたい（http://www.n2010.org/）

第5回のテーマは「持続的発展に向けた活性窒素の管理—科学・技術・政策—」で、次の6つのセッションにわたり、オープニング講演・研究発表・討論・総合討論が平成22年12月3日から7日にかけて行われた。「食料保障」「エネルギー安全保障」「健康と環境破壊」「生態系保全と生物多様性」「気候変動」「統合知」。

食と農

葬られた「第二のマクガバン報告」、上巻「『動物タンパク神話』とチャイナ・プロジェクト」：T・コリン・キャンベル、トーマス・M・キャンベル著、松田麻美子訳、グスコー出版（2009）

ヒポクラテスの言葉

基本的に二つのことがある。すなわち知ることと、自分が知っていることを信じることの二つだ。
知ることは科学である。一方、自分が知っていることを信じることは無知である。

食べ物（＝土壌：筆者挿入）について知らない人が、どうして人の病気について理解できようか。

社会の背景

「マクガバン報告」とは、米国人の「食習慣と心臓病」に関する１９７７年の政府報告書である。この報告書は、「食習慣と病気」に関しての公開討論を引き起こしたが、脂肪摂取量の討論に弾みをつけたのは、１９８２年の全米アカデミーの報告書（ＮＡＳレポート）の「食物・栄養とガン」である。これは「食事脂肪とガンとの関係」について審議した最初の専門委員会報告である。キャンベル博士もこの専門委員会の一員であった。

キャンベル博士らが米国政府の依頼を受けて１９８２年に作成した「食習慣と健康に関する研究レポート」（ＮＡＳレポート「食物・栄養とガン」）は、実は動物性食品の過剰摂取がガンの強力な要因となっていることをすでに明らかにしている。

このレポートは「マクガバン報告」の第二弾といえるもので、「食習慣とガン」に関する研究レポートであった。しかし、この研究レポートで明確になった結論は、政府の国民に対する食事摂取指針には全く活かされず、そのまま闇に葬られてしまった。ここに、本書のタイトルの意味合いが潜まれている。葬られたのである。

それはなぜか。長期にわたり政府の栄養政策組織の委員を務め、内部事情に精通しているキャンベル博士は、これが政府と食品・製薬・医学業界の間にある暗くドロドロした関係のためであることを、本書で明らかにする。

「第二のマクガバン報告」は、上巻・中巻・下巻の3巻からなる。中巻は「あらゆる生活習慣病を改善する『人間と食の原則』」という副題がついている。下巻は平成23年1月1日現在、まだ刊行されていない。ここでは、上巻「『動物タンパク神話』の崩壊とチャイナ・プロジェクト」について紹介する。中巻は、次の項目で紹介する。

多くの人が本書に関心を示した。様々な立場の数多くの人びとが、本書を讃えている。Eat of Life の著者、環境保護活動家、OrganicAthlete.com 創設者、リビング・ニュートリション誌発行者兼編集者、元コーネル大学学長、予防医学研究所創立者・所長、中国疾病対策センター教授、元世界銀行環境特別顧問、元全米科学アカデミー食品栄養委員会事務局長、My Trainer.com and Nutrient Rich.com 創設者、ノーベル物理学賞受賞者、米国ガン研究協会会長などが、キャンベル博士の誠実さと栄養教育に対する献身的な姿勢を讃え、世界中の医療従事者・研究者にとって必読の書だと主張している。ある医学博士は語る。本書を読むことはあなたの命を救うことになるだろうと。

目次

本書は、以下の内容で展開され、中巻「あらゆる生活習慣病を改善する『人間と食の原則』」に引き継がれる。

著者は、真実は有害情報の山の中に隠されていることを強調し、本書の中で「栄養と健康についての新しい考え方」を提供する。身を守るために最も強力な武器は、正しく食べることにあるという。よりよい食習慣が様々な病気から身を守る最も強力な武器であることがこれまでの研究から立証されると語る。

絶えずガンの発生・増殖を強力に促進させるものが、カゼインであることを著者は突き止める。カゼインは、牛乳タンパク質の87％を構成しているもので、ガン形成・増殖のどの過程でも作用していた。また、大量に摂取しても、ガンの形成・増進を促進させないタイプのタンパク質も発見した。この安全なタンパク質とは、小麦や大豆など植物性のものだった。動物性の栄養を摂取するか、それとも植物性の栄養を摂取するかによって、健康にもたらされる影響は著しく違っていたのである。

上述した植物性の栄養の視点から、著者はコーネル大学に「ベジタリアン栄養学」という新しい講座を設け教鞭を執るようになった。学期の終わりには多くの学生が、「人生が良い方向に変わった」と報告してくれているという。以下の各章で、上述した内容が具体的に解説される。

第1章　私たちの体は、病気にならないように作られているわけではない

健康を手に入れるために知っておくことは、食べ方と生き方を変えれば、驚くほどの健康が生まれる、という考え方である。よりよい健康を手にする処方箋は、植物性食品中心の食事摂取による、トータルな面での健康効果と、動物性食品（あらゆる種類の肉・魚介類・乳製品・卵など）の摂取による、知られざる健康上の危険性の2点を知ることである。

「栄養とガン」に関する研究を通して明らかになったのは、植物性食品の食事によりもたらされる効果は、医療行為で用いられている薬や手術よりもはるかに多様性があり、優れていることである。重症の心臓病、ある種のやや重いガン、糖尿病、そのほかいくつかの変性疾患は、食事によって回復可能である。

膨大な研究成果が示す病気予防の結論は次のことである。「正しく食べること」は、病気を予防するばかりか、肉体的にも精神的にも健康と幸福感をもたらしてくれる。「正しく食べる」という最もシンプルな健康法を実践すれば、薬の使用にかかる膨大な出費は大幅に抑えられ、副作用もまた未然に防ぐことができる。

第2章　「タンパク質神話」の真実

タンパク質に関する情報は、一部は科学であり、また一部は文化でもあるが、それ以外の大部分は「神話」である。「低脂質の植物タンパク」こそ最もヘルシーなタンパク質である、という革新的な考え方が栄

養学会に起こっている。肝臓ガンになる子どもは、食事がきちんと与えられている家庭の子どもであるという。彼らは米国のだれよりも多くのタンパク質（良質の動物性タンパク質）をとっていた。また「ネズミの肝臓とタンパク質摂取」に関するインドの研究は、アフラトキシン添加後のタンパク質量の異なる（20％と５％）食事が、肝臓ガンと前駆物質の発生に大きな違い（１００対０）を起こしたことを報じた。

著者は、上述した体験などから「タンパク質を多く摂取すればするほどガンを招く」という理由を明らかにし、「どのようにしてそうなるのか」を突き止めるための基本的な研究を始めた。

第3章　ガンの進行は止められる

ガンはイニシエーション（形成開始期）、プロモーション（促進期）およびプログレッション（進行期）の三つの段階を経て進行する。形成開始期は芝生の種まきに似ている。植え付けの仕組みの推進役が発ガン物質である。アフラトキシンや細胞変形がこれに当たる。形成開始期の成立は、不可逆的であるとみなされている。

促進期は発芽の準備ができているところである。初期のガンが成長に最適な条件を与えられるかどうかによって、停止させることができる。食事が重要となるのは、このときである。食事因子に促進物質と抗促進物質があり、ここでガンの増殖を遅らせることができる。それが、動物性タンパク質と植物性タンパク質の違いである。きわめて重要な時期である。

進行期は、伸びきってしまった芝が歩道などを覆う状況に似ている。近隣や遙か遠くの組織に侵略する。

そのガンが致命的な力を持つようになると、それは悪性とみなされる。転移している状態である。死に至る結果になる。

著者は、このような過程で腫瘍の形成を減少させる事実を発見したのである。低タンパクの食事は、種が植え付けられる段階で、ガン体質の芝生の種を減らすことを発見したのである。低タンパクの食事は、強力な発ガン物質（アフラトキシン）のガン誘発効果を抑えることができる。ガンの促進物質はカゼイン（牛乳タンパク）だったのである。

第4章　史上最大の疫学調査「チャイナ・プロジェクト」の全貌

周恩来首相は、ガンの情報を収集するため中国全土に及ぶ調査を開始した。２４００余りの郡とその住民8億８０００万人（人口の96％）を対象にした「12種にわたるガン死亡率」に関する途方もない調査だった。アメリカと中国では何が違うのか、ガン分布図の入手、中国農村部の食習慣、乳ガンと動物性食品の関係、植物繊維はなぜ必要なのか、コレステロールの減少法、アトキンス・ダイエットの致命的欠陥、炭水化物の健康価値、コレステロールはどのようにして病気を招くのか、脂肪に関する多くの疑問、サプリメントより丸ごとの果実・野菜、動物タンパクでなければおおきくなれないという嘘、などなどがこのプロジェクトで明らかにされる。

この本には、項目・人物・署名などきわめて便利な索引がある。さらに詳しく事実を知りたい読者のために、各章に多くの文献が紹介されている。極めつきは、アメリカと中国のデータの他に訳者が日本のデータを追加していることである。訳者の心意気が伝わる本である。

葬られた「第二のマクガバン報告」、中巻「あらゆる生活習慣病を改善する『人間と食の原則』」：T・コリン・キャンベル、トーマス・M・キャンベル著、松田麻美子訳、グスコー出版（2009）

上巻に続いて中巻「第2部：あらゆる生活習慣病を改善する『人間と食の原則』」を紹介する。下巻についても、追って紹介する予定でいる。なお、原本のタイトルは「The China Study -The Most Comprehensive Study of Nutrition Ever Conducted-, Benbella, 2006」で、1冊にまとまった本である。訳者はこれを三冊に分けて出版している。

中巻である本書は次の要約に始まり、第5章から第10章および補項からなる。「驚くかもしれないが、『ガンのための特別な食事』だとか、『特別なメニュー』などというものはない。同様に、『心臓病のための特別食』などというものはないのだ。ガン予防に役立つものと同じ食事が心臓病の予防にも役立ち、同様に、肥満、糖尿病、白内障、黄斑変性症、アルツハイマー病、知的機能障害、多発性硬化症、骨粗鬆症、そのほかの病気の予防にも良いことを、今や世界中の研究者によって集められた証拠が物語っている」。「『プラントベースでホールフードの食事』がこのような多種多様の病気にとって役立つのが、想像できるだろうか」。

第5章　傷ついた心臓が甦る

アメリカでの心臓病は、100年変わらぬ死因第1位（日本では第2位）の病である。女性の心臓病による死亡率は、乳ガンの8倍も高い（日本人女性の場合は8・2倍）。心臓発作は「ブラーク」の堆積から起こる。ブラークとは、動脈壁の内側に堆積するタンパク質や脂肪（コレステロール含）、免疫細胞、そのほかの成分などで構成される「ベタベタした層」のことである。

心臓病は食べ物が原因による死亡事件である。飽和脂肪、動物性タンパク質、食事コレステロールの摂取とともに、血中コレステロールが上昇する食習慣が原因と考えられている。人びとが飽和脂肪とコレステロール（動物性食品）を摂取すればするほど、心臓病になるリスクが増すという事実が明らかになっている。

心臓病になったら、どうしたらいいのか。脂肪を加えず、あらゆる「動物性食品」をほとんど含まない「食生活」は、病気が起こらないばかりか、症状の改善される結果が得られている。「プラントベースの食習慣」を実践し始めると、患者に病気が起こらなくなったり、症状が改善していった。この食習慣で心臓病の予防と治療が可能となった。

第6章　肥満の行き着く先

肥満に関しては、まず自分の体格指数（BMI＝現在の体重kg÷身長mの二乗）を知ることが必要である。アメリカではＢＭＩ30以上が肥満。日本では25以上が肥満。アメリカでは増え続ける子供の肥満が大きな問題である。肥満を助長している社会システムが、肥満の大きな問題点でもある。

減量のための最善の方策は、「プラントベースでホールフードの食事」と「適度な運動」に尽きる。この食習慣は、体重を減らすのに役立ち、しかも速く実現できる。しかし、やせられないのにはわけがある。一つは、食事に精製炭水化物食品が多く含まれていてはならない。お菓子やペストリー、パスタでは減量できない。二番目は運動していない場合。三番目は家系的に肥満体になる人である。肥満の原因は、私たちのフォークや箸の先にあると、著者は強調する。

第7章　糖尿病追放への道

ここでは、糖尿病とは何か。なぜ、この病気に気をつけなければならないのか。そして、この病気が生じないようにするには、どうしたらよいのかが解説される。この病気は、グルコース（ブドウ糖）代謝の機能不全と共に始まる。

グルコースは血液に入る（血液中の糖を血糖という）。これを全身へ輸送・分配するために、インスリンが膵臓によって作られる。血糖を細胞に運ぶ役割を果たすインスリンが、機能を失うために起こる病気が糖尿病である。糖尿病は、インスリンが血糖を細胞内に取り込むよう命令し始めても、細胞が言うことを聞かなくなる病である。そのため、インスリンの効き目がなくなり、血糖は正しく代謝されなくなる。

グルコース代謝の混乱によってもたらされる疾患には、心臓病・脳卒中・高血圧症・失明・腎臓病・神経系疾患・歯の疾病・手足の切断・妊娠合併症などがある。

糖尿病は、食生活次第で治癒できるという研究が数多くある。著者は、「高炭水化物で低脂肪の食生活、すなわちプラントベースの食事」が糖尿病を予防するのに役立っているかもしれないという。多くの研究結果が、「同一集団においても、また異集団においても、食物繊維の多い、丸ごとの（未精製・未加工）の植物性食品は糖尿病を予防し、高脂肪・高タンパクの動物性食品は糖尿病を助長する」という考え方を支持している。

第8章　ガン対策はどのように改善されるべきか

この章では、乳がん・大腸ガン・前立腺ガンが語られる。過剰な量のエストロゲンやプロゲステロンを含む女性ホルモンにさらされていることが、乳ガンのリスクの増加につながる。エストロゲンや関連ホルモンのレベルが高いのは、「高脂質・高動物タンパク・低食物繊維の典型的な欧米食」を続けている結果である。

既存の乳ガン対策（遺伝子・乳ガン検診・予防薬と切除手術・環境化学物質ホルモン補充療法『ＨＲＴ』）に対する考え方が再検証される。現状の乳ガン治療に対する結論は、あらゆるものの中で「プラントベースの食事」こそベストのものであり、その効果はどんな薬でも及ぶことがないだろうと、結論づけられる。

大腸ガン罹患率の地域格差が調査された結果、結腸ガンと肉摂取の関係が明らかにされた。食べ物や栄養が大腸ガンに関与していることが明らかになった。しかし、大腸ガンを止める方法に対する確かな解答には至っていない。

しかし著者は主張する。繊維を多く含む植物性食品（野菜・果物・未精製の穀物や豆類）を摂取することは明らかに有益である。「プラントベースでホールフードの食事」は、劇的に大腸ガンの罹患率を低下させることができる。精製された白米、白い小麦粉で作られたパスタや白いパン、砂糖をまぶしたシリアル、キャンデー、そして砂糖を加えた清涼飲料などはできる限り避けるべきである。ヨーロッパや北米のような、カルシウムを最も多く摂取している地域では、大腸ガンの罹患率が高い。運動は結腸ガンを予防するという研究もある。

膨大な数の調査が、「動物性食品は前立腺ガンと関係している」ことを証明している。乳製品の場合、カルシウムとリンの摂取量の増加が原因の一端となっている可能性がある。肉（魚介類も含む）や乳製品のような動物性食品を摂取すると、ガンの予測因子である「ＩＧＦ-１」がより多く製造される。血液中のＩＧＦ-１のレベルが正常値より高い男性は、進行した前立腺ガンのリスクが５・１倍高い。

動物性タンパク質は「活性型ビタミンＤ」の生産を妨げてしまう傾向があり、このビタミンの血中レベルを低下させる。この低レベルが続くと前立腺ガンが生じる。また、カルシウムをとりすぎていると「活性型ビタミンＤ」の働きが低下する環境ができる。動物性タンパク質と大量のカルシウムを含む食べ物とは、牛乳や乳製品である。ちなみにビタミンＤは、一日おきに15分か20分日光に当たるだけで、必要な量はすべて作られている。最後に、著者は「乳製品や肉を摂取することは前立腺ガンの重大な危機因子となる」という結論を導く。

第9章　自己免疫疾患根絶のために

自己免疫疾患とは、体が自らの細胞や組織を攻撃する病である。この病気で一般的に知られているものは、バセドウ病・関節リウマチ・甲状腺炎・白斑・悪性貧血・糸球体腎炎・多発性硬化症・1型糖尿病・全身性エリテマトーデス・シェーグレン症候群・重症筋無力症・多発筋炎・アジソン病・強皮症・原発性胆汁性肝硬変・ぶどう膜炎・慢性活動性肝炎。この病気の中で、9番目の全身性エリテマトーデスまでが症例全体の97％を占める。

自己免疫疾患すべてに共通することは、1）それぞれの病気には免疫システムが関与しており、このシステムが異質タンパクと同じに見える自らのタンパク質を攻撃してしまう形でうまく機能しなくなるという特徴を持つ。2）太陽が当たることの少ない緯度の高い地域で多く見られる。3）同じ人が発病する傾向がある。4）動物性食品、とくに牛乳の摂取がリスクの増加と関連している。5）ウイルスが、病気発生の一因となる可能性がある。6）発生のしくみに共通点が多い、という証拠がある。

「発生のしくみ」とは「どのように病気が形成されるか」ということである。「発生のしくみ」の共通点は、「日光との関係」「牛乳の摂取量」がある。このふたつは、同様なメカニズムを通して作用するため、多発性硬化症およびほかの自己免疫疾患に同じ影響を及ぼす可能性がある。

第10章　食が改善する「骨、腎臓、目、脳の病気」

この章では、一見すると食生活とは無関係と思われる五つの病気（骨粗鬆症・腎臓結石・失明・認知機能障害・アルツハイマー病）が、食習慣の視点から解説される。

骨粗鬆症の罹患率が特に高い地域は、アメリカ以上に牛乳の摂取量が多いオーストラリアとニュージーランドである。動物性タンパク質は植物性タンパク質と異なり、体にもたらされる酸の量を増やしてしまう。酸の量が増加すると、血液や組織の酸性度が増す。体は酸性の環境を嫌う。そこでこれを抑え中和するためにカルシウムを使う。結局は骨からカルシウムを調達する。動物性タンパク質が骨の健康を低下させる所以である。骨粗鬆症予防のためのアドバイスが紹介される。1）いつも体をよく動かすこと。2）いろいろな未加工・未精製の「植物性食品」を食べ、乳製品を含む「動物性食品」を避けること。3）塩の摂取量を最小限に保つこと。

腎臓結石を患う人は次のような症状を起こす。吐き気・嘔吐・落ち着きのなさ・腰や腹部の鈍痛・切迫感・頻尿・痛みを伴う血尿・発熱・急性腎疝痛（せんつう）。「高動物性タンパク質の摂取」が腎臓結石の主たる元凶としての証拠を示している。腎臓結石の形成は、フリーラジカルの活動によって開始される可能性があり、抗酸化物質を含む植物性食品の摂取によって防ぐことができる。

眼疾患には黄斑変性症と白内障がある。前者の予防の切り札は、濃い緑黄色野菜（ブロッコリー・ニンジン・ホウレンソウ・コラードグリーン『アブラナ科』・冬カボチャ・サツマイモ・キャベツ類）の摂取である。抗酸化物質を含む食べ物、特にカロチノイド類を含むものが予防によい。後者は手術で回復するが、手術を回避するためには、ルテインを含む野菜（ホウレンソウ）がよい。いずれの病気も、「動物性食品の摂取量の増加」と「植物性食品の摂取量の低下」によって生じる「過剰のフリーラジカル」が原因である可能性が高い。

植物に含まれる抗酸化物質によって、認知症やアルツハイマー病も改善される。危険因子の一つは高血圧、次は高い血中コレステロール値、三つ目の因子は、脳機能を混乱させるフリーラジカルである。多くの研究が、これらの問題を解決するのに植物中の栄養を摂取することでリスクを低下させることができるという結果を得ている。

『補項』「ビタミンDの働き」について／引用資料一覧／索引

雑食動物のジレンマ―ある4つの食事の自然史―、上巻・下巻：マイケル・ポーラン著、ラッセル秀子訳、東洋経済新聞社（2009）

ベストセラー

The Omnivore's Dilemma: A Natural History of Four Meals, 2006, Michael Pollan（原題）は、執筆者の友人であるアイオワ州立大学名誉教授夫妻に紹介された。夫妻は大学を退職後、世界旅行を楽しみながら、健康に留意しつづけ、今では自宅で豆腐まで作るという離れ業をやっている。この秋、筆者の懇切丁寧な指導（?）のもとに自宅の畑に立派なカボチャができたと、すなおに喜んでいる。なんのことはない。アイオワはかつてプレイリーの地で、地力（地味）が豊かなのである。執筆者は若いころ土壌学を学び、アイオワのエームスにも住んだことがあるから、このことをよく知っている。なお、ご婦人は社会科学者、ご主人は環境科学者だ。

本書は数々の賞を受賞した。全米批評家協会賞最終選考作品だ。そのためもあり全米で話題が沸騰した。料理界のアカデミー賞とも言われるジェームス・ビアード賞最優秀賞（食関連著作部門）、カリフォルニア・ブック賞（ノンフィクション部門）、北カリフォルニア・ブック賞（ノンフィクション部門）を受賞し、全米批評家協会の最終選考作にも選ばれた。

２００６年の「ニューヨーク・タイムズ」のベスト10、２００６年の「ワシントン・ポスト」のトップベスト10、アマゾンのベスト２００６に選ばれるなど、発売されてから各種のメディアで話題になっている。現在もベストセラーリストの上位にランクインしているという。

雑食動物

翻訳はラッセル秀子氏で、訳書は上巻（ｐｐ．３０２）と下巻（ｐｐ．３０２）に分かれ、下巻には参考文献（２６６-２８７）と索引（２８８-３０２）があるので、文献を調べたり専門用語から内容を知りたいときには便利だ。

原題の omnivore とは、雑食動物のことを意味する。この言葉には雑食動物という意味のほかにも、幅広い分野に好奇心を持ち、あるものは何でも読み、勉強し、概して吸収する者、という意味も含まれている。

著者が言う「雑食動物のジレンマ」には、次の内容が含まれる。人間は数多くの食べ物から栄養を摂取できる雑食動物だからこそ、何を食べようかと脳を進化させることができた。火や道具を使いこなせるようになってからは、人間が食べられる食品は飛躍的に増大した。他の動物が人間に食べられないように進化するスピードよりも、人間が火と道具を使いこなす技術の方が、速やかに発展していった。そのため人間は世界中に繁殖して、地球における動物の王者として君臨した。

このように、人間が進化の歴史を勝ち抜いてきた一因に雑食性があげられる。さまざまな植物や動物の肉をはじめとして、微生物から昆虫までほとんどすべての生命を食べられる人間は、生息域を拡げ続けた。しかし何でも食べられるがゆえに、どのような環境でも生きてこられ、コアラのようにユーカリの葉しか食べない動物とは違い、自らの健康や環境に害を及ぼすものでさえ食べることができた。そのために、食物に対するコストが押し下げ続けられた。

われわれ人類は資本主義を選択し、その結果この論理は食料生産そのものを「工業的農業」や「工業的畜産」にしてしまった。この現象は当然のことながら、生態系や地球環境にとっては不自然きわまりないものになった。

生産現場から食卓へ

われわれがいつも口にしているものは、一体何なのか？　それは、どこからどうやって食卓まで届いているのか？　われわれが食べるべきなのは、簡単で便利な冷凍・加工食品なのか？　オーガニックフードなのか？　その答えを見つけるために著者は、４つの食事、ファストフード、オーガニックフード、フードシェッドフード、スローフードの食物連鎖を追いかける旅に出る。

トウモロコシ畑、牛の肥育場、加工食品工場などのリポートからは、トウモロコシ中心の食物連鎖が幅をきかせる米国の異様な食の実態が明らかになる。現状と実際の現場を対比するために狩猟採集をも体験する。現状と現場を比較することによって、われわれは何をなすべきかを示唆する。これらの経験から、われわれが正体を知らないまま口にしているものが何かを突きとめる。

現場の旅から、健康食ブームにもかかわらず増え続ける肥満や糖尿病、季節に関係なく食材が並ぶスーパーマーケット、工業化する有機農業、便利で簡単な食品の開発、農業収入では生活できない農家、経済効率を求めた大規模農場、単一栽培などの問題点や弊害があぶりだされる。

これらはアメリカの食と農業のことだが、読み進めるうちに日本と何も変わらないことに気付く。わが国でも大量の食品が輸入され、ファストフードや加工食品が巷に溢れている。本書を読みながら単身赴任の筆者は、夕酒はともかく夕食に何を食べればいいのか、まこと真剣に考えることになる。

植物連鎖の旅を終えた著者が、最後にたどり着いた「**完璧な食事**」とは？　このことを語るために目次は次のように構成されている。

ここでは、「序章　摂取障害に病むアメリカ」だけ紹介する。最後「第3部　森林」の「完璧な食事」は、読者の楽しみのためにとっておくことにする。あしからず。

序章　摂取障害に病むアメリカ

本書は「夕食は何を食べよう?」という、一見シンプルな問いへの複雑で長い答えだ。なぜ回答がこのように厄介な作業になるかを探る道でもある。発端はアメリカが持っていた先祖伝来の食の知恵が、混乱と不安にすり変わったときに始まる。それは2002年の秋、大昔からの主食であるパンが忽然と姿を消したときだ。

全米が炭水化物恐怖症にとでもいうべき集団発作に襲われたのだ。そこにはロバート・アスキン博士の影響がある。パンやパスタさえ食べなければ、もっと肉を食べても痩せられるという彼の情報だ。わたしたちを肥満たらしめているのは、脂肪ではなく肥満予防のために食べ続けている炭水化物なのだという。もっとも健康的で、物議を醸すはずのない食品に汚名がきせられたのだ。著者が本書を出版しようと思い立った出発点はここにある。雑食動物のジレンマがこの影響の背後に潜んでいる。

比較的歴史の浅いさまざまな国からの移民で成り立つアメリカには、それぞれの移民に特有な食文化はあるが、国全体を導くようなしっかりした食の伝統はない（今でも自信を持って言えるが、日本には深くて長い食文化がある)。上述したアスキン博士の影響は、アメリカ人に雑食動物の再来をもたらしたのだ。

何を食べるか?　という質問に答える最適な方法は、原点に立ち返り、われわれを支える食物連鎖を大地から食卓まで追跡することにあると著者は考える。このため、動物と植物の種間のやり取りを知るために、著者は食べ物の原点の旅に出たのだ。

著者は強調する。「人間は、地球上に棲むほかの生物と同じように、食物連鎖の一部である。その鎖―あるいは網の目―における人間の位置は、私たちがどのような生き物なのかを大きく決定する。それが本書の前提だ。人間の雑食性は体（私たちは肉を噛みちぎれば種もすりつぶす雑食性の歯と顎を持つ）と心という、人間の本質を形づくるのに大きくかかわっている。・・・・・私たちは、食べ物でつくられているだけでなく、どう食べるかによってもつくられているのだ」。

第1部では、工業化したトウモロコシ栽培・収穫・利用を追う。ここでは、アイオワ州の畑で育ったトウモロコシが長くて奇妙な旅をへたのち、カリフォルニアの高速道路を走る車の中で食べるファーストフードになるまでの道のりを辿る。

第2部は、有機、オーガニック、地産地消、バイオロジカル農法、スーパーオーガニックなどの視点から、田園的ともよばれる脱工業的な食物連鎖を跡する。現代では代替農業と呼ばれるさまざまな農業を食物連鎖の中で辿る。

第3部は、著者が狩猟・採集・栽培した食材だけで調理した食事ができるまでの、現代版石器人的な食物連鎖を辿る。大昔の食生活に身を置くことで、現代の食生活を見直してみようという哲学的な経験である。

以上の3点の道のりから、次の結論に至る。つまり、現在われわれが抱えている健康や栄養面の問題の原因は農場にある。動物は想像をはるかに超えた飼料を食べさせられる。これを人間自身も食べる。そのことにより、われわれは自らの健康だけでなく自然界の健康まで危険にさらしているのだ。

食は自然界と最も奥深い形でかかわっているのだ。著者はいう。「食べるという日々の行為は、自然を文化に、そして自然界の一部を私たちの肉体と魂に変換することを意味する。農業は、人間が行うほかの活動が到底及ばないようなレベルで、自然界の景観と動植物相の攻勢を作り変えてしまった。食べるという行為は、植物や動物、キノコ類など、何十もの種との関係そのものである。それら動植物と人間は、お互いの運命が複雑に絡みあうまでともに進化してきたのだ」。

歴史上の聖賢は、このことをすでに知っていた。オーストリア帝国出身の神秘思想家、人智学の創始者で哲学博士のルドルフ・シュタイナー（1861-1925）は言っている。「不健康な土壌からとれた食物をたべているかぎり、魂は自らを肉体の牢獄から解放するためのスタミナを欠いたままだろう」。

ノーベル生理学・医学賞を受賞したアレキシス・カレル（1873-1944）は、多くのことを語っている。「地球は病んでいる―それもほとんど回復できないほどに―。土壌が人間生活全般の基礎なのであるから、私たちが近代的農業経済学のやり方によって崩壊させてきた土壌に再び調和をもたらす以外に、健康な世界がやってくる見込みはない。生き物はすべて土壌の肥沃度（地力）に応じて健康か不健康になる」。

カレルはさらに言う。「文明が進歩すればするほど、文明は自然食から遠ざかる」。今日われわれが毎日飲む水、常時呼吸する大気、種子を植え付ける土壌、毎日食べる食品のいずれにも何らかの合成化学物質が共存している。さらに食品には、着色、漂白、加熱、保存加工のために合成化学物質が添加されている。

最後に、ギリシャの医学者ヒポクラテスの言葉を引用しよう。「食べ物について知らない人がどうして人の病気について理解できよう」。この言葉は、「土について知らない人がどうして健康について理解できよう」と言い換えられるのではなかろうか。

フード・セキュリティー　だれが世界を養うのか：レスター・ブラウン著、福岡克也監訳、ワールドウォッチジャパン（２００５）

新しいタイプの思想家

かつて、ワシントン・ポスト紙はこの本の著者を「世界で最も影響力のある思想家」と評したことがある。この本を紹介している筆者は、１９９７年の第13回国際植物栄養科学会議で氏と招待講演を共にする機会に恵まれた。そのときの氏の出で立ちが忘れられない。壇上の氏は、蝶ネクタイにズック姿でその装いをきめていた。装いからも、何か新しいタイプの思想家であり実践家を想起させられた。

地球環境問題の分析を専門とする民間研究機関として、ワールドウォッチ研究所が設立されたのは１９７４年である。氏がこの研究所で１９８４年から発刊され始めた「地球白書」の執筆に専念したことは、有名な話である。地球の診断書とも言うべき「地球白書」は約30ヶ国語に翻訳され、世界の環境保全運動のバイブル的な存在になっていった。氏が世に問う書籍は世界を席巻（せっけん）する。

氏の思想は、人口の安定と気候の安定の二つに集約できる。過剰の人口増加は、食糧生産の増大を要求する。食糧の増産は、土地の劣化や水不足をもたらす。工業化の成功は、耕地面積の縮小と、多量の化石燃料の消費に転じる。

ワールドウォッチ研究所を退いたあと、氏はアースポリシー研究所を設立して所長に就任する。２００

1年の5月のことである。ここから世に問う書籍は、再び世界を席巻する。「エコ・エコノミー」、「エコ・エコノミー時代の地球を語る」、「プランB―エコ・エコノミーをめざして」がそうである。今回の本は、これらに続く第4回目の作品で、食糧安全保障の問題である。

エコ・エコノミー

「エコ・エコノミー」では、「環境は経済の一部ではなく、経済が環境の一部なのだ」と述べ、多くの経済学者や企業の経営計画に携わる人々の認識に疑問を投げかけた。そして、この「経済は環境の一部である」という考えに従うならば、経済（部分）を生態系（全体）に調和するものにしなくてはならない、と言う。

「エコ・エコノミー時代の地球を語る」では、「生態学的な赤字がもたらす経済的コスト」と題して、われわれは今、大きな「戦争」を闘っていると解説する。この闘いとは、「拡大する砂漠」と「海面上昇」である。さらに、「エコ・エコノミー」の構築に向けて、その進展状況を図る尺度として12の指標を選び、これらを解説する。

「プランB―エコ・エコノミーをめざして」では、経済の再構築についての議論が深められる。さらに、この作業が急を要する理由が説明される。昔の人びとは、地球の自然資源という資産から生じる利子で暮らしていた。しかし現在の私たちは、この資源（元金）そのものを消費して生活している。この自然の資源を崩壊・消耗する前に調整することが私たちの緊急課題なのであると解く。

フードセキュリティー

さて、本書「フードセキュリティー」である。今世紀の世界の食糧需給予測がきわめて困難であることが強調される。世界中でみられる環境変動、すなわち「過剰揚水」、「過剰耕起」、「過放牧」、「乱獲」が、いずれも従来の「増産」トレンドを、突然に「減産」に転じさせるからである。21世紀の食糧生産戦線は突然に激変するわけで、確かな予測をすることが、かつてないほど困難な時代なのである。

このことを解説するため、第1章：「地球の限界」へ突き進んだ「膨張の半世紀」と第2章：地球号の定員は70億人か、が費やされる。第3章から第7章は、過食、増産、砂漠化、水不足、温暖化と農業生産などの現実が具体的に提示される。

第8章：中国が世界の穀物を買い占める日では、中国の胃袋の脅威を、第9章：ブラジル農業への期待と環境不安では、はたして食糧安全保障に夢がもてるかを、第10章：グローバル・セキュリティーをめざしてでは、「消費量の削減」と「不足の時代」が語られる。

この本は、先の三冊を読むことによって、著者の考え方や洞察力がさらに深く理解されると思われる。このシリーズを読めば読むほど、われわれに残された時間は短い。

日本とEUの有機畜産―ファームアニマルウェルフェア―：松木洋一・永松美希編著、農文協（2004）

「農業と動物福祉の研究会（Japan Farm Animal Welfare Initiative）」は、その目的を次のように定めている（http://www.jfawi.org/update.html）。

1）畜産動物が人間の生命と健康、豊かな生活のために貢献している役割を強く認識し、かれらが単なる農産物ではなく感受性のある生命存在として尊重され、その健康と福祉が保証される飼育環境条件を研究し、その整備方向を検討・提案することを目的とする。

2）野生生物との共存や畜産動物の福祉に関する研究を含め、農業における生物多様性と環境の保全、地域コミュニティの形成等の多面的機能の発展に向けて、総合的な政策立案・提言を行う。

3）研究事業は世界の研究者・市民のパートナーシップによって実現されるものであり、国際的な連帯のもとにすすめ、その成果を広く市民社会に公開する。

著者の一人である松木洋一氏は、この会の代表世話人である。安全な畜産食品は、家畜の健康と福祉を抜いては語れないという想いで、この本は書かれている。ここでは、「有機畜産」という世界の新しい潮流がていねいに紹介される。

実践がきわめて重要であることを諭すように、大きく3部に分かれたこの本の構成は、きわめて特異的である。その3部とは、Ⅰ）Philosophy 有機畜産の背景と思想、Ⅱ）Plan & Action 日本とヨーロッパの先駆者たち、Ⅲ）Future Design 明日の有機畜産である。

Ⅰ）Philosophy 有機畜産の背景と思想の序章「ファームアニマルウェルフェアの時代―ヨーロッパの経験と国際獣疫事務所の活動―」では、家畜福祉とは何か、ヨーロッパのファームアニマルウェルフェアの歴史、食の安全と環境に直結する家畜福祉の改善、国際獣疫事務局による家畜健康・福祉の世界基準策定への取り組みが具体的な文献を紹介しながら解説される。

Ⅱ）Plan & Action の「第1章：活気に満ちたEUの有機畜産」では、拡大するヨーロッパの有機畜産食品市場、〝有機農場から有機食卓へ〟を追求するイギリス第二位の大規模農場―シープドローブオーガニックファームの有機畜産―、有機農場のブランド戦略―イーストブルックファームの有機畜産―などが紹介される。

「第2章：日本のチャレンジャー」では、11箇所の具体的で特徴的な有機畜産の事例が以下のように紹介される。

1．全農の「安心システム」とトレーサビリティへの取り組み：北海道・宗谷岬肉牛牧場
2．自然・食・ヒトの健康を追求する地域資源循環型畜産の構築：北海道・北里大学八雲牧場
3．周年昼夜自然放牧の酪農でエコミルク：岩手・中洞牧場
4．有機畜産入門以前―有機農業とわが鶏―：茨城・魚住農園
5．乳業メーカーとの提携による日本初の認証有機牛乳：千葉・大地牧場
6．首都圏生協との提携によるＨＡＣＣＰ牛乳への道：千葉・北部酪農協の天然牛乳運動
7．日本短角牛の復権などＴＨＡＴ，Ｓ国産運動の先駆：東京・大地を守る会

8. 漢方鶏、ハーブ豚、ホルモンフリー牛などこだわり畜産とトレーサビリティシステムの開発：(株)ニチレイ
9. 大規模酪農の破綻から「有機の里づくり」へ：静岡・JA富士開拓
10. 株式会社を軸にしたネットワーク型経営で産直農業の発展：山口・秋川牧園
11. 有機養鶏の実践とワクチン卵内接種免疫研究開発：徳島・石井養鶏農業協同組合

事例の2番目は、北里大学獣医畜産学部附属フィールドサイエンスセンター（ＦＳＣ）八雲牧場である。これは、１００％自給飼料による牛肉生産と適合品種の選定の取り組みの物語である。センター長の萬田富治教授をはじめ、センターの全職員の努力の焦点が、資源循環型畜産に向けられている貴重な事例である。

ここでは、風土に根ざした放牧適合肉用牛の開発を目指した物語が展開される。八雲牧場の概況、牛肉生産量の状況、品種選定と交雑種の利用法、感染症防止・抗菌性強化の現状、完熟堆肥の調製や貯蔵施設の開発、物質収支の均衡を維持する方法、牛肉の機能性と安全性の評価、生産と消費の連携の強化、さらには「北里八雲牛」と命名した理由などが紹介される。

Ⅲ）Future Design の「第3章：ここまできた有機畜産ガイドラインと食品安全システム」では、ＥＵ有機畜産規則の形成と題して、ＥＵの有機農業政策の進展と有機畜産規則の骨子が紹介される。また、コーデックス有機畜産ガイドラインが紹介される。最後に、ＥＵの食品安全システムの展開と題して、ＥＵにおける農業と食品産業の連携、ＥＵにおける食品安全システムの現状が紹介される。

「第4章：日本型有機畜産の発展のために」では、日本の家畜福祉に関する意識と法律・基準改正の論点

が展開される。さらに、アニマルウェルフェアへの日本の対応が解説される。最後に日本型有機畜産アグリフードシステムの開発課題が紹介される。

資料として、コーデックス「有機生産食品の生産、加工、表示及び販売に係わるガイドライン」（2001・1・7抄訳）が掲載されている。

昭和農業技術史への証言 第四集：西尾敏彦編、昭和農業技術研究会、農文協、人間選書 262（2005）

現代農業技術が成立していく過程を、人物中心に描いてきた「証言」の第四集が発刊された。編者は、昭和31年に農林省に入省し、四国農業試験場、九州農業試験場、熱帯農業研究センターなどで水稲・テンサイなどの研究に従事した経験があり、その後、農林水産技術会議事務局で振興課長、首席研究管理官、局長など研究管理を歴任した経験もある幅の広い元研究者である。

第一集は、稲作に関する多収技術や直播栽培などの研究者5人が、先駆者の研究の足跡を証言したものであった。第二集では、バイオ研究の土台を築いた5人の研究者が、バイオ野菜「ハクラン」を創出するまでの苦闘が語られた。第三集は、農業に「節」を見出し、新たな農業の躍進に貢献した5人の研究者の物語であったる。

今回の第四集は畜産、動物衛生、昆虫および植物ホルモン分野の5人の証言である。第1話は、正田陽一氏による「〝新牛乳〟論争をめぐって」である。ここでは、優れた研究の典型を観ることができる。第2話は、山田豊一氏の「黎明期の草地研究」である。ここでは、第1話の背景にあった戦後の飼料作物・草地研究の道のりを伝えている。第3話は、熊谷哲夫氏の「豚コレラのワクチン開発とその撲滅」である。ここでは、人と生物と物流の地球規模化に伴う動物防疫の基本論理の形成過程がわかる。次の第4話は、小林勝利氏の「前胸腺刺激ホルモン生物検定系の開発から50年」である。ここでは、科学の展開なるものが、いかに「来し方行く末」をよく見据えなければなし得ないかを教えてくれる。最後の第5話は、「一植物生理学者の米欧研究遍歴」である。ここでは、仮説と検証の醍醐味が味わえる。

なお、各話の後にある質疑・討論コーナーでは、かつての共同研究者や競争相手が参加して、今だから話せるといった内輪話に花が咲いている。編者のお得意な手法で、これによって研究の話が生き物のように躍動し始める。

ところで、生物と地球は相互に強く影響を与えて進化してきた。これを「共進化」と呼んでいる。46億年の地球の歴史は、表層の地球環境変化と生命史の事件が密接に関連することを教えている。編者の西尾敏彦氏は、この現象を農業にも見いだしたうえに、第一集から第四集に亘って人の問題に焦点を当てている。

農業の歴史をたどってみると、時代の流れにかかわらずその節目節目で技術がいかに大きな役割を果たしてきたかがわかる。時代と技術は共進化しているのである。だが、その技術を創ったのは人である。それにもかかわらず、その技術を創った人は意外に知られていない。編者が書きたかったのは、実は技術よりも技術を創った人たちの「顔」と「想い」であっただろう。編者の人柄が思われる本である。

昭和農業技術研究会が続き、終われば平成農業研究会へと引き継がれ、第五、第六集が製本化されることを切に願う。

農業における環境教育：平成12年度環境保全型農業推進指導事業、全国農業協同組合連合会・全国農業協同組合中央会、家の光協会（2001）

わが国の農林水産省では環境保全型の農業体系が早くから導入されており、省内にすでに環境保全型農業対策室があり、そのホームページ（http://www.maff.go.jp/eco.htm）には、環境保全型農業についての定義や歴史的背景が記述されている。

一方、農林水産省は平成4年6月に「新しい食料・農業・農村政策の方向」を発表し、「国土・環境保全機能を維持増進し、生産性の向上を図りつつ環境への負荷の軽減に配慮した持続的な農業（環境保全型農業）を確立・推進すること」が必要であるとした。その後、平成10年9月には「食料・農業・農村基本問題調査会」が答申された。さらに、それを受けて平成10年12月に発表された農政改革大綱においても「持続性の高い農業生産方式の導入の促進」がうたわれ、環境保全型農業に関して一層の推進が図られている。

このような背景にあって、全国環境保全型農業推進会議がすでに平成6年に設置されている。このため、全国農業協同組合中央会に事務局が設置され、日本生活協同組合連合会が事務局の運営に協力している。「人と自然にやさしい農業」をめざし、環境保全型農業推進憲章を制定した（平成9年2月28日）。その趣旨は次のように述べられている。

農業は、元来物質循環を基本とし環境と最も調和した産業であり、また農業は環境と調和することなしにはその生産活動を長期的に持続させることはできない。

さらに、農業・農村は国土・環境保全といった多面的かつ公益的な機能を有しており、これらの機能は適切な農業生産活動を通じて維持・増進されている。このようなことから、今後の我が国の農業においては、「農業の持つ物質循環機能を生かし、生産性との調和などに留意しつつ、土づくり等を通じて化学肥料、農薬の使用等による環境負荷の軽減に配慮した持続的な農業（環境保全型農業）」を全国的に推進していく必要がある。

このため、農産物の生産、流通、消費等幅広い関係者の相互理解と協力のもとに、環境保全型農業を推進することを目的として、全国環境保全型農業推進会議（以下、「全国推進会議」という。）を設置する。

このような趣旨で活動している全国環境保全型農業推進会議事務局の全国農業協同組合連合会と全国農業協同組合中央会は、平成4年から農水省の補助を受けて、環境保全型農業の先進事例調査を実施している。そのたびに、報告書を公表してきた。「最新事例・環境保全型農業」、「環境保全型農業の流通と販売」、「環境保全型農業と地域活性化」、「実践事例に学ぶ：これからの環境保全型農業」、「環境保全型農業とＪＡ」、「環境保全と農・林・漁・消の提携」、「環境保全型農業と自治体」、「農業における環境教育」、「環境保全型農業10年の取り組みとめざすもの」などがそれである。

本書の出版は今から１０年前の２００１年であるが、その前年の２０００年には、循環型社会形成推進基本法が成立し、あわせて循環に関係する法律の制定や改正があった。農業の場面でも、農業基本法のもとで環境保全型農業をさらに推進するため、農業に関する環境三法（家畜排せつ物法・肥料取締法・持続農業法）が１９９９年に制定されていた。

環境問題の解決は、結局のところ教育の問題であると言われて久しい。この問題を積極的に取り上げたのがこの本である。「農業における環境教育」では、厳しい経営条件の中で、生産のみならず、消費流通、物質循環、自然保護などを考慮して、次世代の学童を含めた担い手づくりに意識的に取り組んでいる実態が浮き彫りにされている。この事例とその後の進展を眺めていると、環境保全型農業への進展が着実に進みつつあることが解る。「農業における環境教育」の原典ともなるこの本は一読に値する。詳しい内容は以下の通りである。

おいしく、安全なミカンを消費者の家庭へ：和歌山県紀州大西園グループ（貴志川町）
柑橘専業から施設野菜を導入した複合経営へ：広島県かみじま施設野菜園芸組合（大崎町・木江町）
環境保全型茶業でクリーンな「かごしま茶」づくり：社団法人鹿児島県茶生産協会（鹿児島市）
その他の各賞
参考資料：平成5、6年度の事例総括表、第1～5回環境保全型農業推進コンクール受賞各賞、環境保全型農業推進コンクール実施要領

A HANDBOOK OF MEDICINAL PLANTS OF NEPAL「ネパール産薬用植物ハンドブック」：渡邊高志ら、Kobfai Publishing Project, Foundation for Democracy and Development Studies Bangkok, Thailand（2005）

表紙に描かれた薬草

筆頭著者の渡邊高志准教授は、北里大学薬学部附属薬用植物園の教員だった。この植物園は、氏が在職中に「農医連携」の現場として活用されていた。今では高知工科大学地域連携機構補完薬用資源研究室長および高知県立牧野植物園・資源植物研究センター員として、薬用植物の研究者として活躍中だ。

この本は英語で書かれている。なお、この本を日本語で紹介するに当たっては、渡邊氏に全面的な協力

をいただいた。記して感謝の意を表する。

総カラーで262ページに及ぶこの書は、美しく大変見やすい。まず表紙を眺めてみよう。中央ネパールのランタンヒマラヤの温帯から高山帯に分布する薬草が、高度の違いに応じて著者の手で描かれている。表紙の植物の絵は、薬用植物を研究することの楽しさと植物の美しさを教えてくれる。その絵は次の6種類の薬草だ。

Meconopsis horridula メコノプシス・ホリドゥラ（ケシ科）：青いケシ
Rhododendron arboreum ラリーグラス（ツツジ科）：ネパール国花シャクナゲ
Taxus wallichiana ヒマラヤイチイ（イチイ科）：抗癌剤
Rosa sericea ローザ・セリケア（バラ科）：ローズヒップの仲間
Panax pseudo-ginseng ヒマラヤニンジン（ウコギ科）：渡邊の博士論文の植物
Geranium nepalense ネパールゲンノショウコ（フウロソウ科）

2-3ページ繙くと、中綴じ（Contents の次頁）裏絵が現れる。西ネパール・ルンビニ公園（釈迦の生誕地）の薬用植物が7種描かれている。いずれも熱帯に分布する植物だ。

Acacia catechu ペグー・アセンヤクノキ（マメ科）、*Aegle marmelos* ベルノキ（ミカン科）、*Bombax ceiba* インドワタノキ（パンヤ科）、*Crateva unilocularis* クラテバ・ユニクラリス（フウチョウソウ科）：仏教植物、*Elaeocarpus sphaericus* インドジュズノキ（ホルトノキ科）：仏教植物、*Melia azedarach* タイワンセンダン（センダン科）、*Terminalia bellirica* セイタカ・ミロバラン（シクンシ科）アーユルヴェーダ植物

地球上に30～50万種の植物があるとすれば、その約1割の3～5万種が薬用植物であると推定されてい

る。例えば、日本の高等植物約5，500種のうち、薬用植物は400種だ。ネパールでは、約7，000種の高等植物のうち、約700種が薬用植物だ。

煩悩の数108種の薬草

植物地理学的な観点からみると、ネパールは東から東アジア区（日華区系）、南東からはインドシナ区、西と北からはイラン・ツラン区の植物相の供給を受けている。東アジア区は中国西南部を中心とし、その東の端は日本の暖帯、温帯に至っているため、ヒマラヤ地域の植物は、日本と共通の種や近縁種が多い。ネパールの薬用植物は、その49・2%が熱帯地域に、53・96%が亜熱帯に、35・7%が温帯に、18・09%が亜高山帯、そして7・14%が高山帯に分布する。ヒマラヤ地域では高山植物を薬用にするものも多く、年々生薬製剤の原料として乱獲が激しくなって来ている。このためヒマラヤの諸国では、個体数減少などを理由に、絶滅危惧種を指定し、商取引を制限しているものが増えている。

この本では、釈迦の生誕地であるネパールに因み、煩悩の数と合わせ108種の薬用植物が紹介される。それらの薬草の特徴、花期、使用部位、分布図、化学構造式、文献情報を左右見開き2頁で示し、解説ハンドブックの形をとっている。また、終わりの頁にネパールに自生する500種類の重要な薬用植物リストが加えられている。

ネパール王国

導入部にネパールヒマラヤとその自然についての説明がある。ヒマラヤ山脈は、アジア中央部高地の南縁を形成し、西はアフガニスタンから東はミャンマー西方のインド・チベットに達する。標高7，000m級を超える峰々が連続し、東西に広がるヒマラヤ山脈のほぼ中央部分がネパール王国になる。

ネパール王国は、インド亜大陸の北部、北緯26°から35°に位置する。日本列島でいえば、ちょうど屋久島から沖縄の間にあたる。わずか14万7千㎢の面積で、北海道の約2倍にあたる。周辺国のあらゆる自然を集約した縮図のような形態をしている。国土は東西に長く（800㎞）、南北は短い（100-150㎞）。南部の亜熱帯雨林地帯から、標高7，000m以上のヒマラヤの極地性気候に及ぶ。

ネパールは大きく3つの地区に分けられる。南はインドと接する海抜100~200mの平野部のTerai（テライ）地区。北はチベット高原との境を造る標高3，000m以上の山岳地帯。その中間の丘陵地区だ。これら3つの地区は南北に貫く大渓谷と丘陵。首都カトマンドゥのような盆地。テライ平野と丘陵部の境にある熱帯雨林地帯などに複雑に細分される。

ネパールで一つの村を調査すると、熱帯から亜高山帯までの植物がほぼ同地区で観られることがよくある。このことは、標高差が大きいことを意味する。例えば、1，000m以上の標高差を人々は日常的に移動しなければならない。山岳地域での生活の厳しさは相当なものだ。人口の半数はテライの肥沃な平野部に集まり、残りは徹底的に耕作した丘陵地帯の山地で生活している。

ネパールでは、人々と植物がその地理や気候上の多様性の中で生き続けてきたことを忘れてはならない。

ネパール西部以西（西ヒマラヤ）の少雨地域では、夏に雨が少なく乾燥し、連続した植生は氷河からの流水や泉水がある場所にほぼ限られる。森林は河畔や特殊な環境をもつ地域に限定されるので、西ヒマラヤでは森林限界が明らかなところは少なく、高山の氷河や泉水の周囲のみにあたかも砂漠のオアシスのように島状に植生が発達している。

これに対して雨期に入ると、西から東に向い徐々に降雨量が増加する。ネパール東部以東（東ヒマラヤ）では、雨量が豊富だ。したがって森林がよく発達し、森林限界の上方にも連続した植生がみられる。ただし、通年雪や氷に被われている地域では生育できないこともある。雪線が植物の生育限界になっている。東ヒマラヤでは、雪線（概ね標高５，５００～６，１００ｍ）の山腹に植物が出現し、高山帯といえどもその中腹に分布している。

北里大学には出版部がないこともあり、著者はこの本をタイ国チュラルコン大学出版会より刊行している。著者の出版までの苦労を聴くと、わが大学にも出版部の創設が必要かと思われる。この本は、タイ国チュラルコン大学出版会（E-mail: cubook@chula.ac.th（定価：８５０ＢＴ）に直接申込み購入できる。また、ドイツ最大の Web 書店コルッ社(https://www.koeltz.com/（定価：98 ＵＳＤ）からも注文できる。このことからも、著者の人脈の深さが想像できる。

健康と医療

ワイル博士の医食同源：アンドルー・ワイル著、上野圭一訳、角川書店（2000）

さまざまな医療

紀元前5世紀、医聖・医学の祖といわれるヒポクラテス（B.C.460-377）は、人びとに「食をして薬となし、薬をして食となせ」と教えた。この考え方は、西洋社会では既にすたれてしまった。アジアでは今なお脈々として生きている。例えばインドや中国を旅すれば、食と薬を同源とする思想体系が発達していることを、生活のさまざまな場面で見ることができる。

インドのアーユルヴェーダ、中国の中国伝統医学（中医）、ネパールのチベット医学、ジンバブエのハーバリスト（薬草師）などがある。もちろん、日本の漢方も例外ではない。

インドのアーユルヴェーダの歴史は、極めて古い。心と体の両面から人間を全体的にとらえ、調和をはかりながら健康を保つという考え方で、ハーブを使ったり、ヨーガ体操を取り入れたりする。

中医は、陰陽学説および五行学説を背景に精気学説・臓腑学説・経絡学説・病因学説に基づいて、独自の望診・聞診・問診・切診をし情報を収集する。これに弁証という分析方法を駆使して、人の健康状態や病気の性質を判断する。

医食同源の語源

日本の漢方は、今なお北里研究所に東洋医学総合研究所があるように、人間に本来備わっている「治る力」を上手に引き出す、「体にやさしい」治療体系である。中国三千年と日本千五百年にわたる歴史をもつ。

さて、表題の「医食同源」という言葉である。病気を治すのも食事をするのも、生命を養い健康を保つためで、その本質は同じという意味であろう。人びとが積み重ねてきた生活から培われた一種の知恵である。この言葉が最初に見られるのは、丹波康頼（永観2年：984）によって著された最古の医書（医心方（いしんぼう））といわれる。また、大辞林によれば、「病気の治療も普段の食事もともに人間の生命を養い健康を維持するためのもので、その源は同じであるとする考え方。中国で古くから言われる」とあるが、言葉の出典については、どうもそうではなさそうである。

真柳（まやなぎ）誠（まこと）は、「医食同源」について「医食同源の思想―成立と展開」と題し、次のように解析する。「最近の大型国語辞典の多くに、医食同源は中国の古くからの言葉などと書いてあるが、出典を記すものはない。一方、新宿クッキングアカデミー校長の新居裕久氏は、１９７２年のＮＨＫ『今日の料理』９月号で中国の薬食同源を紹介するとき、薬では化学薬品と誤解されるので、薬を医に変え医食同源を造語したと述懐している。これに興味をおぼえて調べたが、やはり和漢の古文献にはない。朝日新聞の記事見出データベースでみると、なんと初出は91年3月13日だった。『広辞苑』でも91年の第四版から収載されていた。国会図書館の蔵書データベースでは、72年刊の藤井 建『医食同源：中国三千年の健康秘法』が最も早く、のち「医食同源」をうたう書が続出してくる。藤井 建氏は私も会ったことがある蔡さんという香港人で、さかんに中国式食養生を宣伝していた。すると新居氏と蔡氏の前後は不詳だが、医食同源は72年に日本で出現した言葉に間違いないだろう（２００２．10．５追記。新居氏から資料をいただき、蔡氏の書は同年12月刊だったこと、同書を出版した東京スポーツ新聞社の編集者・川北氏が「医食同源」の語彙を蔡氏の書に転用したことが分かり、やはり新居氏の造語だったことが了解された）。」

著者の紹介

ところで、この本の原題は「Eating Well for Optimum Health」である。それにもかかわらず「医食同源」と訳されたのは、この本への訳者の理解力はさることながら、著者の「健康な食生活は健康なライフスタイルの礎石である」という信念とも結びついているからであろう。

また、著者の経歴にもその理由が考えられる。医学博士の著者は、ハーバード大学医学校卒業後、国立精神衛生研究所の研究員、ハーバード大学植物学博物館の民族精神薬理学研究員などをつとめる。また、国際情勢研究所の研究員として北米・南米・アジア・アフリカなどの伝統医学やシャーマニズムを研究する。その実践的研究から、代替医学・薬用植物・変性意識・治癒論の第一人者になる。「タイム誌」の「もっとも影響力を持つ25人の米国人」の一人にも選ばれている。著書に「癒す心、治まる力」、「心身自在」、さまざまな健康・病気に関する問題に答えた「ワイル博士の健康相談1～6」などがある。これらが常に、食と結びついた形で解説されているためでもあろう。

アメリカの食文化

司馬遼太郎は、彼の著書「アメリカ素描」で次のように語る。「（アメリカが）多民族国家であることのつよみは、諸民族の多様な感覚群がアメリカ国内において幾層もの濾過装置を経てゆくことである。そこで認められた価値が、そのまま他民族の地球上に普及することができる」と。

わが国のように、「生命の流れの中」での伝統がないためか、アメリカでは政治、経済、文化、教育をはじめ、社会のあらゆる領域で果敢に新しいものに挑戦し、その時代の判断でよいとされるものがあれば、すぐに導入される。

食文化についても、同時多発的にこのことの壮大な実験が進行している。「訳者あとがき」にも次のことが書かれている。「世界最悪の食事と断罪するファーストフードを蔓延させているかとおもえば、他方では厳密なベジタリアンがふえている。脂肪を諸悪の根源と糾弾するうごきがあるとおもえば、炭水化物こそが諸悪の根源だと主張するうごきもかまびすしい」。

そんなことで、今やアメリカには低炭水化物食、アトキンス食（ロバート・アトキンス博士が唱えた患者中心の補完代替医療、ダイエット指導者）、モンティニャック食（ミッシェル・モンティニャックが唱えた。低インスリンダイエット）、ザ・ゾーン食（ゾーン食を摂取するダイエット法。炭水化物で総カロリー量の40％、タンパク質30％、脂肪30％）などにまつわる理論書とハウツー書がゴマンとある。本書においてワイル博士は、対立するこれらの諸説を子細に検討し、長所・短所をあきらかにしながら、「そもそも人間にとって食とはなんなのか」という原点に立ちもどって、そこから現時点での最終的な解答をひきだそうとしている。

ここで著者は二つの立場で医食同源を眺める。最近の研究成果から俯瞰する医学および栄養学的な視点と、食の快楽やアイデンティティなどを含む文化、精神および霊的な歴史観をもちながらの視点である。すべての対象が、合理的な技術知のみで判断されるようになった現在、生態知にも視点をおいたこの本は、21世紀の「農業と環境と医療の連携」を考えるにふさわしい本の一冊であろう。以下に各章のタイトルと簡単な内容または印象的な文章の断片を記す。

内容の紹介

日本の読者へ：

問題は、日本でポピュラーになってしまった西洋型の食事が、じつはもっとも健康によくないもののひとつだったというところにある。

はじめに：

人びとは食生活や栄養に関するおびただしい数の異説・珍説に囲まれている。これらの情報の混乱を整理し、食生活に明快な指針を提供しようとするのがこの本の神髄である。また、健康のための食事と快楽のための食事は、たがいに矛盾しないことを読者に認識させることにある。

第1章　満足な食事の原理：

「満足な食事とは何か」および「混乱する栄養情報」の項目を設定し、たべものや栄養が健康に及ぼす影響の基本となる7つの原則が紹介される。1）人は生きるためにたべる、2）食は快楽の主源である、3）健康食と快楽食は矛盾しない、4）食事は重要な社交の場である、5）たべるものをみれば、その人がわかる、6）食は健康を左右する因子のひとつである、7）食生活の改善は病気対策と健康づくり戦略のひとつである。

第2章　人間の栄養とはなにか

たべものの成分について科学が明らかにしたことがまとめられ、さらにたべものが健康に及ぼす影響を考察しながら、食事と健康に関するさまざまな疑問点が点検される。

まず、低炭水化物と低脂肪食、医学校で教えない栄養学、炭水化物、脂肪、三つの脂肪酸、タンパク質および酵素とレセプターが解説され、「多量栄養素とはなにか」を科学的に解らそうとする。そのうえ、最後にはよく整理された「まとめ」がある。

次に、「炭水化物―生命の素か病気の素か」と題して、いのちの素としての炭水化物、すぐれていた旧石器時代の食生活、食品のグリセミック指数、炭水化物の本質、甘いものはよくない？、農業でなにが変わったのか、精製炭水化物の罪悪、炭水化物感受性、炭水化物ダイエットのトリック、べに花油ダイエットおよび炭水化物の正しい摂取法が解説される。

続いて、「脂肪―最高の食品か最低の食品か？」と問いかけて、甘味嗜好と脂肪嗜好は進化の産物、脂肪の科学、コレステロールの功罪、動脈硬化をめぐる謎、脂肪の種類が問題だ、必須脂肪酸のバランス、オメガ3とオメガ6の比率、怖い酸化脂肪、主犯級の容疑者・一部水素化油（注：水素添加）、おすすめは単不飽和油、亜麻仁と麻の実をたべよう、やはり魚がいい、とさまざまな解説が進められる。「まとめ」には、ポイントと利用法の目安が整理されている。

さらに、「タンパク質―その必要量は？」と問いかけ、植物性タンパク質は不完全か？、高タンパク質のリスク、動物性タンパク質の問題点、健康にいい肉とは、倫理の問題、乳製品の問題点、魚のタンパク質、植物性タンパク質について詳細な解説がある。最後に、「まとめ」に具体的な対処法が記載さている。

最後は「微量栄養素」で、ビタミン、水溶性ビタミン、脂溶性ビタミン、ミネラル、鉄のとりすぎの危機、カルシウムは牛乳以外から、ナトリウム／カリウム比、セレニウムと亜鉛、繊維、からだにいい植物性化学物質、緑茶のＥＧＣＧ（エピガロカテキン没食子酸塩）、ポリフェノール群、カロチノイド群、ファイトエストロゲン群、その他の植物性化学物質、植物性化学物質の摂取法、農薬の問題が解説される。文章は、「どんなかたちであれ果物と野菜をたくさんとることは食生活改善のすぐれた方法であり、たべものの治癒作用を活用することになる」で閉められている。

第3章　世界最悪の食事

以下に、著者の文章をそのまま引用する。「わたしは人びとが健康増進のために食習慣を変えることを願うものであり、とくに、こどもたちの食習慣を憂えるものである。こどものころに身についた食習慣は、生涯ひきずりがちだからだ。その一方でわたしは、健康にいい食事もまた、ファーストフードに劣らず美味で、簡便で、ほっとひと安心できるようなものでなければひろく普及しないだろうということにも気づいている」。

第4章　世界最良の食事

旧石器時代の日常食、生食主義、日本の伝統的な日常食、アジア料理、厳格な菜食主義、地中海型日常食について紹介しながら、世界最良の食事を解説する。最後に、世界の優れた日常食から学んだ知識を動員して、一週間のメニューの見本が提示される。最適な健康をめざす食事のサンプルである。

第5章　体重をめぐる問題

北米人を太らせたもの、フランスのパラドックス、遺伝子と肥満、なぜ肥満を嫌悪するのか、やせるライフスタイル、無脂肪・低脂肪のトリック、意識と肥満の関係を説明しながら、体重をめぐる問題の解説がなされる。最後に「まとめ」として、体重に関する知識が整理される。

第6章　買い物と外食―食物の波動について

ラベルの読み方、良質な食品の注意点、よくない食品のラベル、最悪の食品のラベル、ラベル解読の要点、外食で注意すべきこと、食のスピリチュアリティが語られる。最後のスピリチュアリティでは、愛をもってつくられた料理のおいしさが語られる。

第7章　キッチンの錬金術師
「料理は魔術である」、「料理のトレーニング」なる項目をおいて、料理の楽しみを訴える。
第8章　レシピ集
93ページにわたって料理が紹介される。
第9章　日本人の標準となるレシピ集
わが国特有の食材、季節性（春・夏・秋・冬）、嗜好などを考慮した日本人向けのレシピが幕内秀夫氏によって紹介される。これらの内容は、ワイル博士の校閲を受けている。
なお第1章から第7章にわたって、さまざまな人びととの経験を紹介した「治癒の物語」が掲載されている。
付録　A．最適な食事　B．健康状態におうじた食事の注意　訳者あとがき／付録E／原注

乳がんと牛乳―がん細胞はなぜ消えたのか―：ジェイン・プラント著、佐藤章夫訳、径書房（2008）

著者の紹介と目次

この本の帯には、次のことが書かれている。「本書はイギリスで出版されるやいなや、批判・非難の嵐に

見舞われた。だが、どの国の研究者も、本書に書かれた事実を否定することができなかった。自らの進行性乳がんを克服するため、命がけで乳がんを研究したプラント教授は、医学に多大なる貢献をしたとして、ついに英国王立医学協会の終身会員となる」「乳がんは必ず克服できる。信じてほしい。実際にできるのだ。私にできたのだから・・・ジェイン・プラント」。

著者ジェイン・プラントは、英国王立医学協会（Royal Society of Medicine）終身会員だ。リバプール大学で地質学を専攻し、レスター大学で博士号を取得した。今はインペリアル大学で地球化学の教授職にある。大英帝国勲章（CBE: Commander of the British Empire）も受賞した。この本のほかに、前立腺がん、骨粗鬆症、ストレスなどに関する書物も著している。

著者の専門は地球化学だ。とくに地表の化学を専門とし、天然資源として存在する鉱物の分布だけでなく、生産活動によって廃棄されたり埋め立てられた汚染物質の濃度を測定し、その影響について研究してきた。生化学者、獣医学者、免疫学者、地理病理学者などと、環境化学物質が人間の健康や動物、農作物に与える影響を研究している。とくに獣医学者との共同研究で、地球化学と生命化学のあいだに驚くほど密接な関係があることを知る。この研究は、農と医が連携しなければならない代表的な事象のひとつと捉えることができる。

この本を紹介している筆者は、イタイイタイ病の原因物質であるカドミウムをはじめ農地や作物の重金属汚染、また施肥窒素から発生する亜酸化窒素によるオゾン層破壊と温暖化の研究を続けていたため、著者プラントの語る環境と人・動物の健康の関わりへの思いが十分理解できる。

唐突だが、著者のプラントは42歳で乳がんになった。手術後に4度も再発し、何が原因かを科学者の視点で自らを観察した。その経過をこの本に凝縮した。その結果、乳製品に辿り着き、いままでの食生活を大幅に変更した。完全寛解されるまでの分析と体験を著したのが、この本だ。この本は400万部も出版され、世界的なベストセラーになった。医学への貢献の観点から、彼女は上述した英国王立医学協会の終身会員に推挙された。

訳者は山梨医科大学名誉教授で、かつては山梨医科大学の環境保健学の教授だった。大変読みやすい訳で、文章の内容から自ら訳者の人柄が偲ばれる。また、訳者は「生活習慣病を予防する食生活」と題したウエブサイトを開いている（http://www.eps1.comlink.ne.jp/~mayus/）。関心のある方はご覧頂きたい。

本書は「原著者日本語版序文」「はじめに」「第1章：帽子と大蛇と科学者」「第2章：悪さをする細胞」「第3章：3番目のイチゴを探す」「第4章：金持ち女の病気」「第5章：プラント・プログラム―食事編」「第6章：プラント・プログラム―生活スタイル編」「第7章：東洋の目で西洋を眺める」「訳者後記」「文献」「索引」からなる。

原著者日本語版序

以下に原文を紹介する。「私は、乳製品を完全に断ちきることによって、再発・転移をくりかえす乳がんを克服した。本書はその乳がんとの戦いの物語である。同時に本書は、乳製品を止めることが、私自身だけでなく、他の女性の転移性乳がんを克服するのに、いかに役立ったかを述べている」

「ミルクは、哺乳類が生後の短期間だけ食用とするように設計された食品である。したがってミルクには、子どもの急速な成長を支えるために、いろいろな成長促進物質が含まれている。牛乳はたしかに、急速に成長する子牛（体重が1日に1キログラム増える）にとっては完璧な食品である。だからといって、乳児（1キログラム増えるのに1か月かかる）にもよい食品ということにならない。離乳期を過ぎてもなおミルクを飲む哺乳動物は人間をおいてない。成長の止まった成人が、このような成長促進物質を含む牛乳を飲んだらどうなるのか。この問いに答えたのが本書である」

はじめに

本書が書かれた目的は、乳がんにかかる危険性を回避し、万が一、乳がんになっても死をまぬがれる方法を簡明に示すことにある。著者自身の5回にわたる進行性乳がんの体験の物語だ。研究者としての知識・経験を総動員して、いかに乳がんと向き合い、治療に対処したかを述べた書だ。科学の本質である問い、「なぜ？」と「いかに？」を追求し続け、その答えを出したのがこの書だ。

第1章：帽子と大蛇と科学者

サン・テグジュペリの「星の王子さま」に、象を呑みこんだ大蛇の絵がでてくる。大人は帽子と思う。この帽子のようなものを、「呑みこんだ象を消化している大蛇」とみられる能力があれば、優れた研究者であると、著者は言う。万有引力の法則・放射能・ペニシリンの発見者たち、すなわちニュートン・ベクレル・フレミングは、ありふれた出来事をほんの少し違った角度から眺めて、自然界の事象を法則性につなげ、人類の豊かさを飛躍的に進展させた。

実はこの本も、上述したように事象を少し違った角度から眺めている。「乳がん」に対処する新しい物の見方を述べているのが本書だ。自分の経験を具体的に紹介するため、次の内容が展開される。

「物語はいかに始まったか」「乳がんになった！」「チャリング・クロス病院へ」「科学はなぜときに人間の幸福につながらないのか」「私の物語の続き」「自分のことは自分で決める」「もう被害者になるのはご免だ」「乳がんの自己検診」「治療の前に精密検査を受けた」「乳房全摘を選んでしまった！」「人工乳房をつけた」「中間評価」「乳がん再発」「リンパ節転移で放射線による卵巣摘除を受けた」「抗がん剤治療を受けた！」「よりよいがん治療を受けるために」。

なかでも「チャリング・クロス病院へ」での光景が印象的だ。乳がんクリニックの待合室。女性の年齢はいろいろで、体格や体型も違っていた。２人は黒人、１人はインド人、中東出身らしいのが２人。しかし東洋人は１人もいなかった。後で解るのだが、乳がん患者の共通点は、牛乳なのだ。東洋人は牛乳を常飲しない。

「科学はなぜときに人間の幸福につながらないのか」で、ジェームズ・ラブロックの著書『ガイアー地球は生きている』を以下のように引用しているのは、きわめて興味深い。「生きている地球の生理学を理解するには、地球をひとつのシステムとして考えるトップダウンの見方が必要である。還元主義によるボトムアップのアプローチには限界がある」。細かい根の最先端で行われている研究への批判である。

第2章：悪さをする細胞

知識は力の源泉であることが強調される。そのために、がんに関する基本的知識を身につけ、がんという敵に立ち向かう力を獲得しなければならないことが強調される。乳がんに関する最新の知識を手に入れるにつれて、著者はがんの恐怖をかきたてる古くさい考えかたから解放される。

「よい細胞が悪い細胞になる」「間違った型紙でセーターを編む」「すべてが遺伝子で決まるのか?」の項目で、がん細胞の形態・機能・挙動、増殖抑制剤などが解説される。さらに正常な細胞が、がん細胞になる3種類の遺伝子群に起こる異変が解説される。その3種類とは、「がん原遺伝子」「がん抑制遺伝子」「DNA修復遺伝子」だ。

第3章：3番目のイチゴを探す

乳がんの主たる要因は、自然食品のミルクであることが「科学的探求心」「私は何が原因で乳がんになったのか」「獲物は近くにいる」「東洋に学ぶ」「天啓の鐘が鳴る」「獲物を捕らえた!」「どうしたらよいのか」「自然食品のミルクが健康に悪い?」の項を通して語られる。この発見は、著者の科学的視点、知識と経験、中国・韓国での研究、中国・韓国・タイ・日本の科学者との交流を通して明らかにされた。

「私はなにが原因で乳がんになったのか」では、乳がん発生に関係する要因(遺伝素因・被曝エストロジェンの総量・動物性脂肪の摂取量・性格とストレス)について、著者自らが自分の体についてチェックするが、どの要因も著者に当てはまらない。その後、西洋人と中国人のタンパク質源の牛乳と大豆の比較などから、乳がんの原因がミルクであることに気づく。

第4章：金持ち女の病気

この章では、牛乳がなぜ問題かが語られる。著者が数年かけて収集した情報から、乳がんと前立腺がんは、乳・乳製品の摂取量と関係することが証明される。同時に、乳・乳製品を止めたら乳がんと前立腺がんのみならず、ほかの病気の危険性も減ることが解説される。この章は、「ホルモンと乳房」「牛乳のどこが問題なのか」「乳製品が乳がんの原因となる確実な証拠」「私の勧め」の項で構成されている。

「牛乳のどこが問題なのか」では、8項目の原因が解説される。そこでは、牛乳が貧血・アトピー湿疹・1型糖尿病・食物アレルギー・喘息・偏頭痛・乳糖不耐症・細菌性家畜伝染病（ヨーネ菌）・リステリア感染症・化学物質・抗生物質・環境ホルモンなどに影響することが指摘される。

第5章：プラント・プログラム―食事編

進行がんを克服するために、著者が実践してきた7つの食習慣と5つの生活スタイルが紹介される。これは、すべてのがんを念頭に入れた食事療法ではない。このプログラムは、とくに乳がんと前立腺がんに的をしぼって、その細胞分裂と増殖を刺激する物質（ホルモンおよびホルモン様物質）を、食事や環境から体内にとりこまないようにする方法だ。また、ヨウ素や亜鉛の摂取にも配慮が施されている。

食事に関する原則が詳細に語られる。その内容は、豆類を増やす・野菜を増やす・タンパクについて・油脂について・調味料と香辛料について・間食について・飲み物について。

さらに、一日でわかる「プラント・プログラム」の食事に関するまとめが紹介される。その内容は、私が一切口にしない食べ物と飲み物・私が1日1回にかぎり食べたり飲んだりしているもの・ときどき楽しみのために食べるもの・毎日たくさん食べたり飲んだりするもの。

第6章：プラント・プログラム—生活スタイル編

乳がんと前立腺がんのリスクを小さくするために、食事以外にも変える重要な事項が指摘される。その内容は、ビタミンとミネラルのサプリメントをどうするか・食品の包装・調理・ストレス対処の方法・環境中の有害物質を避ける。

第7章：東洋の目で西洋を眺める

なぜ社会が、私たちを乳がんや前立腺がんから守る仕組みをつくれないのかを問う。このことを突き詰めると、我が身を守れるのは結局のところ自分以外にはないという結論に達する。最後に著者は、黄金の十カ条を提案し、知識は力であることを強調する。乳がんのおかげで、著者は環境に対する関心が高まり、強い女性に変わったと自分の胸中を吐露する。
訳者後記：解説のため、訳者は「年齢階級別乳がん罹患率の日米比較（1990年）「乳・乳製品消費量の日米比較」「日本人女性の乳がん罹患率と死亡率の年次推移」「日本人の女性の乳がんの罹患率（2000年）と死亡率（2005年）」を図にまとめ、日本での様態を詳細に紹介する。ただ本文を訳しただけでなく、日本人の問題に換言するため、わが国の乳がんに関する情報を提供している。このことから、訳者が環境を大切に考える環境保健学の泰斗であることが理解できる。
文献：本書を書くにあたって参考にした100の文献が紹介される。ほとんどの文献が最新の科学と医学の専門誌だ。この本の内容が、科学的知識を基盤にして書かれたものであるかが理解できる。
索引：392項目の索引がある。索引の項目から、その項目の内容を拾い読みするだけでも新たな知識が獲得でき、教科書的な役割も果たしている。

追記

この書は、「情報：農と環境と医療」を読んでいただいているエムオーエークリニックの院長である佐久間哲也医師から紹介された。参考までに氏の紹介文の一部を記載し、読者の思考の深化に寄与したい。

「本書の冒頭で、現代科学の大系を大樹に例え、還元主義によるボトムアップだけでなく、大きな視点によるトップダウンの見方をする必要性を、ジェームズ・ラブロックの言葉を引用して訴えているのが印象的でした。本論では様々な医学論文を検討し、乳製品が乳癌と前立腺癌の発生に寄与していると推定し、自らの体や患者仲間に対して食生活改善の効果を明らかにする経緯が語られます。そして、最後の方で医学雑誌の論文を引用し、地球の持続可能性を考えたシステムの提言をしており、科学者としての志の高さを感じさせました。(McMichael AJ, Powles JW, Human numbers, environment, sustainability, and health. Br Med J 1999;319（7215）:977-980)

日本ではこうした疫学的調査から得た知見を具体的に医療に取り入れることは少なく、画期的な本にもかかわらず、都内の大手書店（八重洲ブックセンターや紀伊国屋書店）には在庫がなく、インターネットで購入しなければなりませんでした。訳者は山梨医科大学名誉教授（環境保健学）佐藤章夫氏で、一般の方にも読みやすい翻訳と感じました。［情報：農と環境と医療］にふさわしい良書ではないかと判断し、御報告させていただいた次第です。」

代替医療のトリック：サイモン・シン、エツァート・エルンスト著、青木　薫訳、新潮社（２０１０）

代替医療の今

アメリカの大学では、この10年余りの間に代替医療の看板を掲げた学部の創設が続いている。西洋の近代医学が、必ずしも人間を全体としての生命体と捉えることなく、臓器ごとに切り分けて治療するなど、医療に限界が意識され始めたからであろうか。

われわれは、すでにこの問題に対して「代替医療と代替農業の連携を求めて」と題した第2回北里大学農医連携シンポジウムを開催し（オンデマンドでその内容が見られる：http://www.kitasato-u.ac.jp/daigaku/noui/sympo/index.html）、その成果を養賢堂（２００７年）から出版している。

ところで、さまざま形態を有する代替医療については、その有効性をはじめ経済性などについて多くの疑問が残されている。さらに、まやかし治療を代替という心地よい言葉で包み込んでいるとした疑問を抱くひとびともいる。このような視点から、本書の発刊は時宜を得たものであろう。

代替医療について歴史的な事実を徹底的に調査し、上述したこれらの疑問や批判に答えようとしたのが本書の内容である。科学史に関する本を数多く書いている大家サイモン・シンと、代替医療について豊富な知識と造詣の深い医学者エツァート・エルンストとの共同作品である。

代替医療の検証方法は以下の通りである。すなわち、医療分野で近年になって浸透してきた「科学的根拠に基づく臨床試験（エヴィデンス・ベースト・メディシン）」の考え方と、二重盲検法と呼ばれる方法に基づく臨床試験（その治療法と他の治療法を、被験者にも治療者にもいずれかを知らせないで行い、その効果を比較する）を通じた有効性を吟味する検証方法である。

この本で取り上げているのは、瀉血（しゃけつ）、鍼（はり）、ホメオパシー、カイロプラクティック、ハーブ療法である。他の代替医療については、付録として代替医療便覧があり、そこで僅かな解説がある。その項目は多岐にわたる。アーユルヴェーダ・アレクサンダー法・アロマセラピー・イヤーキャンドル・オステオパシー・キレーションセラピー・クラニオサクラルセラピー・結腸洗浄・催眠療法・サプリメント・酸素療法・指圧・神経療法・人智学療法・吸い玉療法（カッピング）・スピリチュアルヒーリング（霊的療法）・セルラーセラピー・デトックス・伝統中国医学・ナチュロパシー（自然療法）・バッチフラワーレメディ・ヒル療法・風水・フェルデンクライス法・分子矯正医学・マグネットセラピー（磁気療法）・マッサージ療法・瞑想（メディテーション）・リフレクソロジー（反射療法）・リラクセーション・レイキ（霊気）。

著者は、ハーブ療法を除く他の療法について1）代替医療の効果はきわめて微々たるものである、2）確証されないものもある、3）多くのリスクをもつ、4）一見効果があるように見えるものもその大半はプラセボ効果である、と結論している。

プラセボ（偽薬）効果とは、患者が治療の効果を信じ込むために生じる見かけの上での改善を意味する。良く効く二日酔いの薬だと思い込んで飲めば、ドクダミでもイリコでも酔いが解消するといった効果である。気持ちの持ち方によって、人体の自己保全能力が喚起できることを示している。

このことは、「情報：農と環境と医療　55号」に掲載した「第7回北里大学農医連携シンポジウムの内容―動物と人が共存する健康な社会―（2）人と動物とスピリチュアリティ」と「コラム：見えぬけれどもあるんだよ　見えぬものでもあるんだよ」に見られるスピリチュアリティとも関連する。その意味では、健康や長寿がひっきりなしに喧伝されている現在、代替医療をどのように考えるか示唆に富んだ本である。

しかし、鍼治療を受けて腰痛が治った、肩が軽くなったという話は良く聞く。時間はかかったが、カイロプラクティックで腰が完治したという話も聞く。それは一時的な効果なのだろうか。鍼を打ち続けて健康が維持されているという人の声も聞く。人によって効果もさまざまなのであろう。

また、わが国ではサプリメントとしての健康食品が流行している。これも代替医療に属するものである。

現在のところ、われわれはこれを一定の基準で選定できない。この本は、サプリメントについても、その効果をじっくり見極める知恵が必要であることを示唆している。

最後に一言。膨大な資料と経験をもとに書かれた大家の主張に、科学的で妥当性の高い価値を認めるが、冒頭に述べた「科学的根拠に基づく臨床試験（エヴィデンス・ベースト・メディシン）」の考え方は、医療一般でも比較的最近になっていわれ始めたものである。しかし、代替医療では有効性が厳密に確証されていないものが多いというが、通常医療についても改めて考えさせられる。

さらに、慢性疾患や心身相関やスピリチュアリティなどの複雑な問題を考えた場合、ここに書かれた検証方法には限界があるのではないか。見えないものへの科学や治療の探求が、ますます必要になった時代を迎えたと言えるのではなかろうか。

自然治癒力を高める生き方：帯津良一監修、NPO法人日本ホリスティック医学協会編著、コスモトゥーワン（2006）

「わたしたちが直面する重大な問題は、その問題が生じたときと同じ考え方をしていたのでは解決できない」と、アインシュタインは警告した。おそらく彼の警告は、このホリスティック医学の問題でも同じように扱うことができるのではないか。

がん細胞を作り出す生命体を治癒するには、正しく機能していない細胞をただ切除するよりも、生命体そのものを治療する方が効果的であろう。本書は、このような新しい考え方を具体的に紹介している。

内容は、序章：自然治癒力が主役の時代／1章：これから望まれる真の医療とは／2章：医療の中心は患者の癒す力／3章：自然治癒力を高める養生法／4章：自然治癒力を高める実践的治療法／5章：生活習慣病を予防するために／あとがき／巻末資料／参考・引用文献、から構成されている。

序章：自然治癒力が主役の時代へでは、本書ができあがるまでの経緯が説明される。すなわち、「自然治癒力とは何か」について考える市民プロジェクトが実施され、このなかでシンポジウムや連続講座が開催された。ここで企画・編集されたものを加筆・再編集して、一般向けの単行本として発刊されたものが本書である。

日本においても「代替医療」や「ホリスティック医学」といった言葉がしだいに浸透し始めた。しかし、これらの実践が一般化しないまま一部の動きにとどまっているのはなぜか、医療選択の自由の幅を広げる運動を推進する必要がある、市民の側から起こることが求められる、などの問題点を「自然治癒学プロジェクト」を通して、新たな医療の場を医療者と市民が共同してつくりだしていこうとしたのが、このプロジェクトの趣旨である。

この本は、「NPO法人日本ホリスティック医学協会」が編纂したものである。この協会が考えるホリスティックな健康とは、「精神・身体・環境がほどよく調和し、与えられている条件において最良のクオリティ・オブ・ライフ（生活の質）を得ている状態」としている。なお、協会のホームページは次のとおりである（http://www.holistic-medicine.or.jp）。

1章：これから望まれる真の医療のすがたとは？では、世界中で新たな医療の時代が始まっていることが具体的に紹介される。これまでの医者に治してもらう受け身の医療から、自分の力で健康を取り戻す能動的な医療へと新たな医療の時代が始まったことが語られる。

そこでは、西洋医学は人間を機械のごとく見なし、故障した部品の修理を得意とするデジタルな医学と見なされている。一方、代替医療は、人間を周囲の環境条件によって常にゆらいでいる存在と捉え、全体的な機能を高めるためのファジーな医療と見なされている。

機械の故障は、その原因を調べて不良部品を交換するという外からの介入によってしか修理できない。人間の場合は、自己の中に「治そうとする力」が備わっている。医者は、その力を最大限に引き出すための処置をするにすぎない。その「治そうとする力」が、本書の「自然治癒力」であると解説する。この力には、病気にならないための予防法としての可能性も秘められる。

世界には、このことに適合する代替医療が数多くある。アメリカのＮＩＨ（国立衛生研究所）のＮＣＣＡＭ（代替医療の臨床研究情報を集約する情報機関）では、代替医療を次の５つのカテゴリーに分類している。１）代替医療システム、２）心身相関を利用した治療的介入、３）生物学的理論に基づく療法、４）手技療法・身体へのアプローチ、５）エネルギー療法。

次に主な代替療法が紹介される。アーユルヴェーダ、オステオパシー、カイロプラクティック、ナチュロパシー、ホメオパシー、シュタイナー医学、ヨガ、気功、サプリメント、心身相関療法（各種セラピー）。

さらに、欧米における代替療法が紹介される。アメリカでは、急激に研究が進み、論文の数も爆発的に増えているという。内容は、カイロプラクティックが50％、マッサージが26％、中国伝統医療が11％、自然療法が２％、ホメオパシーが２％、鍼灸両方が７％などである。カイロプラクティックやオステオパシードクターの地位が高いようである。

イギリスでは、王室が各種の代替療法をバックアップしている。王立のホメオパシー病院が5つある。ドイツでは、自然療法が医師国家試験科目になっているほど進んでいる。ハーブ、ホメオパシー、温泉療法、鍼などが盛んに行われている。ドイツ人のほぼ9割がまず自然療法を利用して、それで効果がないようなら西洋医学を受診するといわれている。

フランスでは、代替医療は医師と歯科医師と助産婦しか施術できない。ホメオパシーは、医学部のカリキュラムに導入されている。オーストラリアでは、自然療法が学位の対象になっている。カイロプラクティックをはじめ、キネシオロジー、指圧、ハーバル・メディスン（薬草による治療法）などが盛んである。

これらの国に対して、日本は非常に遅れているという。最近では、アロマセラピーやサプリメントなどを補完的に導入する医療機関も少しずつ増えてはいるが、ごく一部で自由診療であるため、費用は患者の全額負担となる。

この章では、この他「個人と環境の関係性を重視するホリスティック医学」の項で、現場での重要事項が紹介されたり、「生命を生命たらしめているエネルギー場」の項では、人間をエネルギー的存在と捉えて自然治癒力が解説されたり、「ホリスティック医学の現場」の項では、具体的に4つのクリニックが紹介され、診断や治療の内容も記載されている。

2章：医療の中心は患者の癒す力では、いのちと自然治癒力とは表裏一体のもので、一人ひとりの自然治癒力が高まれば、社会の治癒力が高まり、やがて国や地域全体の治癒力が高まる、というホリスティックな視点で、「いのちと自然治癒力」「真の医療者が備えるべき三つの要素」「一人ひとりのナラティブ（物語）を大切にする医療」の項が設けられ、かなり抽象的で形而上的な解説が行われる。続く「信頼感と安心感が痛みを軽減」「患者の価値観を無条件に受け入れる」の項では、極めて具体的な患者の経験が語られる。

この章の後半の半分は、この本の重要な部分である。「自然治癒力の三つの働き」の項では、現代医学が捉える自然治癒力の働きが紹介される。それらは、恒常性維持機能（ホメオスターシス）、自己防衛機能（生体防御）、自己再生機能（生体修復）・再生であり、それらの機能が解説される。「免疫力とがんとの関係」の項では、自己神経のバランスをはかって免疫系の働きを回復させれば、細胞のがん化はもちろん、がんの細胞の移転、再発も抑えられる可能性が大きいと言い切る。「治癒力を高めるのはモノ？　それとも心？」の項では、自律神経・内分泌系・免疫系が三位一体となって、自然治癒力の働きを発揮しているという。つまり、「モノ」でも「人」でも「環境」でも、患者がもっている。〝関係性〟が治癒の鍵を握っているということである。すなわち、何かのきっかけさえあれば、こころの治癒力のスイッチが入り、それが最終的に症状を改善させることにつながっていくと説く。最後の四分一の項は「自然治癒力と心の気づき」「心がイキイキ動き出すとき」「ホリスティック医学から見た〝がん〟」「癌を癒す心の働き」と題して、具体的な心のケアが紹介され、前向き思考が奨励される。

3章：自然治癒力を高める養生法では、これからの「医療の目的・全人的な健康とは・病気の原因とは・根本的な治療」に関する説明があり、自然治癒力を高めるための養生法が紹介される。「心の養生法」の項では、心理学の「エゴグラム」が紹介され、自分自身を知ることから始めることが必要であると説く。「エコグラム」を活用して、人の心を「厳しい心・愛性の心・大人の心・自由な心・順応する心」の5つに分類し、その性格分けが行われる。

以下、「自律神経を安定する方法」「イメージ瞑想」「食の養生法」「心身にいい〝食〟のとり方」「気の養生法」「気功の基本は瞑想」「脳を休める〝亀の呼吸〟」「自宅でできる〝背骨ゆらし〟」「野外でできる〝樹林気功〟」「癒しのある生活」「NK細胞を活性化させるユーモアスピーチ」「副交感神経を優位にする方法」「世界の先住民に学ぶ自然生活」「循環型社会が一人ひとりの治癒力を高める」「自然育児のすすめ」などが具体的に紹介される。

4章：自然治癒力を高める実践的治療法では、前章の予防医学としての養生法に続いて、自然治癒力を高めるための代替療法が紹介される。ここでは、専門的な治療家やセラピストによる他者療法と、自分でできる自己療法が具体的に紹介される。

他者療法：整体、アロマセラピー、リフレクソロジー、イメージ療法、演劇療法、絵画療法、音楽療法、エネルギー療法、エドガー・ケイシー療法、波動療法

自己療法：ハーブ療法、バッチフラワーメディー、マクロビオテック、ゲルソン療法

その他、「生命力を賦活するホメオパシー」「ホリスティックな療法の普及を」「メンタルヘルスケアとボディーワーク」「メルティングストローク：心と体をひらくボディーワーク」「さまざまな手技を用いるボディーワーク」「自然の中で癒される森林療法」「自然の生命場と交流する体感療法」「がんを生きる12カ条」の項があり、さまざまな解説や具体例が紹介される。

5章：生活習慣病を予防するためにの「自然治癒力を高めるための生活習慣」の項では、次の10カ条を

提案している。1）生命力を高める食習慣に帰る、2）姿勢を調える、3）呼吸を整える、4）心を落ち着かせる、5）適度な運動と快眠をとる、6）快い「場」での交流を大切にする、7）喫煙・多量飲酒を控える、8）薬・抗生物質を乱用しない、9）自分にあった代替療法を活用する、10）自分が納得できる人生観をもつこと。

これまでの医療には、個々人の取り組みをサポートするシステムが整っていなかったので、現在ホリスティック医学協会は、「生活習慣病予防士」と「生活習慣病予防指導士」の養成を勧めているという。また、生活習慣病の予防法を学ぶ市民講座が開催されている。講座の特徴／こんな人におすすめ／主なカリキュラム／個人にとっての利点／団体にとっての利点／受講できる機関、などが紹介されている。

「巻末資料」には、エコグラムの評価表、自然治癒学プロジェクト講師陣、自然治癒学プロジェクト推進委員、自然治癒学プロジェクト支援会員一覧日本ホリスティック医学協会役員、日本ホリスティック医学協会沿革、本部事務局などが掲載されている。

健康・老化・寿命―人といのちの文化誌―：黒木登志夫著、中公新書　1898（2007）

知識と知恵

著者は56歳のときに早期の直腸がんになり、63歳のときには狭心症を体験した71歳の医者である。71年の歳月は、人に多くの知識と豊かな知恵を授ける。多くの知識は知恵の彩度を高め、豊かな知恵は知識の温度を高める。生物と地球は相互に強く影響を与えて共進化してきたように、この著者の場合、知識と知恵が自己の内部で共進化していると想われるほど、内容が豊かである。

例えば表題の「健康・老化・寿命」について、健康、老化、寿命がそれぞれ独立に存在するものでなく、健康は病気を内包し、若さは老いを内包し、寿命は死を内包していると考え、死は生の対極としてではなく、その一部として存在すると思考する視点にも共進化の姿がみえる。

四つの視点

健康、老化、寿命という人生そのものともいえる広いテーマをまとめるにあたって、著者は四つの視点を挙げている。第一の視点は、時間の軸である。時間軸には、歴史と進化が含まれる。来し方行く末というか、われわれはどこから来てどこに行こうとしているか、という視点であろう。ヒトの進化は目に見えないが、現在も進行中である。このような立場で病気を診ると、新しい発見があり、納得のいく説明が可能になるという考え方である。

第二は生態学の視点である。病気はもっとも個人的な出来事であるが、社会的存在の人としての表れである。また他の生物と比較することにより、ヒトの健康、老化、寿命は、より立体的に理解できる視点である。ヒトは環境の中にあって、はじめてヒトであるという考え方である。

第三は、科学者たちのドラマを眺める視点である。科学者は、真理を追究する求道者のような存在という見方に対して、偉大な発見の裏には醜い競争、自己顕示、さまざま疑惑があるという見方である。紙の表には必ず裏があるように、手のひらには必ず甲があるように、科学上の発見の裏には人間の理想にはほど遠い何かがある。

第四の視点は文学にある。科学的な記載に潤いを与え、説得力を持たせるために文学、絵画、浪曲、オペラ、映画、ＴＶ、詩歌など１００編以上の作品が紹介される。本書の副題が「人といのちの文化誌」たる所以である。

この本の著者の思いが、「はじめに」の最後に記されているので、そのまま記述する。「この本は、健康の秘訣、老化防止、死に対する心構えなど、現実的な問題についてはあまり応えていない。しかし、健康、老化、寿命についてより基本から知りたい方、その背景についての知的好奇心をおもちの方のご期待に応えることができたとすれば、著者としてのさいわいである」。

著者は「おわりに」で、謙虚にこの本について次のように記している。「すぐには役に立たないかも知れないが、生命と病気への基本的な理解がなければ、病気にきちんと対処することはできない。その意味で、読んで損になる本ではないと思っている。」。

筆者は、知的で、好奇心旺盛で、面白がり屋で、欲がない人に出くわしたとき、なんといい人に巡り会わせたかと感謝する。そして、その人との友好が末永く保たれていることに、人生の歓びを感ずる。これと同じように、この本は友人のようだと書けば直喩で、友人だと書けば、隠喩になるのだろうか。いずれにしても、時折開けばその都度友好が結ばれる類の本である。年齢に関係なく20歳の人でも60歳の人でも、友達になってくれる良い本である。

前段が長くなった。さて、内容にはいる。「寿命・老化」の各章で、現在の最長寿国の日本の現状と忍びよる老化が解説される。「肥満・糖尿病・循環器疾患・がん・感染症・生活習慣」の各章で現在の人々の病とその対処法が紹介される。最後の九章では、ヘルマン・ヘッセの「老いる」が冒頭に紹介され、「別れ」が語られる。

第一章：寿命―世界最長寿国、日本

最初から強烈なレトリック（説得術）が用いられる。江國香織の「すみれの花の砂糖づけ」が引用される。「どっちみち　百年たてば　誰もいない　わたしもあなたも　あのひとも」。１００年たったら、あの人もいないのだから、いま何を悩む必要があるのだろうか。すべての生物には寿命がある、と。

この章では、利己的な遺伝子の選択、伸びつづけるヒトの寿命、なぜヒトの寿命が伸びたのか、細胞の寿命、寿命を決める遺伝子、そして誰もいなくなった、などの項目が設定され具体的な解説がある。最後のまとめはこうである。

「線虫の寿命遺伝子の研究から、寿命はカロリー摂取と関係していることが分かった。実際、寿命を延ばすには、カロリーを制限するのが一番確かな方法である。原生動物、ミジンコ、グッピーなどで、カロリー摂取を制限すると、寿命は1・4倍から2倍近く延長する。マウス、ラット、イヌなどの哺乳動物でも、通常の食事量を40％程度抑えたとき、もっとも寿命が延びることが分かっている。カロリー制限で寿命が延びるのは、進化論的に考えても納得がいく。生物は常に飢餓にさらされてきた。そのような環境で生き残るためには、カロリーが制限されたときに、寿命を延ばし、条件がよくなったときに子孫を残す。カロリー制限は長い進化の歴史のなかで、種の保存のために重要な役割を果たしてきたであろう」。

この章での分かりやすい事項を紹介する。大きい動物ほど寿命が長い。体重が16倍になると寿命は2倍になる。ヒトの寿命が延びたのは医学の進展だけではなく、人の命を大事にし、人間としての権利が尊重されたこと、健康な生活を送るための経済的基盤ができたことなどがある。

これまでに寿命に関する遺伝子は、少なくとも12種類分離されている。そのうちの一つ、クロックという遺伝子に変異が起こると、寿命が1・5倍に伸びる。線虫の一生の間の脱糞回数はほぼ3万回に対して、人生80年とするヒトは、やはり一生の間の排便回数は線虫と同じ3万回。となると、便秘がちのヒトは長生き、下痢がちのヒトは短命？　そんなことがあるのか？

第二章：老化—日残リテ昏ルルニ未ダ遠シ

「人といのちの文化誌」に最もふさわしい章である。藤沢周平の「三屋清左右衛門残日録」、有吉佐和子の「恍惚の人」、レンブラントの「23才から63才までの自画像」、藤樫士樹の「詩歌」、鳥居和夫の「俳句」、ジャック・ニコルソンの映画「アバウト・シュミット」、キケローの「老年について」、トルストイの「アンナ・カレーニナ」、サミュエル・ウルマンの「青春とは」、マッカーサー「リーダーズダイジェスト」、黒木登志夫の「俳句」、児玉昌彦の「短歌と絵による心象写真集」などの作品が随所に登場する。

ここでは、忍びよる老化、老化をどう捉えるか、いつまでも美しく健康に、老化遺伝子を探して、などの項目が解説される。科学的解説では、マウスの老化遺伝子の同定が興味深い。それはこれまで知られていなかった新規の遺伝子で、生命の糸を紡ぐギリシャ神話の女神に因んで、クロトーと名付けられた。ヒトもクロトー遺伝子を持つ。とすれば、ヒトの老化もクロトーで説明できるのだろうか。これに関してはさまざまな報告があるという。なぜ生き物は老化するのか、長い間のもっとも素朴な質問に答えられる日が近づいているようだと、著者は語る。

老化のプロセスの見方も興味深い。老化のプロセスは人によって大きく違う。人は歳をとると、みな一様になると考えられていた。しかし、今では人は歳をとるにしたがい一様ではなくなるという。老人と老化に対する価値観の変化が生じた。マイナス思考とプラス思考の違いであろう。人は歳とともに個性的になる。これまでの豊かな人生経験がさまざまな形で現れてくるのである。読んでいて、元気が出る。

「人といのちの文化誌」からみると、「アンナ・カレーニナ」と「青春とは」のなかの表現が老年に勇気を与えてくれる。前者はこうである。「若さという幸福はみな似かよっているが、老人にはそれぞれの幸せがあり、悲しみがある。歳をとるとは、個人差が広がっていくプロセスといってもよい」。後者はよく知られている。「青春とは年齢でなく、心の持ち方だ、というウルマンの詩は、・・・・・・夢を持ち、勇気と冒険心をもち、目を輝かせ、感動し、子供のような好奇心をもち、胸をときめかせ、挑戦する歓びをもっていれば、80歳でも青春なのだ」。

第三章：肥満—もう一つの栄養失調

メタボリック症候群では、腹囲が最初の診断基準になる。肥満の指標に使われるＢＭＩ（Body Mass Index）は、兵士の体格測定が基準になっている。よく知られているように、ＢＭＩは、体重（キログラム）を身長（メートル）の二乗で割ることにより簡単に求めることができる。ＢＭＩが広く受けいれられるようになったのは、肥満係数としての信頼性に加えて、得られた数値が覚えやすく使いやすい20から30程度の数ということもあった。日本では、ＢＭＩ値が18・5以下を「やせ」、25以上を「肥満」としている。

上述の内容の詳細は、「あなたは太っていますか」という項で詳細に解説される。その他に、脂肪の常識、小太り止まりの日本人、なぜ中年太りになるか、などが解説される。続いて、「なぜ現代人は太るのか」、「肥満遺伝子の発見」という項が設けられている。

この章の最後に、肥満解消の王道が語られる。「ただ一つ確実で安全な方法は、エネルギーの出入りを調節することである。カロリーを摂り過ぎないようにし、運動でエネルギーを消費する。支出より収入が多ければ豊かになると言う家庭経済の原理と同じであるが、ただ一つ違うのは、家計の場合は収入に消費を合わせるのに対して、健康のためには消費に収入を合わせなければならない点である。さらに、運動で筋肉が強くなると、インスリンが働きやすくなり、基礎代謝が上がる。何の工夫もない方法のように思えるが、これが体重コントロールの王道であることは確かだ」。

第四章：糖尿病―恐るべき合併症

平安王朝時代に栄華を極めた藤原道長が、糖尿病であったことは書物でよく目にする。ここでは「紫式部日記絵巻」と藤原実質の「小右記」を紹介しながら、藤原道長の糖尿病とその合併症である狭心症、心筋梗塞、視力の衰えの実態を明らかにする。

夏目漱石の「明暗」に出てくる「お延」の叔父も、糖尿病であった。このようにわが国で糖尿病という名前が定着したのは、明治時代の終わりなのである。それまでは、紀元前の中国の医学書「皇帝内経素門」に出てくる「消渇（しょうかち）」が長く使われていたようである。

コッポラ監督の「ゴッド・ファーザー」の主役は、糖尿病の役をみごとに演じているそうだ。糖尿病性昏睡症状、腹痛、呼吸の乱れ、精神の錯乱、意識レベルの低下などを見事に演じきったのである。彼を倒したのは、銃弾ではなく高血糖睡眠と低血糖発作であった。

この章では、生活習慣病としての糖尿病、昏睡と合併症、インスリンを作れない糖尿病、インスリンの発見などの項で、この病気の恐ろしさが解説される。読んでいて恐ろしくなる。無知は悪であり病であると思えるほど、糖尿病の症状は怖い。まず糖尿病は、がんと同じようにそのままにしておくと悪くなる一方である。自覚症状がなく合併症が待っている。

まず神経症状である。末梢神経や自律神経がやられる。足が痺れ、針を刺すような痛みに悩まされる。傷が進行しても気付かず、切断に追い込まれる。勃起障害も神経障害による。次に血管がねらわれる。眼の網膜が出血し、失明にいたる。

高血糖のため、腎臓の濾過機能が低下する。人工透析が必要になる。壊疽になったら足を切断しなければならない。免疫力も落ちるので感染しやすい。大血管がやられると、心筋梗塞、脳梗塞になる。がんにも罹りやすい。とくに、肝がんと卵巣がんの増加が目立つ。

糖尿病患者に最初にインスリンを投与した医者の一人、キャンベルは「糖尿病には二種類しかない。〝速やかに死にいたるもの〟と、〝ゆっくりと時間をかけて死んでいくもの〟の二つである」と述べている。

第五章：循環器疾患—血管が詰まる、破れる

メタボリック症候群という言葉が、2年前から市民権を得て世間を闊歩している。単身赴任地から自宅に帰る筆者に、家内が何度もこの言葉を吐く。テレヴィジョンの宣伝に何度も登場する。友人同士でも、この言葉とともに腹をつつきながら暴飲暴食をする。日本語に訳すと、代謝症候群ということになる。1999年にWHOが提唱し、2005年に日本内科医学会が基準値を発表した。

メタボリック症候は、腹囲を基準とする健康のための肥満の診断指標値である。いわばサッカーのイエ

ローカードに相当する。肥満に加えて、高血圧、高血糖、高脂血が重なると相乗効果が生じ、心疾患や脳卒中などのリスクが増加する。

診断基準の基礎となるのは、当然肥満である。基準となる腹周は、男85、女90㎝である。この値を超えると、高血圧（130/85mmhg 以上）、高血糖（110㎎/dl以上）、高脂血（中性脂肪150㎎/dl以上かつ／またはＨＤＬコレステロール40㎎/sl 以下）の三項目中、二項目が該当すると、めでたくメタボリック症候群という診断名がつく。

この章では、「王様か私」の選択、脈拍―象は30回・マウスは６００回、血圧―日本の農村から世界標準、メタボリック症候群―生活習慣病予備軍、狭心症と心筋梗塞―悲鳴をあげる心臓、脳卒中―卒然として邪風に中る、の項で循環器疾患の怖さが解説される。

この章には、興味深いことが満載されている。次の質問の回答を知りたい方は、是非この本をお読みくださ い。１）長生きの秘訣は？　２）脈拍数と寿命は関係しているか？　３）世界の血圧の標準値はどこの国から？　４）塩を多く摂るとなぜ血圧が上がるのか？　５）キリンの血圧はなぜ高い？　６）心臓病のリスクは人の性格と行動パターンに影響するか？　７）修道女は、歳をとっても高血圧にならないか？　８）脳梗塞になりやすさを決める遺伝子は分かってきたか？　などなど。

第六章：がん―敵も身の内

著者はがんになる。自分のがんを論文にまとめて発表した著者は、がん研究者としてそのことが夢であったようだ。このことは、何となくよく分かる。脳に自分を見ている自分があることの面白さ、不思議さ、歓びに似通っている。この章の副題―敵も身の内―にも相通じるものがある。

この章は、次の項からなるがん発見の大物語でもある。ヘモ・ハイデルベルグ、がんよおごるなかれ、細胞社会の反乱者、がんを作る化学物質、がんを作る微生物、がんを作る遺伝子。

この章の読みどころ。俳句や詩歌17編。がんに関わるわが国の先駆的研究。ピロリ菌の発見とノーベル賞。がん遺伝子発見の競争。ナポレオンの秘密。などなど。

第七章：感染症―終わりなき戦い

この章では、人間がこれまで戦い続けてきたペスト、コレラ、病原性大腸菌O157、結核、エイズが歴史の哀調の調べと共に語られる。今では忘れ去られたこれらの病気が、人間の生きてきたことの悲しみを蘇えらせる。副題の「人といのちの文化誌」らしい語りぐさがここで読みとれる。

中世のヨーロッパ都市を崩壊させたペスト菌の発見の項目では、コッホをはじめわが北里柴三郎や青山胤通の業績が歴史の流れと共に語られる。わが国のコレラの流行が、幕末の黒船来航と関連しているという歴史のとらえ方は、病気が別の幕末事件を起こしたことを思わせ興味深い。

病原性大腸菌O157が、実は志賀 潔の発見した赤痢菌の毒素をもつようになった大腸菌であることには、驚かされる。O157については、今でも年間4，000人近くの患者が発生しているという。

結核は「ロマンと哀史」という副題でまとめられている。内容は、結核という文化、女工哀史、菌は愛よりも強し、結核菌の発見、などの項目で解説され、啄木の「一握の砂」をはじめ、堀辰雄の「病」などが紹介される。

エイズの焦点は、ＨＩＶの発見にあてられる。この項こそが、科学者たちのドラマを眺める視点である。科学者は、真理を追究する求道者のような存在という見方があるが、はたしてそうか。偉大な発見の裏には醜い競争、自己顕示、さまざま疑惑がある。科学上の発見の裏には人間の理想にほど遠い何かがあることがここで紹介される。

ＨＩＶの発見にともなう4人の科学者の醜い闘争と、国家間の特許に絡む利害追求が紹介される。読んでのお楽しみである。読んでいて、科学における人間の闘争が書かれた次の二冊の本が思い出された。ワトソンとクリックが「二重ラセン」で語る、エックス線写真の盗み。シャロン・ローンが「オゾンクライシス」で語るマクドナルドの自殺。

最後は「ワクチンと抗生物質の発見」で締めくくられる。ここには、ジェンナーが自分の子供でなく、別の少年に牛痘の注射をしていたという事実が書かれている。子供の頃に習った美談が事実でなかったことに、いささか驚いた。ただし、息子には別の実験を行っていたようで、ジェンナーの名誉のためにこのことは記載しておかねばなるまい。

第八章：生活習慣—タバコ、食事、運動、健康診断

感染症が克服されると、次に待ちかまえていたのは、がん、循環器疾患、脳卒中であった。個人が責任

を持たなければならない生活習慣病である。この章は極めて明解である。1．個人が責任をもつ生活習慣病、2．まずタバコをやめる、3．ほしいままに食事をすれば、諸病を生じ命を失う、4．運動で脂肪を燃やす、5．健診を受けよう。大切なのは、予防と早期発見である。

第九章：別れ―逝きし人、遺された人々

この章は、「死ですべてが終わるのではない、亡き人はいつまでも遺された人々の心のなかで生き続けている」という思いで次の項目で書かれている。「自分が消える恐怖」、「最後におだやかな死を」、「父が死んだ。父から見れば、私が死んだ」、「あれはまだずっと先のこと」、「恋人を残し、絵を残し、戦地に赴く若者」、「死で人生は終わる、つながりは終わらない」、「死者と一緒に消える人々、風景」、「人は死ねばゴミになる」、「自然に還る」、「遺された人々」、「別れ」。

四照花(やまぼうし)の一木(ひとき)覆ひて白き花咲き満ちしとき母逝き給ふ：皇后陛下

長寿遺伝子を鍛える：坪田一男著、新潮社（2008）

アンチエイジング医学

本書の参考文献には、2005年から2007年に発表された17報の最新の科学論文が掲載されている。それらは、Nature（5）、Science（1）、JAMA（1）、Cell（9）および Cell Metabolism（1）などいずれも世界的に権威のある学術雑誌である。このことから、本書の内容は最新の科学に基づく信頼性の高いものであることと同時に、科学の事実が実証に耐えるだけの歳月を経ていないという現実もある、という二面性をもつと考えられる。

著者は眼科医である。眼科医がなぜ長寿を考えるのか。「はじめに」の紙数は、このことのために費やされる。著者は、ラジオ波を用いたCK（コンダクティブケラトプラスティー）という視力矯正手術の先駆者である。この手術で視力を回復した中高年の患者が、突然若返る不思議な現象を数多く経験した。

このことから、著者は「年をとる」「若さ」とはなにかを考え、医学は「元気になる」「若返る」ことに介入できる学問であることに気づく。元気・若返るなどのことを学ぶうちに、「アンチエイジング医学」という新しい分野にたどり着き、「長寿遺伝子」が発見されたことを機に、この分野の研究を始める。

第1章：氷河期を生き延びた遺伝子では、地球が誕生した46億年前をベースに、生命の誕生から100万年前の人間の誕生にいたるまでの生命の進化を追う。厳しい環境のなかで人類が絶滅をまぬがれるのは、この間に獲得した「生き延びるための遺伝子」がフルに稼働したからであると解説する。その遺伝子は「現代の私」の中にも受け継がれている。これがこの章の主要な解説である。

１９８０年代後半以降、カロリー制限によって寿命が長くなる事実が、線虫、ハエ、マウスなどを使った動物実験で明らかになり、生物学、免疫学、医学など幅広い分野でこのことが知られるようになった。カロリー制限による寿命の延長は、霊長類であるアカゲザルにも発現した。これは、生物が進化の過程で脈々として受け継いできた遺伝子によると考えていいだろう。また、長寿大国日本の中でも平均寿命第一位の沖縄県では、１００歳以上の長寿者が飛び抜けて多い。この長寿の理由のひとつに「粗食」がある、と著者は語る。

第2章：進化する長寿健康は、長寿につながる遺伝子の発見の話である。まず、さまざまな老化説が語られる。老化は以下に示す様々な原因の複合作用によって引き起こされると考えられてきた。排泄しきれない老廃物がたまり老化を引き起こす「老廃物の蓄積説」、免疫力の低下が老化を促進する「免疫力低下説」、ホルモン分泌量の減少による体調変化により老化する「ホルモン低下説」、細胞分裂の繰り返しによる遺伝子エラーで老化する「遺伝子修復エラー説」、細胞分裂不能により老化する「テロメア説」。

根拠が明解で、エイジングの原因として広く認められているのは、「酸化ストレス説」である。鉄が錆びたり、リンゴが変色するように肉体も活性酸素により酸化し、錆びついたり劣化したりして老化が起きるという説である。

新たに「老化遺伝子説」が登場する。米コロラド大学のトーマス・ジョンソンは、線虫のある遺伝子を傷つけると老化、つまりエイジングが抑えられて長生きすることを明らかにした。これが老化遺伝子で

「age-1：エイジワン」（1988）と命名された。その後、カリフォルニア大学のシンシア・ケニヨンが「daf-2：ダフツー」（1993）遺伝子を発見する。これらの遺伝子を傷つけることにより、寿命が長くなることが明らかになってくる。

第3章：〝長寿遺伝子〟の発見：キャリー・マリスは、遺伝子を短時間に見える形にしたPCR法を発明し、この方法を酵母菌へ適用する。彼は、酵母菌の寿命に「サーチュイン：Sirtuin」という遺伝子が関係することを発見する。この遺伝子が活性化すると寿命が延びる。これが、世界で初めて発見された「長寿遺伝子」である。サーチュインはレオナルド・ギャランによって2000年に発見されている。

サーチュインの活性化で、ショウジョウバエは30％、線虫は50％寿命が延びた。この遺伝子は、バクテリアからほ乳類のマウス、さらにはヒトにもあることが判明した。カロリー制限という生活習慣によって、サーチュインのスイッチはONになることが証明された。

簡単に言えばこうである。カロリー制限をすると、NAD（ニコチナミド・アデニン・ジヌクレオチド）補酵素の量が増える。そうするとサーチュインが活性化する。このNADはナイアシン（ビタミンB3）を原料として肝臓で作られ、肝臓に貯蔵される。

ナイアシンが不足すると、口内炎や皮膚の炎症、食欲不振、体力低下に陥りやすい。これはマイタケ、タラオ、カツオなどに含まれている。

サーチュインは簡単に活性化できる。摂取カロリーを70％に抑えるだけでいいらしい。赤ワインやピーナッツの皮に含まれるポリフェノールの一種であるレスベラトロールは、サーチュイン遺伝子のスイッチをONにしてくれるともいう。

第4章：メタボに学べ：メタボリックシンドロームが、糖尿病、高脂血症、高血圧、動脈硬化といった生活習慣病を次々とドミノ倒しのように併発することが解説される。このシンドロームの最後に待っているのは、心筋梗塞、脳卒中、心臓病、腎臓病など死にいたるドミノであるという。長寿遺伝子の誤算が、メタボリックシンドロームを呼び寄せたのだと著者は考えている。この部分の詳細は、紙数の関係で省略する。関心のある方は是非この本を読まれたい。

第5章：カロリーリストリクション：「カロリー制限」と「長生き」が長寿遺伝子サーチュインを通して繋がっていることが明らかになった。ここで著者は、「カロリー制限」とはあくまでタンパク質、脂質、炭水化物、ビタミン、ミネラルといった栄養素バランスを保ちつつ、総摂取カロリーだけを通常の70％程度に減らすことであると強調する。

カロリーリストリクションは、細胞の老化に関わる「レプリカティブ・エイジング（細胞は分裂して複製を作りながら、新しい細胞を増殖したり入れ替わったりする。分裂しなくなる度合いを推測する。例えば皮膚の細胞）」と、「ソマティック・エイジング（ひとつの細胞が、分裂しないでどのくらい若さを保てるか。例えば、脳の神経細胞）」の両方を遅らせることが出来るという。

第6章：長寿の鍵を握るミトコンドリア：話は、原生生物がミトコンドリアとの共生で酸素を利用し、効率のよいエネルギー生産を行うようになり、やがて多細胞生物、ほ乳類、人類へと進化したことに及ぶ。原生生物は、ミトコンドリアの導入によりエネルギー獲得を解糖系から呼吸系に変換したのである。

そこで、ミトコンドリアが吐き出す活性酸素は、生き物を苦しめ続けることになる。そのことは今も変わらない。しかも、進化し寿命が延びるにしたがって、活性酸素の害はさらに深刻化していく。

ミトコンドリアDNAは、核内DNAと違い核膜に守られていないので、ミトコンドリアが吐き出す活性酸素を大量に浴び、傷つきやすい。そうすると、ミトコンドリアのDNA設計図に間違いが多くなり、新しいミトコンドリアを作ることが難しくなる。特に筋肉細胞にはミトコンドリアが多い。加齢とともに筋肉が衰え、疲れやすくなるのはこのためである。異常な細胞分裂を起こすガン細胞が作られるようになるのもこの現象である。こうして個体そのものが老化していく。

さて、ミトコンドリアの量を増やす鍵として注目されている酵素にAMPキナーゼがある。AMPキナーゼは、ATP（エネルギー代謝の中心的な働きをする）が存在するときは静かに休んでいる。ATPが少なくなると、活発に活動する。脂肪を蓄積する働きを停止し、グルコースをミトコンドリアに取り込んで燃料にするよう命令する。それを燃やしてATPを作ろうとする。ATPをもっと大量に生産するため、ミトコンドリアを増やすことも命令する。

では、AMPキナーゼを活性化するのはどうすればいいか。有酸素運動でどんどんATPを消費し、強制的にATP不足の状況を作ればいい。しかしATP不足が解消され始めると、それに比例してAMPキナーゼの活性はどんどん落ちる。そこで、有酸素運動の合間に筋肉トレーニングなどの無酸素運動をはさむといい。これが、長寿の鍵を握るミトコンドリアの話である。

第7章：カロリスで老化を防ぐ：ここでは、上述した活性酸素の害、活性酸素に抵抗する「抗酸化酵素」について解説される。さらに、加齢の進行を妨げるための理想的な食物連鎖の話が展開する。ここで、農医連携の重要性が再認識される。

活性酸素を抑制するものには、「体内でつくられるもの」と「体外から取り込まれるもの」がある。後者は、ビタミンA、C、E、緑色野菜がもつフラボノイド系とカロチノイド系抗酸化物質である。

フラボノイド系には、チャに含まれるカテキン、タンニン、ブルーベリーに含まれるアントシアニン、ゴマに含まれるセサミノール、ダイズに含まれるイソフラボン、マツの木のエキスであるピクノジェノール、イチョウ葉エキスなどがある。カロチノイド系には、緑色野菜のβカロテン、トマトのリコピン、オレンジのゼアキサンチンなどがある。緑葉中に含まれるルテインもカロチノイド系である。

ただし、どんなに優れた栄養素も単独で働いてはいないから、これらを摂取するにしても、バランスが大切であることが強調される。そこで、抗酸素ネットワークの概念が披露される。すなわち、酸化ストレスに対抗するネットワークとは、次のようなことである。

活性酸素の発生そのものを抑える＝サンスクリーン（紫外線防止）、禁酒、禁煙。発生した活性酸素を除去する＝ビタミンA、C、E、ルテイン。活性酸素を除去する酵素を活性化する＝亜鉛、グルタチオン、適量のアルコール。活性酸素を体外に排出する＝水をよく飲む、汗をかく、キレーション（解毒）療法。活性酸素による障害を修復する＝ビタミンB群、ビタミンE、レシチン。

「**第8章：老化は運命か**」：この章は、ヒトの皮膚細胞から万能細胞を作ることに成功したiPS細胞、すなわち人工多能性幹細胞の話に収斂し、これがなければ万能細胞になれないという4つの遺伝子の確定で話が終わる。そのために、次の項が設けられている。

病気と老化では大違い／親がガンなら子もガンになるか／人は複雑な生き物か／100歳長寿者のヒトゲノム解析／研究者の新条件／遺伝子に秘められた矛盾／中年からの遺伝子発現に注意！／新たな老化の概念「ステムセル・エイジング」／究極のアンチエイジング、幹細胞移植／ついに登場したiPS細胞／

4つの因子が、若返りを可能にする。

「研究者の新条件」の項では、最先端の科学のあり方を示唆する内容も書かれている。例えば、「研究者個人の意欲や積極性といった基本的な資質だけでなく、情報収集力、人脈ネットワークの広さ・強さ、国際性、ときには人徳といったものまでが、研究者に求められる条件となりつつある。多くの謎に包まれた老化のメカニズムの解明も、こうした新しいタイプの研究者たちの活躍にかかっている」。

第9章：長寿遺伝子のスイッチの入れ方では、カロリーリストリクションや運動による生活改善によって、長寿遺伝子サーチュインのスイッチがONされると、説く。米国のノースキャロライナには、これらを実践している人びとの組織があるという。日本にも2000年8月にこの組織が設立されている。

また、カロリーリストリクション（カロリス）の実践編が以下のように述べられている。1）低GI（グライセミック・インデックス：血糖値上昇指数）食品を選ぶ、2）たくさんの色のものを食べる、3）食事を楽しむ、4）食欲を騙す（ティーズ・フードを利用する）、5）〝空腹感〟を鎮める、6）お酒は薬になる程度に、7）日常的な「動き」を増やす、CRミメテックス（擬似的なカロリス）、9）アンチエイジング・ドックのススメ。なお、ホームページも紹介されている。http://www.crs-j.jp

第10章：長寿を選択するは次の項からなり、「どう生きるか」「誰と死ぬか」を考えさせられる。玄孫に会う日／何歳まで生きたいか／ハイリスク・ハイリターン／ごきげんに長生きする方法／フォーカス・イリュージョン。

なお巻末に、5点の写真提供の出典と17点の最近の参考文献が記載されている。

人はなぜ太るのか—肥満を科学する：岡田正彦著、岩波新書 1056 (2006)

肥満の解消が、病気の予防

「いただきます」という言葉には、食べ物が持っていた命を私の命としていただきますという意味がある。豊かな食料の坩堝の中にいる現代人は、その豊かさ故に生き物を食べることへの後ろめたさを感じる感性がなくなったのではなかろうか。となると、現代人が肥満やメタボリックシンドローム（代謝症候群）などの現代病にかかるのも無理はないのか。

メタボリック症候群に関する報道は、さまざまなところで大きくとりあげられ、いまや巷のいたるところに溢れている。肥満が健康に悪影響を及ぼしているからである。では、肥満は具体的にどんな病気につながるのか。太る仕組みとはどうなっているのか。どこまで太れば「肥満」というのか。健康的にやせるには、どうしたらいいのか。最新の疫学調査のデータをもとに、肥満をめぐる疑問を一挙に解決しようとしたのがこの本である。

著者は長年、予防医学の外来を担当してきた病院の医師で、コレステロール、中性脂肪、血糖、血圧などの検査値が悪いだけで、まだ深刻な病気にはなっていないという患者を対象に治療を行ってきた。著者の経験を通してわかったことは、肥満を解消するだけで検査値の良くなる人が非常に多いことである。

薬は健康回復のための最後の手段であって、できれば生活習慣の改善などによって病気の予防ができればと、著者は考えている。そして、肥満を解消することが、病気の予防に有効な方法であることをこの本で明らかにする。

目次は、プロローグ―なぜやせられないのか―、第1章：肥満の仕組み（栄養のもと・肥満と食事・肥満は遺伝するか）、第2章：肥満をはかる（理想の体重とは？・肥満の影響をはかる）、第3章：肥満はなぜ健康に悪いか（メタボリックシンドロームとは・肥満によっておこる病気）、第4章：健康的にやせるには？（運動療法・食事療法・医学にたよる）、エピローグ―ちょっぴりやせたい人へのアドバイス―からなる。

エピローグを最初に

先を急ぐ読者のために、最後にあるエピローグを最初に紹介する。エピローグでは、外来の受診者に著者が日々実践させている「ちょっぴりやせたい人へのアドバイス」だからである。誰にでも今すぐできることばかりである。ただし、漢字の泰斗、白川 静が常に語っていた次の想いがないとできそうもない。「志あるを要す　恒あるを要す　識あるを要す」

背筋を伸ばして颯爽と、スピードをもって、力をぬかないで歩く：颯爽と歩くには、尻の筋肉をひきしめ、靴の踵から先に着地させ、背筋を伸ばし、まっすぐ前方をみ、大股で歩く。要は力がぬけていてはいけない。

エレベータやエスカレータに乗らない：以下は、筆者の考え。賞味期限に関係なく、親から頂いた足が健康である限り歩き続ける。足腰の鍛えは、次の5年先の健康に大きく影響する。

食事のスタイル：急速に血糖値が上がるような食事の仕方は肥満の原因になる。だから、食事は1日に3回にしたい。人間の体はそのようなリズムをもっている。食べてすぐ寝るな。消化に脳が関係している。脳は休めないから、熟睡できない。エネルギーとして消費されないから血管が高血糖に長時間さらされることになる。つまり、動脈硬化などの病気が促進される。だから、寝る前の3時間くらいは何も食べないのが体に良い。栄養バランスがよいものを食べる。

緊張感：ストレスがあれば、交感神経が興奮する。その反作用で副交感神経が抑制される。ストレスがないと、副交感神経が働き胃腸の運動や唾液の分泌が活発になる。すると太る。職場でも家庭内でも、緊張感を忘れないことだ。

無理にやせなくてもいい人：次の条件をすべて満たす人は、やせる必要はない。肥満が原因でおこる病気にかかったことがない。BMIが25以下。血圧が高くない。血糖値が高くない。コレステロール値が高くない。ひざや腰などが痛くない。

肥満者の人権：世間には肥満に対する誹謗中傷がある。世の中には遺伝子の異常や、やむにやまれぬ事情でやせることができず、苦しんでいる人もいる。一番の理解者であるはずの専門家たちこそ、このことを考え理解するべきである。

社会の取り組み：喫煙は社会の問題として認識されているが、肥満は個人の問題に帰されている。行政は肥満に関する問題点を十分認識すべきであろう。肥満の問題は、これからの日本の社会が取り組むべき大きな問題なのである。啓蒙が必要である。専門家の育成が必要である。教育も必要である。

ここでは、最先端の研究データをもとに、各章で肥満についてのあれこれを科学的に紹介する旨が書かれている。

第1章：肥満の仕組みをまとめる。三大栄養素の基本から見ると、たんぱく質のもとの20種類のアミノ酸のうち不要なものは体外に排出されるため、肥満の原因にはならない。炭水化物のもとの糖分が余剰だと、脂肪酸に変化し体内に蓄積される。脂肪のもとの脂肪酸が余剰だと、中性脂肪として蓄積される。肥満には、食事の影響はもちろん、遺伝的な体質も大いに関係している。肥満は両者があいまっておこるものである。

第2章：肥満をはかるのポイントは次のようである。肥満の程度をあらわす指標としてはBMIが基本となる。BMIは体重（キログラム）を身長（メートル）の二乗で割り算したもの。肥満をあらわす指標としてウエスト周囲長をはかる方法も役立つ。体重をはかるのは（一日中でもっとも体重が軽い）朝食の直前とする。血圧、脈拍数、呼吸伝播速度、心電図、眼底、頸動脈エコーなどの検査で、肥満が健康におよぼす影響を知ることができる。

第3章：肥満はなぜ健康に悪いかは、メタボリックシンドロームの説明と肥満によっておこる病気の解説である。前者のポイントは、脂肪細胞がふえるとインシュリンが作用しなくなる。血液中に中性脂肪が停滞する。肥満に拍車がかかる。インシュリンが枯渇し糖尿病がおこる。しかし、これらの因果関係を証明することは、まだ難しいと著者は語る。

肥満によっておこる病気は、インシュリンの抵抗性の理論から明らかなように糖尿病である。糖尿病は周知のごとく、血管の内面が絶えず高い濃度のブドウ糖にさらされているので、内皮細胞が少しずつ崩れる。その結果、動脈硬化症、眼底、心筋梗塞、腎不全、痛覚、膀胱障害などがおこる。

第4章：健康的にやせるには?は、実践の姿が示してあるので読みやすい。まず運動療法。歩くスピード／運動強度／安全な運動の仕方／体力の限界を知る／趣味と運動の違い／ジョギングの極意／無難な水泳／運動だけではやせない／たるんだお腹／運動処方箋／注意すべきこと／健康チェック。

次は食事療法。食事の処方箋／一日の摂取量の目安／パンとご飯／間食／お酒の飲み方／脂肪の多い食品とは?／コレステロールをどう考えるか／牛乳の功罪／水で太る／ダイエットの効果／成功の秘訣／リバウンド／やせすぎ／難しい治療／食べずにはいられない／やせるポイント。

最後に医学にたよる。ダイエット・ピル／食欲をおとす薬／かぜ薬でもやせるが・・／あのアスピリンも／中国製やせ薬／危ないハーブ／甲状腺ホルモン／成長ホルモン／黄体ホルモン／さまざまな発想／ダイエット・サプリ／これから期待される薬／薬を使った方がよい場合／日本で売られている食欲抑制剤／手術でやせる／民間療法あれこれ／正しくやせるための総合作戦。

医療崩壊——「立ち去り型サボタージュ」とは何か——：小松秀樹著、朝日新聞社（2006）

医師と患者の信頼関係は？

この本は、虎の門病院泌尿器科部長の現場からの痛烈な報告書である。医療の現状はどうか、医療の何がおかしいのか、医療をどうすればいいのか。医療の現状を報告し、その対策を緊急提案した本である。

表紙の帯には、次のことが書かれている。「現在、日本の医療機関は二つの強い圧力にさらされている。医療費抑制と安全要求である。この二つは相矛盾する。相矛盾する圧力のために、労働環境が悪化し、医師が病院から離れ始めた。現状は、きわめて深刻である。医療機関の外から思われているよりはるかに危機的である」。

「はしがき」の冒頭で著者は語る。「本書はもともと検察に提出した意見書である。これを膨らませて一般向けに書き直した。研究でも評論でもない。現場の医師としての立場の本である。危険な状況にある日本の医療を分析し、崩壊させないための対策を提案した」と。

２００２年12月8日、慈恵医大青戸病院の患者が低酸素脳症のため死亡した。２００３年9月、この病院の医師3名が逮捕され、事件が大々的に報道された。数日間の嵐のような報道で、極悪非道の医師像が国民に刻印された。この事件に対して「はしがき」は続く。「私は、報道に含まれる悪意と憎悪に慄然とした。医療側のみならず、メディア、警察、検察にも大きな問題があると認識した。同様な事件が繰り返されると、患者と医師の対立が増幅され、日本の医療は崩壊すると危惧した」と。

著者の思いは既に出版した冊子、「慈恵医大青戸病院事件　医療の構造と実践的倫理：日本経済新聞社、２００４」の冒頭に書かれているという。以下、その本の冒頭の文章をそのまま引用する。

「私は、今夏の事件の処理は今後の医療の方向を決めると思っている。普通の医師まで警察とマスコミを恐れるようになっている。曖昧な理由により犯罪者にされかねないと思い始めている。これが医師の診療活動に影を落としはじめている。医師と患者の信頼関係も崩れてきた。医師は危険を伴う治療方法をとりたがらなくなりつつある。このままでは、将来、外科医を志す人材がいなくなる事態も到来しかねない。医療における罪の明確な定義なしに、医師に刑事罰を科すと医療を崩すことになりかねない」。

この本の構成

その後、日本の医療は著者の懸念どおりになってきた。崩壊のスピードは著者の予想をはるかに上回っている。医師がリスクの高い病院診療から離れ始めた。外科を志望する医師が東大や慶大で激減した。産科診療が日本中で成立しなくなりつつある現象が、新聞を賑わしている。内科医まで病院を離れ始めたという。

著者はこのような医療の荒廃を克服すべく、「はじめに」の終わりの文章を次のように結ぶ。「少数意見であろうが、意味ある原論を、日本の社会は尊重する。日本では、古より、ことばには神秘的な霊力、すなわち、言霊があると信じられてきた。現在の医療危機を危惧しつつも、言霊のくに日本の問題解決能力に期待して努力を続けたい」。

このような「はしがき」に書かれた現実や思いの下に、この本「医療崩壊」は、次のような構成で執筆されている。

Ⅰ　何が「問題」なのか

医療について、患者と医師の間で考え方に大きな齟齬があることの指摘がまずなされる。患者は病気はすぐ発見され、医療は万能で、たちどころに治療できると思っている。一方、医師は、医療には限界があるばかりか、危険なものであることを知っている。その上、メディア、警察、司法が患者側に立つため、この齟齬が社会問題にまでなっている。

そこで、人生と医療、医療の不確実性、安心・安全の考え方などが語られる。その中で、検査にしろ治療にしろ、医療は体にとって基本的によくないこと、健康な人に有害無益であること、不確実性を有することなどが極めて明解に、人生観を加えながら解説される。

医療に限らず、わが国の安心・安全志向がいかにいびつであるのか、リスクの大家である中西準子氏の文章を引用し、読者にその理解を促す。「安全を得るためには通常莫大な費用がかかるので、自分で支払う場合にはほどほどのところで誰もが妥協するが、責任が他にあるとなれば、その要求も際限なく大きくなってしまう。[安全]は、目指すべき方向性を示す目標のはずだったが、いつのまにか、際限のない安全を要求する権利があるという誤解に発展している。そして、それが満たされないと、不安になるのである。いや、不安を言い募っていいと思うのである。それは自分の責任ではないから」。「不安との闘いという個人の心の課題がいつの間にか国や企業の責任に代わりつつあることを実感するのである。これではかえって不安、不安、不安という人が増える。」

さらに、「名古屋地裁判決」「とげとげしい医師患者関係の直接的原因」「医療裁判の欠点」「医療水準」「加藤吉雄弁護士の見方」「医事紛争の患者側当事者の分類」「病院経営者、管理者と現場の齟齬」「一方的謝罪要求」などの項目を設け、医療に関わる全てのひとびとに、「自己の目的と関心を追求する独立せる人格として互いに相手を尊敬し配慮すべし」いう思いが語られる。この章は、次の文章で終わる。

「[会話としての正義]は一方的なものではない。医事紛争の場面では、患者と医療側の双方が尊重すべきことがらである。[会話の作法]が正義の基底をなしていることを、社会は十分に認識していない。崩壊しつつある日本の医療の現状をみるとき、[会話の作法]が社会の適切な営為に不可欠であることを、医療事故被害者、医師、ジャーナリスト、そして、法曹人が深く認識することを願う」。当たり前だと思う常識が崩れつつあるのだ」。

Ⅱ　警察介入の問題

警察官は、医療については一般の患者と同様の認識しか持っていないこと、医療への過大な期待を患者と共有すること、容易に患者やその家族の信条に同調することなどが、最初に強調される。

それらのことを説明し、警察の説明責任を明確にするために「警察の医療への介入」「三宿病院事件」「医療過誤の調査は誰が行っているのか」「捜査手法」「脳動脈瘤破裂事件」「民事裁判対策としての刑事事件化」「過失犯罪と報道」「[世論]とは何か」「警察当局の判断」「現場の警察官」「警察権力の心理的影響」の項目が設けられ、最後に「警察の説明責任」が問われる。

著者は警察への信頼が失われることにならないように、警察庁長官に国民と医療従事者に合理的回答を求める次の5点の質問をする。1）警察は医療を取り締まれるだけの科学的知識があるのか、など。2）医療に対する過剰な取り締まりの制禦はあるのか、など。3）民事裁判でいうところの「医療水準」を警察ではどう考えるのか。4）医療に関し、業務上過失致死傷罪で捜査に着手するかどうかの判断は現場まかせか、など。5）医療事故を刑事事件として扱うことが医療全体に大きい影響を与えている。医療保険の責任は誰が取るのか、など。

Ⅲ　社会の安全と法律

この章では、安全を最近の科学的アプローチで扱おうとする学問と、現行の法律との間に矛盾があることの指摘がなされる。そして、法律に適切かどうかの判断基準があるのかとの問いかけがある。さらに、法律が不適切だと思われるとき、変革の道筋は何かを思索する。

これらのことが、「刑法は世界を統べるか」「リスクマネジメント」「インシデント報告」「オカレンス報告」「踏切事故」「法律家の思考様式」「医師の思考様式」「演繹と帰納」「批判受容力」の項目で解説される。

なかでも、「法律家の思考様式」と「医師の思考様式」の違いは重要である。まず、法律家の思考様式。検察官は刑法、刑事訴訟法、判例の世界に生きている。法律は国ごとに大きく異なる。検察官の扱う範囲は国内に限定される。個々に書かれた法律と判例が思考と判断の基準であり、動的な変化がない。法律家は現在の法律に囚われる。思考が過去の文書の解釈に偏りすぎる。

続いて、医師の思考様式。医学は、あらゆる学問を取り入れる柔軟性を持つ。現代の医学はさまざまな方法で知識を集積している。医療には細分化された知識もあるが、それをまとめる努力も常に行っている。医療の基本的言語は統計・確率である。

概ね両者の違いを以上のように指摘し、次のように「法律家の思考様式」を切り、法律家の自戒を求める。「科学や世界情勢はわが国の刑法や刑事訴訟法と無関係に大きく変化していく。変化を正しく認識し、適切に対応するためには、現在を歴史の動きの中で捉えること、科学を含めて現代社会を広く理解すること、さらに、未来への豊かな想像力が必要である。検察官の日常業務がそれなりに知的であることは想像に難くない。しかし、知的活動の幅があまりにも狭いのではないか。・・・・」と。

「演繹と帰納」の項目も興味深い。刑法は、業務上過失致死傷罪の理念に基づき有罪を決める。民事裁判では、不法行為や責務不履行の理念に基づき賠償を求める。いずれも、理念からの演繹である。一方、自然科学の世界では、事実を集めて統一的な理論を考える。帰納である。

科学の基本が帰納であることは間違いない。医療裁判の領域でも、事実を収集して全体像をながめ、その上で理念が適切かどうかを判断すればよいと、著者は喝破する。

この章の最後は、「批判受容力」で終わる。「医師にとってもっとも重要な能力は、自己への批判をおだやかに検討し、これを向上の機会とすることである」との内省が語られる。そのためにも、自覚的エリートとなり、放置すれば確実に崩壊する日本の医療制度を良い方向に転換させようとするかけ声が掛けられる。この国を思う著者の志がひしひしと伝わる章である。

Ⅳ　事件から学ぶこと

２００２年11月に起こった慈恵医大青戸病院事件の報告書を熟読した著者が、自ら学んだことを「出血」「輸血はなぜ遅れたか」「気腹解除後ショック」「[報告書]の問題点」「[報告書]に記載された手続き上の問題」「事件の原因と対策」の順に事実を明らかに説明する。

その結果、医療事故は複合的に発生することを明らかにする。事件の再発を防ぐために行うべきことは、輸血業務の整備と輸血教育、大学病院における新規技術偏重の抑制と制禦、さらには説明と同意の徹底であると、結論する。

Ⅴ　安全とコスト

安全には膨大な費用がかかる。メディア、警察、法律家は費用の問題を無視してきた。費用という現実そのものを無視した議論で責任を負わせられることに、医療従事者は絶望している。このことを解説するために、以下の国別医療費の比較などを紹介し、「外来診療報酬の２・93倍の格差」「日本医師会」「責任本位制」「人員配置」「人工呼吸器事故」「認知症患者行方不明事件」の項目を設け、安全とコストの解説が行われる。

医療費はその国の対ＧＤＰ比で比較されるそうである。２０００年のわが国の医療費は、主要先進７ヶ国の中ではイギリスに次いで低い。高い順に対ＧＤＰ比を列挙すると、アメリカ：13・１％、ドイツ：10・６％、フランス：９・３％、カナダ：９・２％、イタリア：８・３％、日本：７・６％、イギリス：７・３％になるそうである。

それぞれの項目のなかでも、医療を教育や環境を含めて人類が共有すべき「社会的共通資本」と捉える経済学者宇沢弘文氏の考え方は、大変興味深い。このことは、次の章でも紹介される。ちなみに、宇沢弘文氏の定義する「社会的共通資本」とは、「一つの国ないし特定の地域に住むすべての人々が、ゆたかな経済生活を営み、すぐれた文化を展開し、人間的に魅力ある社会を持続的、安定的に維持することを可能にするような社会的装置を意味する」。筆者は、かつてＮＨＫ教育テレビジョンで宇沢氏と対談する機会があった。氏は上述した概念が、経済、農業および環境にも当てはまると強調されていたことを思い出す。

Ⅵ　イギリス医療の崩壊

医療費の抑制と医療への攻撃が継続されたイギリスでは、医師の士気が完全に崩壊したという。さらに、イギリスの医療事情は、日本の医療の近未来を暗示しているという。そのことを具体的に「診療待ち・検査待ち・入院待ち・手術待ち」「NHS: National Health Service、国民保健サービス」「イギリスの医師の不幸」「士気の崩壊と社会思想」の項目で説明する。

最後の「社会的共通資本の正しい姿：三分一湧水」では、医療に社会的共通資本の配慮が必要であると説く。医療は、農業で用いられてきた三分一湧水と同様に維持管理が必要な脆弱な共有財であることを十分認識する必要があると、著者は言う。利用するには、自己の欲望の制御、他の利用者への配慮を怠ってはならない、と著者は内省する。代替農業と代替医療、イネゲノムとヒトゲノムと同じように、社会的共通資本の考えの中の湧水と医療にも、農と医の類似性が認められる。

Ⅶ　立ち去り型サボタージュ

この本の副題「立ち去り型サボタージュとは何か」の章である。内容は佳境に入る。日本の勤務医は、経済が前提とする自己の利益の拡大を図る経済主体ではない。自らの知識や技量に対する自負心と、病者に奉仕することで得られる満足感のために働いていると、著者は語る。

この自負心と満足感が損なわれようとしている。それは、社会が後押しして肥大化した患者の権利意識である。そのため、勤務医が厳しい労働条件の中で患者のために頑張ること、そのものを放棄しはじめたのである。理不尽な攻撃を受けながら、だまって相手に奉仕せざるをえない状況が続けば、医師の誇りと士気は大きく損なわれる。この状況がイギリスに酷似していると、著者は語る。

以下、「勤務医の考え方と医師不足」「医師の立ち去り型サボタージュ」「さらに深刻な看護師の状況」「京大病院人工呼吸器エタノール事件」の項目で具体的な内容が語られる。

「勤務医の考え方と医師不足」では、北里大学前医学部長の吉村博邦教授がまとめた医師不足が顕在化した要因、厚労省大臣官房統計情報部の資料、「医師数の年次推移」などが紹介される。

「医師の立ち去り型サボタージュ」は、本書の圧巻である。麻酔科医、東京近郊の市立病院産婦人科・長野県総合病院・Y県F市立病院、都立病院、虎の門病院の専攻医制度、東大病院研修医、の話がドラマチックに紹介される。しかし、これらの事象は決してドラマではないのである。

「さらに深刻な看護師の状況」では、看護系の専門雑誌のことが紹介される。著者は、看護師が辞めていく記事の多さに驚く。留めの話はこうだ。指導的立場の看護師の一人が、雑誌の座談会で次のように語っているという。「新人看護師が辞める選択をするのは当然至極。その方が正常だ。」と。ちなみに、日本看護協会の調査によれば、2003年度に卒業した看護職員の12人に1人が、1年以内に辞めるという。

この章の最後は、「京大病院人工呼吸器エタノール事件」で締められる。この事件で、新人看護師に執行猶予付きの禁固刑が確定した。この刑は、上司や同僚看護師を含む病院のシステムの責任を、彼女が代わって引き受けたようなものであると、著者は語る。

Ⅷ　大学・大学院・医局の問題

他の国に比べ、わが国の大学は医療に大きな影響力をもつ。その大学が医療の閉鎖性と封建制の象徴になっている。患者からの医療への批判や攻撃に、大学が大きな理由を提供している。このことを説明するために、「大学の属性の問題」、「大学院」、「医局」、「昭和大学藤が丘病院事件」の項目が設けられる。

印象的なのは、教授が仮想現実の世界から抜けきれず、論文のインパクト・ファクターを金科玉条のものと信じている姿だ。退官時にインパクト・ファクターの数字が書き込まれた論文の目録を配布する教授がいたそうだ。著者も書いているが、あまりの子供っぽさに驚く。まるで、バーチャルの世界だ。この現象は、医学の世界だけに限られたことではあるまい。

著者の思いはこうだ。「同じ顔ぶれで狭い穴蔵に閉じこもっていると、医療の水準を向上させることは出来ない。長い時間の間に、隔絶した差が生じうる。高い水準を直接目でみなければならない。医局の枠を超えた交流が、医療の水準向上に必須であることは間違いない」。

Ⅸ　厚生労働省の問題

ここでは、「政策のリアリティ」、「厚生行政と薬害エイズ事件」、「司法の限界」、「ルール厳格化は責任放棄」および「ALS患者のたん吸引問題」の項目を通して厚生労働省の行動の特性とその原因についての見解が述べられる。

X　医療の崩壊を防ぐために

医療の崩壊を防ぐため、1）医療事故の防止、2）紛争の処理・解決、3）適切な社会思想の醸成、にわたる対策が必要であると説く。中でも、紛争を解決する制度の構築が急務であると強調している。1）医療事故の防止、と2）紛争の処理・解決、については様々な具体的な事例が紹介される。3）適切な社会思想の醸成、については「適切な社会思想の醸成、ジャーナリズムの問題」という項目を設け、死生観とジャーナリストの自己責任と勉学の必要性などが懸命に語られる。ジャーナリストに向けて発される「自由と責任」「わがままと無能の横行」なる言葉は、ことジャーナリストだけに向けられた言葉ではありはしまい。

結論：今こそ医療臨調を

医療は、家族と患者・医師・医療従事者・厚労省・警察・マスコミ・裁判官・検察官など多岐にわたる職種の人びとによって成立している「現実の生きもの」である。したがって、医療についての考え方に齟齬があって当たり前であろう。

そこで、著者は次のようにみんなで努力しようと語る。「具体的対策を考える前に総論部分での認識を一致させる努力が必要である。一致できなくても、どのように認識が違うのかを互いに理解する必要がある。大きな権限を持つ国民的会議を開催し、医療とはどのようなもので、何ができて何ができないのか、人間にとって死はいかなるものか、現在の医療の問題は何なのか、危機を回避するための対策はどのような理念に基づくべきものかについて、国民的合意を形成することを提案する。いうなれば「医療臨調」である。・・・・・・・・。国家的事業として患者と医療側の相互不信を取り除く努力をしないと取り返しのつかないことになる。事態は急を要する」と。

感染症は世界史を動かす：岡田春恵、ちくま新書　５８０（２００６）

鳥インフルエンザによる死者が、１０６人（4月5日現在）に達した。世界保健機関（ＷＨＯ）のこの報告は不気味である。日本も再上陸に備えた危機管理を怠れない。それが人から人へ感染する新型インフルエンザに変異すると、死者は数百万人に達する可能性があるという。

１９１８年から１９１９年にかけて、世界は新型インフルエンザ「スペインかぜ」に席巻された。この疫病による死亡者は、全世界で二千万人から四千万人とも八千万人とも言われていた。統計に入っていなかったアフリカなどの地域の犠牲者を加味すると、最近では八千万人から一億人と推定されている。日本でも三十八万人の犠牲者が出た。

その後、その子孫のウイルスはふつうの病原性にもどって、小さな連続変異をくり返しながら、インフルエンザとして39年間流行する。そして40年後の１９５７年、またしても新型インフルエンザ「アジアかぜ」として出現した。さらに、１９６８年には「香港かぜ」として世界を驚かせた。

この本の著者は、このような新型インフルエンザ対策の中枢で活躍するウイルス学者である。この本は、感染症の流行を歴史的視点から眺め、そこから得られる知見を新型インフルエンザ対策に反映しようとする、解りやすく説得力のあるものである。一言で言えば、疫病史が鳴らす現代の新型インフルエンザへの警告とも表現できるであろう。

この本は、「**第一章：聖書に書かれた感染症**」が導入部である。解説は、著者が感染症を研究するために滞在したドイツのマールブルクから始まる。この章の前半では、ハンガリー皇女のエリザベートが十三世紀にこの町でハンセン病の患者救済に立ち上がったことが紹介される。著者には、己も研究に打ち込むことによってエリザベートのように感染症の患者の救済に専心しようとする思いがある。

人類の長い歴史の中で、ハンセン病ほど不当な差別と社会的制裁を加えられた感染症はない。中世のハンセン病患者への想像に絶する扱いが、異端審問官コンラートの姿から容易に想像できる。ハンセン病患者は常に自分の存在を知らせるために、笛を吹くか木片を叩かなければならなかった、風下にいるときしか話せなかった、いかなる集まりにも出てはいけなかった、死んでも教会には埋葬されなかった、など死ぬまで差別に耐えなければならなかったのである。

ハンセン病はかつてレプラ（ラテン語の lepra）とよばれた、ライ菌がひきおこす慢性の感染病である。たいてい幼少期に感染し、成人になって発症する。潜伏期間が数年から、ときには20年以上と長いことから感染経路が同定されにくい。ライ菌は霊長類のチンパンジーなどにも自然感染があり、人獣共通感染症であること、さらに土壌中にもライ菌が存在していることなど多くの知見が紹介される。さらに、もともとはインドを中心とした熱帯地方の病気であることや、これがどのように全西洋に伝播したかのわかりやすい解説がなされ、感染病の恐ろしさが具体的に提示される。

「**第二章：黒死病はくり返す？**」と題して、中世の代表的な感染症ペストの歴史と悲劇が語られる。ハーメルンの笛吹き男、ユスティニアヌスの疫病、フィレンツェを襲ったペスト、腺ペストと肺ペスト、黒死病以前の世界、中世の生活様式、ペストという伝染病、ペストロード、キリスト教会の権威失墜、ミアズマ（瘴気）、ユダヤ人殺害、などを題材にペストの悲惨な現実が語られる。この中からペストに関わる二、三を紹介しよう。

グリム兄弟の「ドイツ伝説集」に収められている「ハーメルンの笛吹き男」は、ペストの元凶であるネズミを小川に飛び込ませ殺す物語である。ハーメルンの人々は、この笛吹き男に約束の報酬を払わなかったため、男は再び舞い戻って笛を吹く。すると家から子供たちが出てきて、ネズミと同じように行進を始め、男の後について行き、二度と帰ることがなかった。子供の大量死の記載から、この伝説はペストに結び付けて考えられている。

ペストはどこから、どのような経路でヨーロッパにやってきたのであろうか。「飢餓のステップ地帯」という異名をもつ中央アジアのタジキスタンで、異常に高い致死率を示す疫病が、１３３８年に流行り始めた。この疫病がペストと考えられた。

モンゴル系遊牧民の移動に伴って、ペストはパミール高原を南下し、シルクロードを経て中国に到達。

一方、ペストの西進はシルクロードと河川交易路があった。ひとつは、東方の交易都市のサマルカンドから、アムダリア川に沿って西進し、カスピ海をかすめ、タブリーズ（イラン）を経てトラブゾン（トルコ）に到着する。トラブゾンは黒海に面した港で、イタリアの交易都市ジュノヴァの植民地であった。この港からペスト菌も船出した。もうひとつは、タシケントからシルダリア川沿いにアラル海に達し、さらに西に向かって、カスピ海に面したアストラハンに到着する。そしてドン川の交易水系に沿って、タナを経て黒海の港カッファに着く。

ペストがカッファに達したとき、ヨーロッパ世界を席巻する黒死病蔓延の口火が切られたのである。このペスト菌の発見こそが、コッホの弟子のわれらが北里柴三郎と、パスツールの弟子のイエルサンであったことは、あまりにも有名な話である。

「**第三章：ルネッサンスが梅毒を生んだ**」と題して、急性で激烈な感染症が語られる。梅毒はスピロヘータ科の *Treponema pallidumua* という細菌によって起こされ、性交渉を介して伝染する性感染症である。この病気に罹ると、鼻や咽頭、口の組織に欠損が現れる。骨に腫瘤ができ、神経も冒されて恐ろしい痛みを伴う。顔の形相が変わり、やがて死が訪れる。まさに地獄の責め苦にあう感染症であった。

梅毒の悲劇は、梅毒の進行、中世からルネッサンスの性風俗、コロンブスの持ち帰った風土病、シャルル八世のイタリア戦争、水銀療法、パラケルスス、ピューリタン革命、梅毒の芸術家、モーパッサンとハイネ、ニーチェ、デカダン、ネオサルバルサンを発見した日本人、現在の梅毒などの項目で解説される。

清教徒（ピューリタン）が性行動を慎み、夫婦制度を強化し、人々の中に純潔教育を施した背景に、この梅毒という感染症が厳然としてあったこと、シューベルトが「未完成交響曲」の作曲に着手した25歳の頃、すでに梅毒の症状が出始め、この曲が未完に終わったこと、モーパッサンが「女の一生」を世に出す数年前、頭痛と幻覚と被害妄想にさいなまれたのも梅毒の兆候があったこと、ドイツの偉大な詩人、ハイネもゲッチンゲン大学の学生時代に梅毒に冒されていたこと、哲学者のニーチェすら梅毒でバーゼルの精神病院に送られたこと、など数多くの事例は、梅毒という感染症がいかに人類を蝕んだかを如実に示してくれる。このように、それぞれの文明や社会には、その時代に直結するような疫病があった。このような疫病からの苦難を経て、人類は公衆衛生の思想を確立していった。

「**第四章：公衆衛生の誕生**」には、検疫のはじまり、保健所の設立と家屋の封じ込め、パスポートの原型、中世の医療、聖ヨハネ施療院とエギン会修道院、捨児養育院、ギルドによる慈善の精神なる項目が設けられ、公衆衛生の歴史が語られる。

「**第五章：産業革命と結核**」である。結核菌はマイコバクテリウム属で、ハンセン病を起こすライ菌の類縁にあたる。厳密には「結核」は、結核菌（人型結核菌）、牛型（牛型結核菌）、アフリカヌス菌などの数種のどれかによって起こる。結核菌を発見し、これを感染症と正確に証明したのも、かのコッホである。

古くからあった結核、結核菌とコッホ、ストレプトマイシン、結核のロマン化、チェーホフの結核、樋口一葉、正岡子規、産業革命の精神、産業革命と結核蔓延、レースのボレロ、下水と飲み水、日本の産業革命と結核、予防対策と結核患者数の推移、結核の現在、などの項目を掲げ、結核の歴史とその恐ろしさを解説する。

このように著者は、ハンセン病、中世黒死病の悲劇、ルネサンス期の梅毒の流行、産業革命にともなう結核の蔓延など感染症が社会に与える影響とその救済の必要性を説き、感染症の流行が社会や文化に多大な影響を及ぼしてきた様を詳細に述べる。そして、この病は一見社会から消えうせたようにみられる。だが、現代にも感染症の危機は潜んでいた。それは新型インフルエンザの流行である。著者は疫病流行の痛みを忘れ、公衆衛生思想が希薄となってしまった現代社会に警鐘を鳴らす。それが、「**第六章：新型インフルエンザの脅威**」と「**第七章：二十一世紀の疾病**」である。

わが国の厚生労働省は「新型インフルエンザ対策行動計画」を昨年の11月に発表した。しかし、現在世界の各地で蔓延を続ける鳥インフルエンザが、新型に変異した場合、政府の予想を上回る甚大な被害を起こす可能性があるというのである。われらは、今こそ疫病の流行を想起し、それに基づいた対策を打ち立てなければならないのである。

ブッシュ米大統領は、昨年の9月に国連総会で新型インフルエンザ対策の必要性を強調する演説を行った。この演説の重要性をどの国のなんびとたりとも忘れてはならない。人類の危機はそこまで忍び寄っているといえば、果たして言い過ぎであろうか。

感染爆発─鳥インフルエンザの脅威─：マイク・デイヴィス著、柴田裕之・斉藤隆央訳、紀伊國屋書店（２００６）

感染による死亡者数

世界保健機関（ＷＨＯ）に報告されたヒトの高病原性鳥インフルエンザＡ（Ｈ５Ｎ１）感染確定症例数および死亡例数は、２００３年から２００６年7月20日現在まで、それぞれ合計２３０名と１３３名で、致死率は58％に達した。

一方ＷＨＯの報告によれば、この5月にインドネシアで家族・親類合計7人が鳥インフルエンザ（Ｈ５Ｎ１型）に感染し、そのうち6人が死亡した。この事例に各国の感染症専門家が「ヒトからヒト」への感染の可能性を懸念している。ＷＨＯの調査によれば、ヒトの間での世界大流行が心配されるようなウイルス変異は検出されていないという。

２００３年から２００６年7月20日までの鳥インフルエンザによる死亡者数を見てみよう。２００３年：３人、２００４年：32人、２００５年43人。２００６年の詳細な死亡者数は、１月14日：78人、１月26日：87人、３月24日：１０４人、４月21日：１１３人、５月24日：１２４人、５月30日：１２８人、７月14日：１３２人。7月20日１３３人である。これは、まことに幾何級数的な増加である。これらの数値から、この先の数を予想するのは専門外の筆者でも難くない。この幾何級数的な増加に、多くの研究者が行く先の現象に多大な関心をもっている。

発生と機構

このような状況の中で出版されたのが、ここに紹介する本である。著者は、アメリカのカリフォルニア建築大学で都市論を教えているMike Davis。原題は「The Monster at our Door」で２００５年に発刊されている。わが国で翻訳された「感染爆発―鳥インフルエンザの脅威―」は、２００６年3月に出版された。この本は、動物と人間の新型インフルエンザの発生や機構を時系列にそって、科学的に解説した分かりやすいものである。そのうえ、それぞれの国で発生した事件を物語風に解説するスタイルをとっているので、内容がさらに興味深く読める。さらに、26ページにわたる文献を含めた３３４点の原注と、新型インフルエンザ簡略年表が最後に付記されている。これらは、原文に戻って事実を確認したいとき、きわめて有益な資料となる。

もっとも衝撃的な内容は、鳥インフルエンザで想定される死者の数である。「最善のシナリオ」は死者５０００万人、「最悪のシナリオ」は死者10億人という数字を想定している。現在は、新型インフルエンザ発生の嵐の前夜であることをこの本は強く警告している。内容をおおまかにまとめると、次のように整理される。

インフルエンザウイルスは、鳥や豚など動物の間を渡り歩きながら、様々に変異する。それらの動物と人間が接触することで、ウイルスが人へ伝播され、体内でさらに変異して、新種のヒト・インフルエンザウイルスが生まれる。

一般に、人間は新種のウイルスに対する免疫を持っていない。したがって、このウイルスの毒性が強ければ、さらに多くの犠牲者を生むことになる。ほかの多くの本でも紹介されているが、20世紀初めに流行したスペイン風邪とよばれるインフルエンザは、その典型である。世界で数千万人、日本でも数十万人が犠牲になった。

現在の状況は、スペイン・インフルエンザ当時より悪いと解説している。今では、あのころとは比較にならないほど動物同士の接触密度が高いからである。工場化された豚や牛の飼育では、複数のウイルスが同時に出会い、融合して変異するスピードが格段に早まる。

人間の問題

実は、新型ウイルスを生み出しやすい状況はわれわれが作りだしているのである。これに加えて、さらに悪い条件は物流のスピードである。航空機の利用によって、新型ウイルスが人を通じて世界中に広がるのに、ほんの数日もかからない。大都市の人口密度も拡散を促進している。日本の通勤ラッシュは世界でも最も有効な感染の場となるであろう、と著者は語っている。

われわれの側にも大きな問題が数多くある。経済優先の国策や大企業の姿勢も問題の一つである。国の情報操作、大企業による隠蔽工作、利益が少ないワクチンから手を引く製薬会社の姿勢など、感染を防止するどころか、逆にインフルエンザを広げる方向に働いた衝撃的な事実が数多く紹介される。

最後にこの本の特徴を強調したい。それは、通常の本ではきわめて指摘の少ない環境の問題である。鳥インフルエンザは、環境の問題を抜きにしては考えられない。ここでは、このことが問題として取り上げられているのである。熱帯林の伐採により、人間と野生動物の接触する機会が急増したこと、温暖化による洪水に伴い家禽の排泄物が押し流され感染が拡大したこと、土壌侵食が進んで、都市の住民と家畜がより密接に接触するようになったこと、などが紹介されている。農も医も単独では存在していない。常に、環境がその基にある。

いずれにしても、毒性の強いH5N1型というタイプの鳥インフルエンザが、現在、鳥の中で蔓延していることに間違いはない。これがヒト型に変異するのは時間の問題であり、その時間を短縮させ、危機を招いているのは、他ならぬわれわれ人間の仕業であることをこの本は明らかにしている。農と環境と医療の連携を考えるうえで、きわめて貴重な一冊である。

目次は以下の通りである。

強毒性新型インフルエンザの脅威：岡田晴恵編著、藤原書店（2006）

この本は、警告の書か？　啓蒙の書か？　憤慨の書か？　悲憤の書か？　自然と人の慟哭の書か？　と想わせるほど多様な感性で強毒性新型インフルエンザの脅威を訴えている。何故それほど多岐にわたる想いを読者に感じさせるのか。理由は様々考えられるが、ひとつは著者が全人格を懸けてこの問題を世間に訴えているからでもあろう。

著者は厚生労働省国立感染研究所の感染免疫学、ワクチン学専攻の研究員であり、本書の「**感染症は世界史を動かす：岡田春恵、ちくま新書　580（2006）**」の紹介で取り上げた著者でもある。

著者のこの本への念いは、「はじめに」の終文に書かれた「いのちを尊び守ることを最優先したい」や、「与謝野晶子とスペイン・インフルエンザ」の終文にある「・・時に壁に当たってままならず、悲しんで立ちつくすことも多い。・・・・山動くときは来る、掛け替えのない命のために、新型インフルエンザへの戦いをこれからも書き続けよう」や、「あとがきにかえて」の終文に書かれた「先生方のご教示を宝としてこれからも精進致します」などに如実に表れている。この本の出版の意義と内容は重い。

内容はもとより、多くの人びとに人類における新型インフルエンザの重要性を訴えかけるために使われたこの本の手法は、きわめて効果的だ。さらにこの本には、過去に学ぶ知恵、科学的に正鵠を得た解説、パンデミック（世界的大流行）が来たときの対策など、必要な知を統合した統合知がある。目次を紹介するだけでも、そのことが分かるだろう。目次は以下の通りだ。

―単なる「医療」でなく「危機管理」の問題―

11）パンデミックが来たらどうすべきか？　―被害を最小限に食い止める具体策―

あとがきにかえて

（附）新型インフルエンザ対策・備蓄品リスト

この本が多様な感性で書かれたものだと紹介したように、この本を紹介するには多様な切り方があるが、ここでは3つの切り方をする。まず、一冊の本が政策を動かし得る話から始める。

一冊の本が政策を動かす

ジョン・バリーの書いた「グレート・インフルエンザ：平澤正夫訳、共同通信社（2005）」という一冊の本が、米国の政策を動かした。ブッシュ大統領は、「スペインかぜ」の恐ろしさを十分に伝えるこの本が、米軍の戦力低下にも大きく影響することに衝撃を受け、これを機会に国を挙げてこの問題の対策に取り組むことを決意したと言われる。

ブッシュ大統領は、鳥インフルエンザ対策、新型インフルエンザ対策を「国家戦略」の重要施策にした。ここで、新型インフルエンザ問題は保健省管轄から国務省管轄に格上げされ、さらにその後、国家安全保障会議（NSC:National Security Council）が直轄する政治事項となった。つまり、「医療」から「国家の危機管理」の問題に位置づけされたのだ。

米国の影響もあり、わが国でも鳥インフルエンザ等に関する関係省庁対策会議（内閣府）、新型インフルエンザ対策推進本部（厚生労働省）、鳥および新型インフルエンザに関する対策本部（外務省）、高病原性鳥インフルエンザ対策本部（農林水産省）などが設置され、昨年の11月14日に、厚生労働省は、「新型インフルエンザ対策行動計画」を発表した。

この本に、速水融の書いた「日本を襲ったスペイン・インフルエンザ、藤原書店（２００６）」が紹介されている。これは、まさに時宜を得た本だ。岡田は、この本の意義を概略次の3点に絞って評価する。

従来の旧内務省資料によれば、スペイン・インフルエンザの死者は38万人と推定されているが、これに対して速水の調査は、感染率42％、死者45万人という数字を新たに明らかにしたことだ。この数値は、わが国の「新型インフルエンザ対策行動計画」の感染率25％、死者64万人という被害想定を根底から覆すものであろう。当時の人口は現在の3分の1であったから、45万人が甚大な数であることが推定できる。10万人の死者を出した関東大震災の4～5倍に匹敵する。

次にあげられるのは、年齢的な特徴が被害に表れていたことだ。原著には、「5歳までの乳幼児を過ぎると、いったん死亡率は低下し、15～19歳層から上昇し、男子では30～34歳層、女子では25～29歳層をピークにあとは次第に下降する。このように男子・女子とも生産の担い手で、通常ならば年齢別死亡率の低い層で逆に高い、という特徴がみられる。また高齢者の死亡率は必ずしも高いわけでなく、80歳以前では徐々に低下している」と、書かれている。

もうひとつの大きな意義は新聞や他の資料が多数集められ、数字だけに留まらない形で被害の惨状を余すところ無く伝えていることだ。例えば、１９１２年2月4日の「時事新報」は、「當局でも弱った世界感冒の猖獗（せうけつ）―豫防法令の適用も出来ない　▽密集地や電車が危険区域」と題して、「法定伝染病」に指定されていなかったインフルエンザでは、患者が出ても「予防法令」が適用できず、隔離などの措置もとれなかったことを報じている。この一冊の本も、政府の政策を動かすほどの価値がある。

ちなみに、筆者は「猖獗（しょうけつ）」が読めず、書けず、意味も知らなかった。ご存じの方には蛇足ながら、広辞苑には「たけくあらあらしいこと。わるいものの勢いの盛んなこと。傾きくつがえること。失敗すること」とある。

また、いま紹介しているこの本「強毒性新型インフルエンザの驚異」こそが、わが国の政策をさらに深く動かすことを切に望む。以下に表紙の文章をそのまま踏襲することによって、その望みを表現する。

「21世紀の黒死病（ペスト）。もはやインフルエンザではない。新型インフルエンザに対する無理解と危機感の欠如。メカニズムを理解して初めて分かる、目前に迫る恐るべき危機。世界のどこかで出現すれば、1週間程度で日本に襲来。SARS以上の驚異的伝播力で、国内侵入阻止はほぼ不可能。強毒性H5N1型鳥インフルエンザの致死率は50％以上。従来のインフルエンザ概念を超える全身重症疾患。罹患者・死亡者の同時大量発生が招く社会機能の破綻。次なる新型は、1億5千万人の死者（国連）という予測も」。

被害想定のシナリオから

強毒型のH5N1型新型インフルエンザが出現した場合、どの程度の被害がもたらされるか。未曾有な事態だけに予想が困難だと著者は語る。しかし、次にそのシナリオを紹介することによって、この本の重さを紹介しよう。

いまから約90年前に大流行したスペイン・インフルエンザは、弱毒性であったにもかかわらず、全世界で5千万から1億人（アフリカ、インド、中国など統計が十分でなかった地域が多い。これらを加えると、1億人を超える説もある）の命を奪った。当時の人口は約18億人であったから、地球人口の約3～5％がスペイン・インフルエンザで死んだことになる。

現在の世界人口は66億（2011年現在：70億）を超えた。当時の人口の3・7倍に達している。そのうえ、交通機関は飛躍的に発達し、人びとの移動は速度・量・機会ともに90年前の人びととは比べものにならない。空気感染もする驚異的な伝播力を持つインフルエンザ・ウイルスの伝播効率は、格段に高まっている。例えば、満員電車が運行され続けた場合、市中での感染率は66・4％に達するという。航空機内の空調では、1分間に2・3人に感染する。ヨーロッパから東京への飛行では、到着時には全員感染していることになるという。

スペイン・インフルエンザが地球全体に拡がるのに7～10か月を要した。現在では4～7日と推定されている。スペイン・インフルエンザの感染率はおよそ40％だったが、仮に現在、この種の「弱毒性」の新型インフルエンザが出現した場合でも、地球の全人口の25～40％（15～24億人）が罹患し、200万人から1億5千万人以上が死亡すると推定されている。

現在のH5N1型ウイルスに感染した人の致死率は57％である。50％もの致死率を維持している間は、それほど大流行は起こらず、致死率が下がり始めたところでパンデミックが生じると考えられる。専門家の間では、10～20％程度に致死率が低下してきたところで、それが起こると恐れられている。

国連のシナリオによれば、抗インフルエンザ・ウイルス薬が事前に備蓄されていなかったり、ワクチンの供給がない場合、最悪の死亡者数は1億5千万人に及ぶと公式に発表している。米国ミネソタ大学の感染症疫学専門家のオスターホルム教授は、1億8千万人から3億6千万人にも達すると推定している。

日本国内はどうか。オーストラリアのロウィー研究所の計算では、わが国では210万人の死者が出ると推定している。スペインかぜのときの感染率は42％だから、「感染率最大40％、致死率10～20％」というシナリオを辿れば、国内での死者は520～1，040万人の数値も予想されるという。厚生労働省の「新型インフルエンザ対策行動計画」によれば、17～64万人が死亡すると推定されている。推定に大きな差がある。

新型インフルエンザへの対策

この本は、よくある単なる火付け役の本ではない。新型インフルエンザにどう対応したらいいかをきめ細かに紹介する。ここで著者の冒頭の念いが、具体的な対策として披露される。事態が生じたら、外出の自粛と家庭での備蓄を主体にわが身と世間さまの身を守ることを、次の項目をもとに単なる医療ではなく危機管理の問題として切々として説く。被害を最小限に食い止めるべく、パンデミックが来たときの具体策が解説される。以下に対策の章の項目を列記する。

○　新型インフルエンザにどう備えるべきか？―単なる「医療」でなく「危機管理」の問題―：ある程度の犠牲は避けられない／6段階の警報フェーズ／早期封じ込め戦略はうまくいくか？／インフルエンザ監視体制の盲点／一週間で世界中に伝播／「医療」でなく「国家危機管理」の問題／「備えあれば憂い無

し」／トップダウンと事前の共通理解／メディアの役割／危機管理のジレンマ／リスク・コミニュケーション／

○ パンデミックが来たらどうすべきか？―被害を最小限に食い止める具体策―：抗インフルエンザ／ウイルス薬とは何か？／タミフルの効用と備蓄の状況／切り札としての新型ワクチン／プロトタイプ・ワクチンの事前備蓄計画／外出の自粛と家庭での備蓄―最も必要な準備／備蓄すべき物品と自宅での予防・看護／ウイルスの驚異的な感染力と人の移動の制限／壊滅が予想される医療サービスの確保／ライフラインの維持と非常時の行動計画／知ることこそ対策の第一歩／

極め付きは、（附）新型インフルエンザ対策・備蓄品リストだ。新型インフルエンザが発生し、国内で流行が始まった場合、不要不急の外出を自粛すること。そのため最低10日間、できれば2～3週間分の食糧品・薬品・日用品の備蓄が必要だと注意をよびかけている。食糧品のリストは水を始め32品目、薬品はマスクを始め26品目、日用品はカセットコンロ＋ボンベを始め32品目が記載されている。

われわれに残された課題は、この本の「はじめに」に書かれた文章、「スペイン・インフルエンザの猖獗の中、歌人与謝野晶子は、横浜防疫新聞紙上で、〝この生命の不安な流行病の時節に、何よりも人事を尽くして天命を待たうと思ひます〟と語っている」を心に銘記し、粛々と行動に移ることなのだろう。もう一度書く。この本の内容と意義は重い。

ホームページの紹介

この本では、「インフルエンザについての無理解と危機感のなさ」という項目で、小樽市保健所長の外岡立人（とのおかたつひと）氏が書いている世界のH5N1型鳥インフルエンザの報道記事を紹介し、その仕事を「偉業」と評価している。まさに偉業である。一度そのホームページを開かれることをお勧めする（http://home-page3.nifty.com/bank/index.html）。ちなみに、国内で新型インフルエンザ対策を先駆的に取り組んでいるのは、小樽市と品川区である。

感染症―広がりと防ぎ方―：井上　栄著、中公新書1877（2006）

情報過多の感染症

目に見えない病原体が、多くの病気の原因になっている。肉眼で見えないものが自分の生命や動物たちを脅かすとなると、人は不安になる。出血熱、肺炎、脳炎、狂犬病、ＢＳＥ（牛海綿状脳症）、ＳＡＲＳ（重症急性呼吸器症候群）など、マスメディアは世界中の感染症を恐怖を煽りながら取り上げる。風評被害という形でも、旅行、食品業界などに大きな影響が出る。

この冬、ノロウイルスによる感染性胃腸炎が大流行している。国立感染研究所の発表する患者数も、統計が開始された昭和56（1981）年以来の最高値を記録している。30種以上の遺伝子型があるノロウイルスのなかでも、今年のGII4型は、人から人へ感染する特徴があるという。

本書は、この情報過多の現代、われわれがこのような感染症をどう理解し、どのように対処するか、どのような予防対策を取るべきかを提示してくれる。治療よりも予防が重要である感染症という病気が、わかりやすく解説される。

まず本書では、動物と異なる人間に特徴的な伝播様式は何かが明確にされる。そして、産業革命の時代の工業都市で広がった伝染病の伝播経路に人間がどのように介入し、解決してきたかが述べられる。次に、工業国を離れて地球規模で感染症を眺める。そこには、人にとって新型の病原体が発生していることに気づく。それがどのような条件で生まれるか、グローバル時代に国境を越える病原体とは何かが解説される。

他には、居住環境をいくら整備しても伝播を抑えられない伝染病の解説がある。先進国で将来いちばん重要になる感染症、すなわち、咳でうつる（新型）インフルエンザと性交でうつるエイズについての説明である。これらは、人間の行動と文化の様態で対処できるという。ここでは費用をかけない対処方法が解説される。

著者は、1992年に「文明とアレルギー病（講談社）」を、2000年に一般読者にむけて「感染症の時代（講談社現代新書）」を書いた、国立感染症研究所感染症情報センター初代センター長であった。現在は、大妻女子大学の教授で健康教育に従事している。内容は、はじめに、第1章：病原体の伝播経路を知る、第2章：清潔化の歴史、第3章：清潔社会で起こる感染症、第4章：世界のなかの感染症、第5章：

新型インフルエンザ、第6章：エイズ／性感染症、おわりに、からなる。

第1章の「**なぜ日本人SARS感染者がゼロであったのか**」では、病原体の一般的な伝播経路が解説され、SARSウイルスの伝播経路と香港団地でのSARSの様子が紹介される。そして、日本にSARSが入ってきても、団地やホテルでの感染はなかったであろうことが、香港の高層団地と日本の団地・ホテルのトイレ排水管の構造の比較から説明される。

人間の行動は動物のそれとは異なることから、感染症についての「人間と動物の違い」が解説される。動物はトイレを使わない、人間は服を着て、喋り、手を洗う。これが違い。一方、人間は、自分の遺伝子に変化がなくても、生活・行動様式を変えてきたが、病原体は人間の行動変化に対して自分の遺伝子を変えてきた。病原体は進化するのである。

「人間での伝播経路」では、ウイルス・細菌の人体への侵入と排出、さらには体外へ出た病原体がどんな媒体で運搬されるか詳述される。「清潔な日本人」では、箸や風呂を使う習慣やコンドーム使用率の高さなど日本人の清潔な行動様式が、人から人への伝播を少なくしていると強調する。さらに、有気音の少ない日本語の発音も病原菌の伝播に関係していると説く。

第2章の「**清潔化の歴史**」では、産業革命による新しい伝播経路の誕生の歴史と、これに伴う上下水道設備による衛生行政の進歩が解説される。また、水が病原体を運ぶ「水系伝染病」というスノーの発見が語られる。接触・吸入・摂取などのすべての経路で人から人へと病気がうつることを、彼は病気の伝達・伝染とよんだ。このような病気は、のちに伝染病とよばれるようになった。

このことから、疫学調査が発展した。スノーの理論の正しさを医学的に証明する機会が訪れたのは、コレラの流行である。わが北里柴三郎博士の師のコッホが、コレラ菌を発見するのもこのスノーの論理の延長線上にある。

「塩素消毒の大発見」では、塩素の作用、安全な塩素濃度、A型肝炎の消滅、ノロウイルスの生活環が説明される。「埃が運んだ病原体」では、埃がもたらした天然痘や工場労働者の結核についてページを割いている。

第3章の「**清潔社会で起こる感染症**」では、「ノロウイルスはなぜひろがるのか」「施設内伝染病」「食品は細菌の培地」「清潔社会でのワクチンの役割」の項が立てられ、清潔な社会のなかで局地的に発生する感染症についてわかりやすい解説がなされる。

そして最後の「疫学調査の体制」では、「迅速な調査」と「研修員の身分と国際協力」の必要性が強調される。危険な病原体は日本国内ではなく外国にあること、とくに社会と環境が激変しつつあるアジアにあることに注目し、これらの諸国と連携協力しあうことが大切と説く。そのことが、世界の安全、そして当然のことだが日本の安全につながるのである。

第4章の「**世界のなかの感染症**」では、世界全体に視点を広げる。「新型ウイルスの出現」では、活発な人類の活動による動物ウイルスの人間への伝播様式が4つのパターンに類型化される。パターン1は、ユーラシア大陸で腎症候性出血熱を起こす野ネズミが保有しているハンタウイルスなどである。感染者から他の人へは感染しない。

パターン2は、ニパウイルス脳炎などのように野生動物から家畜に広がり、家畜に接触した人が感染するもので、人から人への広がりはない。1997年の香港、2003年のオランダ、2003年以降に東アジアから世界に広がった高病原性鳥インフルエンザによる感染がこの型である。

パターン3は、米国に1999年に定着した西ナイルウイルスの例である。ウイルスを保有した蚊または鳥が、飛行機で中近東から米国へ生きたまま運ばれ、米国で土着の蚊または鳥にウイルスをうつしたと考えられるパターンである。鳥↓蚊、蚊↓鳥のウイルス増幅サイクルが定着する。人から人へのウイルス伝播はおこらないが、ウイルスを保有する蚊に指された人のなかで、一部の人の中で脳炎がおこる。人から人へのウイルス伝播はおこらない。

動物から人へとウイルスがうつり、さらに人間のあいだで次々に感染が広がるのが、パターン4である。感染拡大に、衛生状態の悪い地域に限定される場合と国境を越え先進国でも広がる場合とがある。前者の例はエボラ出血熱など、後者の例はインフルエンザとエイズである。

「特殊病原体プリオンの伝播経路」では、非生物病原体の牛海綿状脳症（BSE）の解説と予防原則が語られる。「海外旅行者の感染症」では、若い人の感染症が多いこと、下痢症の対応、生水とA型肝炎の関係、狂犬病の話しなどが様々なデータを駆使して紹介される。

第5章の「**新型インフルエンザ**」では、国連を始め多くの国が現在もっとも危惧している新型インフルエンザについて書かれている。「鳥インフルエンザVS人インフルエンザ」では、鳥インフルエンザの説明、高病原性化のメカニズム、人インフルエンザの広がり方、インフルエンザウイルスの伝染力・伝播力などが解説される。

「スペイン風邪の再来を防ぐ」では、新型インフルエンザであった「スペイン風邪」が全身感染でなく肺胞での増殖であったことが語られる。そのため、このウイルスは生命機能を脅かすことで「強毒」ウイルスであった。したがって、呼吸筋は侵されずに咳は強く、ウイルスはまき散らされたという。そこで、事前準備計画の在り方や、咳患者にマスクの適用をなどが解説される。

第6章は「**エイズ／性感染症**」である。これらに対しては、清潔な居住環境をつくるという文明化では対処することはできず、新しい文化や行動様式が必要であると説く。「性感染症が女性に増えた」では、性感染症全体の説明があり、女性の性感染症が増加した現象が解説される。続いて性感染症の種類と特徴が詳しく紹介される。

「エイズの特徴」では、伝播様式、世界の状況、麻薬中毒とエイズ、一次予防、清潔な性接触について解説される。「日本人のコンドーム文化」では、産児制限、10代への性教育、立場の違い、ある審議会などの項目が立てられ、コンドームの重要性が語られる。

生きる自信—健康の秘密—：石原慎太郎・石原結實著、海竜社（2008）

新しいタイプの本

新しい構成で、読者に解りやすく語りかけるシステムからなる興味深い本である。さらに、人生書としても、健康書としても読める。本を創作するにも、読者に統合知の提供が必要な時代の到来を痛感させられる。

知事として、作家として精力的に仕事をこなしている石原慎太郎氏が、西洋医学と東洋医学の両方を理解し、健康実用書で数々のベストセラーを出している医師の石原結實氏と「人が生きる意味」と「人の健康」について対談する異色の本である。

特異な構成は全般にわたって次のようである。まず「石原慎太郎の独白」、続いて「ドクター結實のカルテ」、さらに「ドクター結實の健康コラム」、最後に「W石原トーク」とくる。ちなみに、Wとは二人の石原の意味である。

現在75歳の石原慎太郎氏は、知事の激務を精力的にこなす。新聞や雑誌に評論を寄稿する。なおかつ、現役の作家としても活躍している。その若々しさと活力を支える健康の秘密とは何であるのか。

それは、テニス、ゴルフ、ヨット、水泳、ダイビング、ウォーキングなどのスポーツで身体を鍛える傍ら、食生活の改善・節制、腹式呼吸の常用、さらには鍼灸、気功などさまざまな健康法への積極的な挑戦にある。すなわち、健康を維持するために細心の注意を払っているからである。そして良い酒と良い女に興味を示すとくる。石原慎太郎氏にとっては、まさに健康あっての人生なのである。

片や石原結實氏は、「人参ジュースダイエット」と「生姜紅茶」で身体を温める健康法と題して、数多くのベストセラーを世に問い、テレビジョンにも出演する医者である。石原結實氏は、西洋医学の長所と、病気を総合的にとらえる漢方などの東洋医学や民間療法を統合することの必要性を説いている医者である。石原結實氏にとっては、人の健康あっての人生なのである。

「第1章　**人生と健康の公理**」は、心の不健康を許すな／ドクター結實の健康コラム：100歳まで生きる10カ条／肉体の鍛錬がもたらすもの／体がつくる心の健康、心がつくる体の健康／限りあるものの美／

海と人生、海と人体／ドクター結實の健康コラム：「海の幸」は健康のもと／W石原トーク：三宅島に海洋療法施設を、から構成されている。

「第2章　**体には不思議な力が秘められている**」は、肉体の声を聞き、肉体の声に応える／人間の深奥に触れる東洋医学／ドクター結實の健康コラム：西洋医学の神経システムと東洋医学の経路／見えない力で病気を治す／いまこそ塩の名誉回復／東洋医学と西洋医学のバランスを／ドクター結實の健康コラム：眼でわかる病気／W石原トーク：「高血圧＝病気」の思いこみ、の項からなる。

「第3章　**「老い」と「死」を考える**」は、死にきるには生ききらねばならない／人が老いを意識するとき／死をどうとらえるか／W石原トーク：死をみつめて死にたい、で構成されている。

「第4章　**生きることは動くことである**」は、肉体的反復がもたらすもの／知っておきたい運動の健康効果／呼吸と健康の関係／生命力を左右する「運動」／W石原トーク：「運動」で免疫力を上げることが健康の秘訣、で解説される。

「第5章　**「食べないこと（断食）で健康になる」**」は、飽食の時代のいま、健康をつくるのは「断食」／これだけある「断食効果」／断食は生命力を高める／W石原トーク：「断食」で開運?、の項からなる。

「第6章　**生涯健康、生涯現役**」は、NO幹人間を増産する日本の教育／人間を支える目に見えないもの／「年齢」とのつきあい方／定年は健康を奪う／W石原トーク：100歳現役を目指して、で終わる。

「おわりに」は対談である。「巻末付録」は食の実践そのもので、脳幹を鍛える食生活／老化を予防する運動／老化を予防する入浴法、から構成されている。筆者は読み進むうちにこの実践の付録に痛く共鳴したので、これらのうちのいくつかを実践することにした。三日坊主にならないように。もちろん筆者は坊主ではないが。

最後に、石原慎太郎氏が「はじめに」に記した痛烈な批判を、文章の脈略を無視して紹介する。

○　私は最近の医術というものを、科学の一つの技としてはほとんど信用できずにいる。

○　すべての科学もまた芸術と同じように人間の感覚、感性によらずしてその対策を把握解明できるものではない。

○　先日、私の親しいある老婦人が入院していた有名な大病院を五日にして憤然として退院してきてしまったと聞いたが、その訳は、彼女の担当の医師が、あれこれおこなった検査のデータばかりをあげつらって、一度として彼女の体に手で触れることがなかったということであった。彼女の判断は絶対に正しいと思う。

○　医者が知らずにすましているのなら、患者となる我々一般のほうが、人間の体の未知なる事柄について知ってかからないと、いらざる支出ですめばまだいいが、いらざる苦労を強いられることになるということを知るべきに違いない。

内臓感覚：福士　審著、NHKブックス　1093、日本放送出版協会（2007）

温故知新：腹が立つ

「温故知新」という四字熟語は使い古されて手垢がついているけれども、どうしても使いたくなる語である。孔子が師となる条件として、先人の思想や学問を研究するよう述べた言葉として「論語」に出題されている。「子曰く、故きを温ねて、新しきを知れば、以て師と為るべし」と訓読される。大学院の修士課程で、研究を進めるに当たって研究課題の総説を書かせ、それから研究を開始させる手法も、この四字熟語の応用とも考えられる。

われわれ日本人は情動を表現するのに、古くから身体用語を、なかでも消化器の用語を使うことが多いと著者は言う。そこで、著者が示した腹についての諺と、執筆者が選んだ腹についての諺の「故きを温ねて」みよう。「腹が立つ」「腹に据えかねる」「腹を割る」「腹を決める」「腹に一物」「腹を探る」「腹を固める」「腹を読む」「いわざるは腹膨るるわざ」「思うこと言わねば腹脹る」「背に腹は替えられぬ」「腹が据わる」「腹が立ったら十まで数えよ」「腹で笑って心で泣いて」「痛くもない腹を探られる」「腹わたが煮えくりかえる」「聞けば聞き腹」「腹を切る」「腹は立て損」「腹が黒い」「腹いせ」「腹を括る」などがある。

なぜ、このようなことを書いてきたのか。理由は、次の著者の見解を解説した後で説明する。著者は「プロローグ―脳腸相関―」の「内臓感覚とは何か」のなかで次のようなことを書いている。例えば、進路に迷ったときに「こっちが良さそうだ」と決めるのは、言語的には表現しにくい身体からの情報による。これをソマティック・マーカー（身体からの情報）仮説という。その代表的な身体情報こそ、この本の表題である「内臓感覚」なのである。英語では「ガット・フィーリング（gut feeling）」という。

快も不快も起源は文字通り内臓感覚ではないのか、また、内臓の状態は脳が生み出す感情にストレートに影響するのではないか、というのが著者の主張なのである。執筆者がこの主張を「温故知新」という言葉に例えて、著者の仮説を「新しきを知る」としたまでである。

脳や心で考えたり思ったりすることが、とくに情動的なことが古くから「腹」で表現されていることに大きな興味を覚える。腹以外にも内臓に関わる身体用語を使った例は数多くある。例えば、「吐き気を催す」「虫ずが走る」「むかつく」「喰えない奴」「飲めない話」「断腸の思い」「胃の腑に入る」「胃の腑に収める」「肝胆を吐く」「肝胆を傾ける」など。

前段が長くなった。具体的な本書の紹介に入る。本書は、過敏性腸症候群（ＩＢＳ: irritable bowel syndrome）という病態の解明を通し、脳と腸の間柄を深く考えることで、新しい生命観や人間像を描くものである。それも、具体的な事例を挙げて読者に理解してもらおうとする。

「第1章：**現代病事情―過敏性腸疾病症とは何か―**」では、脳腸相関が問題になる現代病の具体例（ＩＢＳ）が挙げられる。具体的な病気だけの世界になれば、新しい生命観や人間像という普遍性に遠くなるため、次の第2章が設けられる。

「第2章：**世界は腸からはじまった**」では、腸と生物の進化を軸に、腸という臓器の凄さに迫る。そこで脳と腸の関係が、ほかの末梢器官の関係とは異なり、特別である理由が解説される。

「第3章：**脳と腸の不思議な関係**」では、どうしてＩＢＳのような病気が起こるのかが、科学的に解説される。さらに、脳腸相関という新たな概念ではじめて分かることが示される。脳と腸の間の伝達路には、上りと下りがあること、さらには他の通信網もあることが詳しく解明される。

「第4章：**感じやすい腸とつきあうために**」では、ＩＢＳを克服する治療法が解説される。脳にも腸にも適用できる治療の話である。

脳科学の中では情動が興味深い研究領域になっているが、「第5章：**内臓感覚が情動を生み出す**」では、脳腸相関が情動という脳の大切な機能の基本になっていることが解説される。

「第6章：**内臓感覚の正体**」では、数多くの内外の研究報告の紹介を通し、「本当の第六感」とも言うべき内臓感覚の正体に迫る。

「エピローグ―脳はおのれを見ることができぬ」では、東京―京都間はどちらが上りか下りかを、現代と江戸時代という時間軸で語り、相対論の考え方を臓器間に応用している。脳機能そのものが、進化的には末梢臓器なしにはありえなかったのである。最後に、脳腸相関から他のさまざまな分野や方向に研究が進んで行くであろう夢が語られる。

最後に「参考文献」が登場する。この種の本にはめずらしく、実に多くの内外の研究論文が紹介される。プロローグ、第1章、第2章、第3章、第4章、第5章、第6章、エピローグの参考文献は、それぞれ7、31、18、17、7、16、34および3点に及ぶ。各章をもう少し詳しく紹介する。

「第1章：**現代病事情―過敏性腸疾病症とは何か―**」は、「腹痛と便通の異常」で始まる。腹痛と便通の異常に悩む首都圏の一流企業に勤務するキャリアウーマンＡさんの話からである。毎朝、Ａさんは満員電車で便意を催す。その後、腹痛を感じるようになる。週の前半がひどく、週末に楽になる。腹痛がはじまった頃から毎日4回の排便がある。そのうち、動悸、呼吸困難、冷汗、眩暈、などがおこる。

これは、著者が典型的な患者の病状をいくつか合成してわかりやすく示したものを、さらに執筆者が短縮して表現したものである。Ａさんの罹ったこの病気が、ＩＢＳなのである。

このような書き出しの後は、「ＱＯＬを低下させる症候群」（注：ＱＯＬ＝ Quality of Life:生活の質）の項で、ＩＢＳはアメリカやイギリスなどストレスの多い先進国に多く、一種の文明病で、腸の機能の病気であることが解説される。最近の研究では、ＩＢＳの患者は脳と腸の情報のやりとりが過敏であることが分かってきた。

その後、「ＩＢＳは心因性なのか」「ＩＢＳのインパクト」「ＩＢＳの歴史とウォルター・キャノン」「キャノンと東北大学の縁」「セリエの功績」「ＩＢＳ命名まで」「石田三成もＩＢＳか」「ローマ皇帝を悩ませたＩＢＳ」「すべての道はローマに通ず―過敏性腸症候群のローマＩＩＩ診断基準―」「ローマＩＩＩ診断基準の効用」「便の形でＩＢＳを分類」「大腸癌と炎症性腸疾患―ＩＢＳに似た別の病気」「必要なのは適切な検査」「類似疾患のさらなる分類」「その後のＡさん」と続く。

「第2章：**世界は腸からはじまった**」では、「はじめに腸ありき―脳と生物の進化」から始まる。そこでは地球の誕生と、植物・動物の進化が語られる。まず、消化は動物という生命現象の根幹であること、進化から見ても、腸こそ動物の最初の器官であることが解説される。発生学では、腸の一部がふくらんだものが胃で、胃に至るまでの部分が食道である。胃に続く腸から管の芽が出て、膵管と胆管になり、それが枝分かれを繰り返し膵臓と肝臓になる。胆管が袋状になったものが胆嚢である。食道に到達する前の胃からも管の芽が出て肺になる。つまり、胸部と腹部の内臓の大部分は内胚葉であり、腸の仲間なのである。

そこで、「そして脳ができた―進化と脳化」という項で著者は次のことを強調する。「われわれの体では、まず腸が発生し、後に脳が発生したことをよく理解しておく必要がある。腸の神経が脳に似ているのではない。腸の神経に脳が似ているのだ」。

その後、「われわれの腸―腸の基本構造」「働き者の腸―腸のマルチ機能」「なぜ神経細胞間に隙間があるのか」「興奮する神経細胞」「神経伝達物質と受容体」「鍵穴の多様性」「作動原理と場の原理」「小腸運動の三つの局面」「分節運動から蠕動まで―大腸運動」「カハールの介在細胞」「蠕動反射の仕組み」「腸の安全装置」「脳への感覚信号の発信」の項目が続く。

「第3章：**脳と腸の不思議な関係**」は、「仮説を立て、仮説を捨てる」の項から始まる。ここでは、腸と脳の感覚信号の働きがうまくいかない代表格が、ＩＳＢであり、ＩＳＢの病態の特徴が三つ紹介される。一つは、ストレスによる発症・憎悪。二つ目は不安や抑うつなどによる心理的な異常。三つ目は消化管の知覚過敏。

この後、「腸の運動を実測する方法」「ストレス負荷の検査例」「ＩＢＳと消化管運動」「ＩＢＳと心理的異常」「三種類の心理機制」「心理検査法ＭＭＰＩの長所と短所」「オスタット法の登場」「**〝気のせい〟ではなく、内臓知覚過敏**」「**ＩＢＳと消化器病学**」「**脳波分析の重要性**」「**ＩＢＳ患者の脳波を調べる**」「**脳腸相関の仕組み**」「**下垂体分泌のホルモン**」「**ＣＲＨの発見競争**」「**脳腸相関の鍵物質**」と続く。

「第4章：**感じやすい腸とつきあうために**」は、「先生に治せますか？」の項から始まる。多くの病院を受診したが、症状が続くために、転院を繰り返し、著者を受診した患者の言葉である。この言葉が出てきた背景と、その言葉をどのように感じるか、様々な立場での解釈がなされる。そして、その患者への対応の仕方が書かれる。医師と患者の関係の原点が問われる。

以後、この項に沿って「ＩＢＳ診断ガイドライン」「ストレスを言語化する」「食生活の改善」「子どもたちの排便ストレス」「腸内環境を調整する薬物」「腸の機能を調整する薬物」「患者団体が薬物を復活させる」「下剤使用に異議あり」「腸の次は脳―抗うつ剤と抗不安薬」「脳に対する治療―心理療法」「絶食療法の効果」「なぜ絶食法でＩＢＳが改善するのか」「医師もまた疲弊」「医療環境の不合理」「Ａさんへの心理療法」など腸とのつきあい方が語られる。

「第５章：**内臓感覚が情動を生み出す**」は、「末梢は脳に支配されているのか」の項で始まる。ここでは、「悲しいから泣くのではない。泣くから悲しいのだ」といったハーバード大学のウィリアム・ジェームズの説、生理学的反応は情動体験より先に起こるという説が登場する。また、その逆の説が紹介される。すなわち、「悲しいから泣く」という情動は脳に由来する説である。前者をジェームズ・ランゲ説、後者をキャノン・ワルド説というそうである。

これらの両方の科学を以下の各項で紹介し、脳腸相関が情動という脳の大切な機能の基本になっていることが解説される。各項は以下の通りである。「行動医学の範疇」「精神分析ＶＳ行動療法」「行動療法から情動を含む認知行動療法へ」「内臓感覚とともに活性化する辺縁系」「辺縁系とはどこにあるのか」「内臓感覚から情動へ」「脳と腸の信号循環」「そもそも情動とは何か」「進化から考える情動の役割」「情動の階層行動」「情動・動機・条件づけ」「内臓感覚と言語感覚」「かくて振り出し（腸）に戻る―ソマティック・マーカー仮説」。

「第６章：**内臓感覚の正体**」は、「脳と腸のサブリミナルな関係」で始まる。感覚の脳内処理には、刺激を加えても意識されないように処理されるサブリミナル処理、刺激が意識されはじめるリミナル処理、刺激を完全に意識するスプラリミナル処理の三つの過程があるという。

これらの解説から始まって、各項の解説がある。最後の「第六感―内臓感覚」の項で、感覚こそ脳機能の土台ではないかと著者は強調する。その中でも内臓感覚は依然として大きな謎に包まれているが、脳腸相関の研究を契機として、その謎が次第に解き明かされていると説明する。

各項は次のようである。「ＣＲＨ（注：副腎皮質刺激ホルモン放出ホルモンの機能）拮抗薬の効果」「動物実験からも明らかになったＣＲＨの機能」「感染症腸炎とＩＢＳ」「最初の一撃は脳か腸か」「ＩＢＳとトラウマ」「時代を先取りするＩＢＳ研究」「ストレスによる遺伝子発現の変化」「氏か育ちか」「男性は下痢型、女性は便秘型」「レキシサイミアとＩＢＳ」「催眠効果・偽薬と脳機能」

「エピローグ―脳はおのれを見ることができぬ」は、「脳―腸間はどちらが上りか」「他臓器と脳の相関」「脳腸相関の先に」からなる。

体の取扱説明書：太田和夫著、産経新聞出版（２００７）

恒常性

「ホメオスタシス」という言葉がある。日本語で「恒常性」と訳されている。「同一の状態」を意味するギリシャ語である。生体は外界の環境の変化に対して、自らを安定した恒常的な状態に保とうとする仕組みをいう。「地球生命圏―ガイアの科学―」の著者ジェームズ・ラヴロックは、この概念を地球にも適用し、地球が生きていることの証明を試みた。

医学の世界では、この言葉をあえて訳すことをしないでそのまま使うことが多い、とこの本の著者は言う。詳しくは、これを「血圧や心拍数、体液の量、体温など体内の各臓器や組織が、常に一定の範囲内で安定した値を保って機能している状態」と説明する。

「恒常性」の考え方は、19世紀のフランスの生理学者クロード・ベルナールが提唱した。言葉は、20世紀の初頭にアメリカ合衆国の生理学者ウォルター・B・キャノンが、ギリシャ語の同一（homeo）の状態（stasis）から造りだしたものである。

哺乳類のホメオスタシスは、神経・免疫・内分泌（ホルモン）の相互作用によって維持されている。結局は、このホメオスタシス機構で調節できない体の変化が、疾病に結びつく。ホメオスタシスの保たれる範囲は、体温や血圧、体液の浸透圧やpHなどをはじめ病原微生物の排除、創傷の修復など生体機能全般に及ぶ。

ホメオスタシスが保たれるためには、これらの要因が変化したときそれを元に戻そうとする作用、すなわち生じた変化を打ち消す向きの変化を生む働きが必要である。この作用を司るのは、自律神経系、内分泌系（ホルモン分泌）、免疫系などである。

例えば、体温の調節がある。哺乳動物や鳥類が最も活動しやすいのは、37℃付近である。これは、体内の酵素が働く至適温度と一致する。体はこの温度に体温を保とうとする。これより体温が高い場合は、発汗や皮膚血管の拡張で体温を下げようとする。体温が低い場合は、戦慄や発熱しないで体温を上げようとする。

この本の著者は、日常の生活ではこのホメオスタシスを維持していくことが何よりも大切だと説く。そのためには、この世に生まれ落ちるという「奇跡的な幸運」に恵まれたわれらは、寿命の尽きるまで快適に過ごすべく、睡眠、食事、運動など折にふれて自分の生活習慣を見直し、常に「心して生きる」べしと力説する。

このような考え方の基に、まずは自分の体の取扱説明書をよく読んで、安全で快適な人生行路を歩むことを進める。その取扱説明書が本書である。孫子の言葉、「敵を知り、己を知れば百戦危うからず」を例に、人はまず自分の体のことをしっかり認識すること、そうすれば老化という敵が攻めてきても、対処の仕方が分かると解説する。

「体の取扱説明書」は、序章、第1章：脳と神経、第2章：循環器、第3章：呼吸器、第4章：消化器と内分泌、第5章：血液、リンパ液、体液、第6章：泌尿器関連の疾患、第7章：骨と筋肉、第8章：皮膚、

第9章：目、耳、鼻、口、のど、第10章：女性の疾患、第11章：その他の臓器、終章、あとがきから構成されている。

「体の取扱説明書」全般については、関心のある方に読んでもらうとして、各章の項目と注意しなければならない各器官の変化の兆候など、特徴的な内容を本書の中から探してみよう。

脳と神経：項目は、脳、迷走神経、神経。脳が急に耐え難い激痛に襲われたら早急な対策が必要。心にゆとりを感じさせる神経を大切にすることが、これからの人類にとって救いになる。延髄こそ人間が生命を維持していく中枢機構である。

循環器：項目は心臓のみ。脈の乱れを感じたら、その不整脈がどんな種類のものか専門医にチェックしてもらう。冠動脈におこる動脈硬化は心筋梗塞をおこすため、命に関わる重大なものなので要注意。心筋梗塞は時間との勝負。狭心症がある人や、動脈硬化の進展が著しい人は、日常的に検査を受けて、血管の狭くなっている部分をあらかじめ広げておくなどの予防措置を講ずること。ひどい胸痛や胸の締め付けは、急いで救急病院へ。

呼吸器：項目は胸、肺、気管。胸の中央が凹んでいる漏斗胸という先天的な異常者は手術で改善できる。肺から胸腔への空気漏れがあると肺が圧迫され、急に胸が苦しくなる。すぐに呼吸器科の専門家に相談すること。たばこは肺胞に慢性的な火傷をつくり、タールが付着して肺胞が破壊される。ほか、肥満を解消すること、喉が閉塞しないよう横向きに寝ること。

消化器と内分泌：項目は消化器、食道、腸、肝臓、胆嚢、肛門、ヘルニア、膵臓、肝石、脾臓、門脈、副腎、甲状腺、上皮小体。強い酒をストレートで飲むと、食道粘膜の細胞が繰り返し傷害を受けるため、ガンになりやすい。ピロリ菌に注意しよう。暴飲暴食を避け、腸を活性化する食物繊維を多く含む食品を摂って、便通の正常化、腸内環境の改善を図る。

酒と肥満は膵臓にも悪い。糖尿病の予防は、腹八分、禁煙、良い睡眠、歩く。膵がんを予防するには、酒を飲み過ぎず、油物を摂りすぎず、禁煙を心がけるの3点。健康な肝臓を取り戻すには、食事の節制や積極的な運動など、自助努力をする他に手はない。黄疸がでたら肝炎か、胆汁の流れ道が詰まっている証拠。

血液、リンパ液、体液：項目は、血液、白血球、血液とリンパ液、動脈・静脈、静脈、白血球・血液、細胞、体液、リンパ液、血栓。女性は男性の三倍もの鉄を摂る必要がある。喫煙者は煙の成分が赤血球と結合するため、肺のガス交換機能が低下する。これを代償するため血栓ができやすくなる。ストレスがかかると交感神経が緊張して、同時に顆粒球が増加する。ストレスが解消すると副交感神経が反応して、リンパ球が増加する。

血液は軍隊的、リンパ系は警察的な業務をしている。脚に静脈瘤がある人は、長く座っていると血栓ができやすい特徴がある。これがエコノミークラス症候群である。昼夜逆転生活を続けていると、交感神経と副交感神経のバランスが崩れ、人体を蝕んでいく。腎臓の異常、過度の運動や脱水は高カリウム血症の危険性が高まる。

泌尿器関連の疾患：項目は腎臓、前立腺・尿道、睾丸、膀胱、副睾丸。腎臓は生体内の電解質や水分を一定に保つホメオスタシスの維持において、縁の下の力持ちである。尿の量や色は体の情報が入っている。高血圧や糖尿病の患者は、そのまま放置すればやがて尿毒症になり、透析を受けざるを得なくなる。糖尿病は、食べ過ぎ、飲み過ぎ、運動不足などが原因の病気である。腎臓には糖尿病以外にも腎炎、高血圧と、痛みを伴わずにひそかに進行していく疾患がある。尿はチャンスがあればその都度出しておくこと。尿失禁は簡単な手術で防げる。前立腺肥大にならないように、日頃の食生活に注意しよう。

骨と筋肉：項目は、アキレス腱、頭蓋骨、骨、首、腕、足、指、骨盤、脊椎、関節筋肉。高齢になると、特に女性は骨折しやすいので、高たんぱくでカルシウムの豊富な食事を摂ること。関節を柔らかくし、周辺の筋肉の強化に努めること。重力がかからないと人間の骨や筋肉はだめになる。首は生命の維持に重要。寒いときは襟巻きをして養生し、熱中症になりそうなときはここを冷やす。人はいつも首の重要性を認識して行動する必要がある。

皮膚：項目は、皮膚、汗、爪。紙数が足りなくなってきたので、以下、項目だけを紹介する。いずれも「体の取扱説明書」としての内容はもとより、身近な体の部分の解説が楽しく、面白く表現されている（参照：喉仏、人中）。

目、耳、鼻、口、のど：項目は喉仏、人中（にんちゅう、じんちゅう）、鼻、舌、口、耳、三半規管、眼、耳鼻咽喉。

女性の疾患：項目は乳房、子宮、帝王切開。その他の臓器：項目はヘソの緒、腹膜、横隔膜、胸腺、臓器のサイン。大変興味深い本である。一読をお薦めする。

参照：喉仏。火葬の後で、ちょうど喉の辺りに仏様のような型の骨を見つけありがたく思ったためでしょう。欧米では、「アダムのりんご」と呼んでいます。エデンの園でアダムがあわてて飲み込んだリンゴが喉に詰まった状態を連想したものです。

参照：人中。顔には左右に眼が二つ、耳も二つ、鼻は一つだが穴は二つあります。この鼻の下から上唇までの間には縦に凹んでいる部分があり、その両脇は土手状に少し盛り上がっています。昔の子どもが鼻水を垂らし、昔の社長さんがチョビヒゲを蓄えていたところですね。

どうしてここが人間の中心なのか。一説によれば目でも耳でも、ここから上の造作はみんな左右一対なのに、ここから下は口やヘソ、さらには一物など、みんな一つずつになるので、その筋目だから人の中心なのだ—という話もあるようです。そんなことを言うと、「タマは左右に二つあるのではないか」と異議が出そうですが、まあそう堅いことは言わず、タマにはそんなことがあってもいいじゃないですか。（原文から抜粋）

アニマルセラピー入門：太田光昭監修、NPO法人 ひとと動物のかかわり研究会編、IBS出版（2007）

動物の癒し効果については、ギリシャ神話にも登場するらしい。この動物の癒しについて科学的な取組みが開始されたのは1970年代である。今では動物学からの取組みだけでなく、農学、医学、社会学、教育学および心理学など様々な分野からの接近がこころみられている。

動物の癒し効果が、高齢者施設でのレクリエーションに、小学校での学習の動機づけに、サイコセラピー（心理療法）に、さらにはリハビリテーションなどに活用されていることは、すでに世の多くの人の知るところである。この書は、これらのアニマルセラピーに参加しようとする全ての人に向けた入門教科書ともいえる。数多く使われている絵や写真が、理解を深めるのに役立っている。

本書の執筆には、ＮＰＯ法人ひとと動物のかかわり研究会の理事長である前北里大学教授養老孟司氏と、理事であり北里大学大学院医療系研究科特別研究員の的場美芳子氏もかかわっている。

本書の内容は、１）アニマルセラピーとは、２）人に恩恵を与えるイヌの力、３）もっと知りたい犬のこと、４）あなたが犬に教えましょう、５）犬といっしょにボランティア、で構成されている。

腰痛はアタマで治す：伊藤和磨著、集英社新書（２０１０）

なぜこの本が書かれたか

著者は、筋金入りの腰痛に悩まされる家系に生まれた。父も兄も、日常生活に支障が出るほどの腰痛に悩まされ続けた。本人は重度の腰痛症で、プロのサッカー選手を22歳で引退することになる。引退して2年間で10種類以上の仕事に就いたが、決まって腰痛が再発し、ひとつの職場に永く勤めることができなかった。

悶々とした生活が続く。スポーツクラブでインストラクターとして働いているとき、キネシオロジスト（矯正運動療法士）の資格をもつアメリカ人と運命的な出会いをする。彼から「腰痛症の90％以上は、筋肉や筋膜、靭帯などの関節周辺の軟部組織（身体の骨以外の組織）の機能低下が原因であって、関節や椎間板などの構造的な変形がもとになっているケースは10％にみたない。つまり、手術や薬物療法では解決できないケースがほとんど」という情報を得る。腰痛は１回の大きな負担によって起こるのではなく、長年の不良姿勢と不適切な屈み動作の繰り返しにより、腰部の組織に微細なダメージが蓄積した結果なのである。

その後、医学書を片っ端から読む猛勉強が始まる。その後、東京・代官山で腰痛症に特化したクリニックを開業する。延べ１万３０００回を越えるセッションを実施し、腰痛を根絶する方法に気づく。除痛だけを目的とした小手先の治療に頼るよりは、患者自身が腰痛を管理し、制御する技術を体得することが有効だという結論に達する。本書のタイトルである「腰痛はアタマで治す」の「頭」は、腰痛を管理する知識と、頭の位置を制御することが腰痛を根治する鍵になることを意味する。

腰痛症は、生涯で３人に１人が経験するといわれる身近な症状である。この項を執筆している筆者も、ご多分に漏れず腰痛症になった。夏の暑い日、朝夕２時間ずつ二日間にわたり畑の草取りをやった。次の日、完全に腰痛の症状が現れた。その後の対処法は省略するが、本書の処方に素直に対応した。その効用はこの項の終わりで紹介する。本書の内容は次の通りである。

第１章：なぜ病院で腰痛が治らないのか

厚生統計協会が発行する「国民衛生の動向２００９年版」によると、身体に何らかの不調な自覚症状があるとする人の中では、腰痛が第１位。男女別に見ると、男性では腰痛が第１位、女性では肩こりに次いで第2位。

このような状況の中で、腰痛の世界的権威たちによって標準化されている考え方と、著者の考えを紹介しながら、慢性的な腰痛患者が何故減らないのか、病院に通っても腰痛が根本的に改善されない理由は何故かについて解説する。

理由1：腰痛症のためのガイドラインが普及していない。理由2：腰痛診療の停滞。理由3：構造的診断（画像所見）の限界。理由4：保健に依存した診療。そのほか、手術は最後の手段であること、レベルアップしていないリハビリテーション、安静にしすぎない方が早く回復する、エクササイズは処方するもの、グローバル筋とローカル筋、医師が勧める腹筋運動のリスク、などの項目が解説される。

第2章：腰痛のしくみ

頸（くび）のこりや腰痛症を患う本質的な原因を、形態学とバイオメカニクス（生体力学）の観点から探る。そのため、人間の骨格は二本足歩行に向いていない／頭が前に出ている姿勢が問題の根源／心身症の引き金になる／人間の骨盤は長時間座るのに不向きである／背中を丸めた姿勢のリスク／猫背と脊柱起立筋のストレス／靱帯の引き伸ばし（クリープ）／椎間板ヘルニアと猫背／椎間板ヘルニアは腰をそらして予防／アナトミートレインを知れば歪む理由が分かる、などの項目が図解入りで解説される。

第3章：「トリガーポイント」と腰痛

痛みが出るまでのメカニズムと、痛みの震源地である「トリガーポイント：ＴＰ」の正体、ＴＰ特有の症状についての説明がある。多くの医療機関や治療院では、鎮痛剤や鍼で痛みを押さえ込もうとすることに異論を唱え、痛みを生じさせている機能的な問題を、患者のライフスタイルから割り出し、それを改善することの必要性を強調する。

なぜ痛みが存在するのか／痛みの種類で患部が分かる／痛みの語彙と部位を示した図表の一例／痛みを放置すると問題が広がっていく／痛みの震源地、ＴＰ／ＴＰの種類と症状／ＴＰができるまで／なぜ、いつも同じところが痛むのか／ＴＰの関連痛エリア／仙骨周辺と臀部の外側に痛みが出る腰方形筋のＴＰ／軸足と利き足の見分け方／腰椎の両脇あたりに痛みが出る腸腰筋のＴＰ／臀部に痛みが広がる大殿筋のＴＰ／太ももの外側から脛の外側に痺れが広がる中・小殿筋のＴＰ／座骨神経痛のもとになる梨状筋のＴＰ／動作を切り替える時に痛みが生じる多裂筋のＴＰ／ＴＰセルフケアのポイント、などの項目が図解入りで親切に紹介される。

第4章：正しい姿勢の人はいない

正しい姿勢の人はいないし、正しい姿勢を維持する必要はない。ときどき姿勢を正しい位置に戻せばいい。まめに自分の姿勢をチェックして、正しい姿勢をとるようにこころがけることを頭に置いて、次の項目が解説される。図解入りでわかりやすい。

姿勢を変化させることが大切／正しい姿勢の人はいない／姿勢のメカニズム／からだの正面から見た骨格の歪み／片足荷重を簡単に矯正する方法／医師が匙を投げる脊椎側弯症のしくみ／身体の側面から見た三大不良姿勢：1．スウェイバック／2．フラットバック／3．反り腰／正しい姿勢とセルフチェック／ズボンのサイドステッチで姿勢をチェック

第5章：崩れない腰のつくり方

自力で腰椎―仙骨の連結部の支持・安定性を高める方法が紹介される。ポイントは、腰部にかかるストレスを最小限にする。次に、腰の「ニュートラルポジション」と、腰椎の安定性を高める「インナーコルセット」を知ることである。この内容については以下のそれぞれの項目で図解入りの説明がある。

崩れない腰はつくれる／腰のニュートラルポジション／ニュートラルポジションはパフォーマンスを向上させる／ニュートラルポジションを体で覚える準備／モビライゼーションのやり方／ニュートラルポジションにするための調整方法／椎間板ヘルニアを回避する疲労回復ストレッチ／座って行う疲労回復ストレッチ／立って行う腰部の疲労回復ストレッチ／腰椎の安全装置、インナーコルセット／インナーコルセットにかかわる筋肉／インナーコルセットを働かせるブレーシング（下腹の引き込み）／ブレーシングの実践／腹部のコンディションと腰痛／動作の前にブレーシングを。

第6章：腰痛防止―体に優しい作業環境づくり

メンタルヘルスの実情は様々な問題点を含んでいる。ここでは、メンタルヘルスケアにも役に立つフィジカルヘルスケアが解説される。さらに、デスクワーカーとドライバーのための環境づくりが詳しく紹介される。

メンタルヘルスの実情／メンタルヘルスケアにも役立つフィジカルスケア／サラリーマンもアスリートと同じ／三日坊主の人のための提案／身体の一部、椅子を選び直す／背もたれと足台／足台の高さと設置位置／書見台を使う肘掛けを利用する／タオルで骨盤の傾きを矯正する／デスクワーカーのためのストレッチ、50分に1回必ずドライバーはフットレストを活用／ドライバーのための腰痛回避5原則／鞄を持ち換える。

第7章：腰を守る日常動作

この章では、腰痛の予防・改善に役立つ日常の動きが紹介される。日常の動作にも理想的なフォームがある／7つの基本動作「プライマルムーブメント」：押す・引く・捻る・組む・屈む・しゃがむ・歩く・踏み込む／最も腰に負担がかかる「屈む」動作／正しい屈み方の4か条／周囲の物に手を置いて屈む癖をつける／正しい屈み方を利用した、物の持ち上げ方／デッドリフトのやり方／スワットリフトのやり方／絶対にやってはいけない持ち上げ動作／腰痛予防の日常動作／理想的な睡眠姿勢／付記・ギックリ腰になったら。

補章：腰痛にならないためのゴルフ講座

ゴルフは安全なリクレーションではない／日常の姿勢がアドレスに影響する／理想的な体幹の前傾角度とは／舌を使って頸の障害を予防する／呼吸とスウィングスピードの関係／後足を使えないと腰を傷める／ボクシングのストレートをマスターするとよい／体幹の回転可能域を大きくするための魔法のストレッチ。

おわりに

腰痛の患者を治そうとする思いが、次のことがらに現れている。茶道や武道の所作や作法の普及が腰痛の改善に効果を上げる。治療では根本的解決はならず、日常的な姿勢や動作を矯正しなければならぬ。腰痛は自分で管理するものという自覚がいる。１００人の腰痛患者には、１００通りの物語がある。生体力学（バイオメカニクス）や矯正運動方法（キネシオロジー）の推奨する姿勢や作業フォームは、茶道や武道などの美しい所作と酷似する。心肺蘇生法（ＣＲＰ）普及の教育が北欧から広まったように、腰痛症改善プログラムを日本から世界に向けて発信したい。

蛇足：冒頭に書いた筆者の腰痛はどうなったか。本書の処方に従って、かなりいい加減ではあるが生体を補整した結果、幸いにも約30日程度で腰痛とおさらばできた。さて、効用はいつまで続くだろうか。本人の三日坊主か、弛まない管理に依存するだろう。それとも、これから茶道か武道を始めようか。これも三日坊主になること疑いないので止める。

環境

文明崩壊：上・下巻、ジャレド・ダイアモンド著、楡木浩一訳、草思社（2005）

世界文明の盛衰と土壌

この本を紹介する前に、わが国で49年および18年前に出版された2冊の本を紹介しておかなければならない。ひとつは、デールとカーターが書いた「世界文明の盛衰と土壌」である。なお、この本は、31年前に「土と文明」と題して改題・改訂出版されている（原題はいずれも、Topsoil and Civilization）。

「世界文明の盛衰と土壌」の序文の冒頭は、次の文章ではじまる。「文明の進歩とともに、人間は多くの技術を学んだが、自己の食糧の拠りどころを保存することを学んだ者はごく稀であった。逆説的にいえば、文明人のすばらしい偉業は文明没落の最も重要な要素であったのである」。文明の崩壊が、土壌の崩壊と共にあったことを多くの例を引いて解説する。

改題・改訂された「土と文明」の方がよりわかり易い。「文明の進歩とともに、人間は多くの技能を身につけたが、己の食料の重要な拠りどころである土壌を保全することを習得した者は稀であった。逆説的にいえば、人類の最もすばらしい偉業は、己の文明の宿っていた天然資源を破壊に導くのがつねであった」。セイモアーとジラルデットが著した「遥かなる楽園」が、2冊目である。著者は「第1章：人類とその影響」の中で次のように語る。

「当時は気がついていなかったが、いま私は、我々は土の生きものなのだということを知っている。人間はミミズと同じように土壌の生きものなのだ。もし海洋のプランクトンも陸上の土壌と同じとするならば、我々の体を構成する全てのものは土壌からきたものなのである。たとえ科学者が石油か天然ガスから食べられるものを造り出し得たとしても、石油も天然ガスも遠い昔の土の産物である以上、我々はやはり土の生物なのである。人類はまだ光合成に成功していないし、そうなる見通しも立っていない。そう考えれば、足下の大地が流れさってしまうのを見るのは身の毛のよだつ思いである」。いま、世界中で土地の荒廃が、恐るべき速度で進行している。それは文明とひとびとの荒廃でなくて何であろうか。それがこの本の主題だ。

この2冊の書から世界の歴史を顧みると、土壌の崩壊が文明の崩壊であったことが解る。あの知的なすばらしいギリシャ人が、彼らの文明をさらに可能にしたとおもわれる土壌保全にその努力を向けなかったことは、歴史の悲劇ともいえる。ギリシャ人のような輝かしい民族が、なぜ30～40世代という短い期間に没落したのであろうか。彼らも、ほかの民族と同じように農業に糊口の道を依存していた。

しかし、人口が増加したため作物生産を増大させ、それによって地力を収奪し、土壌侵食を助長する商品作物の需要が急速化したため、土壌資源が枯渇し生態系の破壊が進んだ。ギリシャの力が強かった時代は、それでも植民地の土壌を借用してその繁栄を維持できたが、その植民地をどこかの国に奪われると、ギリシャ文明は急速に没落の一途をたどることになる。このことは、文明の進歩の限界は、自然からの土壌資源の収奪の上限であることを示唆している。

ギリシャの土壌が失われるであろう懸念は、プラトンの本「クリティアス」にも書かれているという。アッチカの森林伐採と農耕の影響に関する彼の記述は、今日でもわれわれの心をうつほどの強烈な文章だ。「我々の土地は他のどの土地よりも肥沃だった。だからこそ、あの時代に農耕作業を免除された大勢の人を養うことができたのである。その土地の肥沃さは、今日我々に残されている土地でさえ、作物を豊かに実らせ、あらゆる家畜のために豊かな牧草を育てる点で他に引けをとらないことからも明らかである。そして当時は質に加えて量もまた豊富だった。小さな島でよく見掛けることだが、肥沃な柔らかい地面はことごとく流出して、病人の痩せ細った体のように痩せた土地の骨格だけが残っている」。

ローマの文明も同じように土壌の崩壊だった。メソポタミア文明の衰退も、塩分蓄積による土壌の劣化だ。シュメールの土壌の塩分上昇は、人類史上はじめての化学物質による汚染といえるかもしれない。レバノンの顛末もミノスに似ている。シリアの文明は、地力の消耗と土壌侵食によって崩壊したといわれている。

このように世界の文明の盛衰は、土壌ときわめて深くかかわりあっている。文明が輝かしいものであればあるほど、その文明の存在は短かった場合が多い。

驚くべき事実

さて、前書きが長くなりすぎた。紹介する「文明崩壊」の本のことである。詳しくは後述するとして、前の2冊の本と似たような表現をしてみよう。著者のダイアモンドは「最終（16）章：世界はひとつの干拓地」の中で、次のような驚くべき事実を見せつける。

「アメリカで最大級の農業生産力を持つアイオワ州は、過去150年間の侵食によって表土の半分近くを失った。この前アイオワへ行ったとき、わたしは、目で見てわかる劇的な実例として、ある教会の敷地を見せられた。19世紀に、農地の真ん中に立てられたその教会は、以後もずっと教会として維持され、周囲の農地はずっと耕作に使われてきた。農地のほうが教会の敷地よりはるかに急速に侵食された結果、現在、教会の敷地は緑の海に浮かぶ島のように、周囲の農地から3ｍほど高くなっている」。49年前のデールとカーターの警告は、一体何だったのであろうか。デールとカーターは、アメリカの土壌保全局の職員だったにもかかわらず。彼らの冒頭の言葉は、皮肉にも今も生きている。

ちなみに、土壌が生成されるのにどれほどの歳月がかかるのであろうか。土壌の種類によって様々だが、土壌は1年に0・1㎜しか生成されない。1㎝の土壌が生成されるのに少なくとも100年の歳月が必要なのだ。われわれ人間は、天地すなわち大気と土壌はいつまでも不変だと思っているのだろうか。

4部からなる本書

第1部は、環境問題と人口問題をかかえる現代の先進世界に属するアメリカのモンタナを紹介し、遠い過去の環境が破壊された社会の出来事を想起し、いつか崩壊するであろうモンタナに想像を巡らす。

第2部は、崩壊した過去の社会であるイースター島、ポリネシア人が住み着いたピトケアン島とヘンダーソン島、アメリカ先住民のアナサジ族、消えた都市マヤ、先史時代のノルウェー領グリーンランドの崩壊が語られる。

なお、第2部の第9章では「存続への二本の道筋」と題して、わが国の徳川幕府と農民の話、すなわち、この江戸時代トップダウン方式でいかに森林伐採が防止され、社会が崩壊から免れたかが存続の成功例として紹介される。

第3部は、再び現在だ。際だった違いをもつ4つの国が取り上げられる。第三世界で惨事が起こったルワンダの地、第三世界でどうにか存続しているドミニカ共和国、先進国に駆け足で追いつこうとしている巨人国の中国、先進国の一社会であるオーストラリアの国々だ。

ルワンダは、過剰な人口をかかえた国土が血に洗われる形で崩壊したことが書かれる。人口増大、環境破壊、気候変動の三要素が爆発物を形成し、民族抗争が導火線となったようだ。

ドミニカ共和国とハイチは、かつてのグリーンランドのノルウェー人社会とイヌイットのように、陰惨な対照をなしている。劣悪な独裁支配のなかで、ハイチは国という機能を停止してしまった。ドミニカ共和国には希望の兆しが見える。この本は、文明の崩壊が単に環境によってのみ決定されるのではないと説く。それが、ドミニカの指導者の決断の例で示される。

中国は、現在考えられる12種類の環境問題をすべて包括していると解説する。12の環境問題とは、森林伐採と植生破壊、土壌問題（侵食・塩類化・地力の劣化など）、水質資源管理問題、鳥獣の乱獲、魚介類の乱獲、外来種による在来種の駆逐・圧迫、人口増大、一人当たり環境侵害量の割合、人為的気候変動、蓄積有毒化学物質、エネルギー不足、地球の光合成能力の限界である。

オーストラリアは、先進国の中でも最も脆弱な環境をかかえ、それゆえに最も重篤な環境問題に直面している。「搾取されるオーストラリア」と題して現状と未来が語られる。

第4部は、「社会が破滅的な決断を下すのはなぜか?」、「大企業と環境－異なる条件、異なる結末」および「世界はひとつの干拓地」の3章からなる結論の部分である。第3部までは、過去と現在における個別の社会について述べられてきたが、ここではまとめの形をとりながら、そこから一歩大きく飛躍し、未来への建設的で実践的な提言が語られる。

ここでは、過去および現在の社会が直面する特に深刻な「十二の環境問題」が取り上げられる。1）自然の生息環境の破壊、2）漁獲量消費、3）生物多様性の減少、4）土壌の崩壊。これらは、天然資源の破壊もしくは枯渇につながる。5）エネルギー、6）水不足、7）光合成の限界値。これらは、天然資源の限界を意味する。8）毒性化学物質の汚染、9）外来種の導入、10）オゾン層破壊・温暖化。これらは、われわれが活用あるいは発見した環境に悪影響を与える生物あるいは化学物質に由来する。11)人口増加、12）環境侵害量。これらは当然、人口の問題に関連することである。

また、ここでは倫理とか良心とかの観念論ではなく、環境保全に心を砕くことが企業の利益につながるむべしというのであろうか。
と説くのである。したたかな実利主義である。文明崩壊の大危機を回避するには、脳ではなく体に知らし

ように仕向けろとか、流通の鎖の中で、消費者の圧力にいちばん敏感な環をねらって圧力をかけろ、など

フィリピンの地滑りと孔子の教え

この項を書いているとき、フィリピンのレイテ島に大規模な地滑りが起こった。過去の文明が自らの環境を崩壊させる過程に、森林伐採、植生破壊、土壌問題、水資源管理問題、鳥獣の乱獲、魚介類の乱獲、外来種による在来種の駆逐・圧迫、人口増大などの要因があると、ダイアモンドはこの本のなかで指摘している。

2月16日に起こったフィリピンのレイテ島の大規模地滑りをこの指摘から見れば、結局は過度の森林伐採が大規模な土壌侵食を誘発したのである。土壌侵食によって、一瞬にして村が消えたのだ。もう一度記そう。デールとカーターの言葉は、皮肉にも今も生きている。

漢の時代の劉向が「説宛」という書の「臣術」篇に、孔子の言った「土」に託する想いを記述している。「為人下者、其犹土乎！種之則五穀生焉、禽獣育焉、生人立焉、死人入焉、其多功而不言」「人の下なるもの、其はなお土か！これに種えれば、すなわち五穀を生じ、禽獣育ち、生ける人は立ち、死せる人は入り、その功多くて言い切れない」と読める。孔子はあまり自然を語っていないが、さすがに土壌の偉大さを熟知していた。

人間は、単に食物を食べるだけではない。われわれは大地をも食べている。土壌を酷使した結果、流亡や侵食などの作用によって裸地化した斜面から洗い流される土のひと粒ひと粒が、われわれの消費のありさまを示している。砂漠に変わってしまった森や草地はすべて、われわれの代謝作用の総合的な結果にほかならない。聖賢はいみじくも言い得た。土壌の崩壊は文明の崩壊である。

本書の目次は次の通りである。

参考文献

1）トム・デール、ヴァーノン・ギル・カーター：世界文明の盛衰と土壌、山路健訳、農林水産業生産性向上会議（1957）
2）V．G．カーター、T．デール：土と文明、山路 健訳、家の光教会（1975）
3）ジョン・セイモアー、ハバード・ジラルデッド：遙かなる楽園、環境破壊と文明、加藤 辿・大島淳子訳、日本放送協会（1988）
4）林 蒲田：中国古代土壌分類和土地利用、科学出版社、北京（1996）

成長の限界 人類の選択：ドネラ・H・メドウズら著、枝廣淳子訳、ダイヤモンド社（2005）

成長の限界：来し方行く末

この本を一読して、吉田松陰の次の言葉が頭から離れない。「冊子を披繙すれば嘉言林の如く躍々として人に迫る。顧（おも）うに人読まず。即し読むとも行わず。苟（まこと）に読みて之を行わば即ち千万世（せんばんせい）と雖も得て尽くすべからず」。

１９７２年と１９９２年に出版された「成長の限界」および「限界を超えて」につづいて、同じ著者による第3弾が、「成長の限界　人類の選択」である。著者らは、約30年前に実業家、政治家、科学者などからなるローマ・クラブを立ち上げ、システム・ダイナミクス理論とコンピュータによるモデリングを用いて、世界の人口と物質経済の成長の長期的な原因と結果を分析した。それが「成長の限界」である。「成長の限界」は、当時「未来予測」とか「予言」とか評された。「成長の限界」は、人類が環境や生態系に与える影響度や破壊度である「エコロジカル・フットプリント」が地球の扶養力を超えて増大しないよう、技術や文化、制度などの根本的な革新を先手を打って行うべきだと訴えている。この論調は基本的には楽観的なものであり、「早く行動すれば、地球の生態学の限界に近づくことによるダメージをこれだけ減らせる」ということが繰り返し述べられている。

したがって、「成長の限界」では、「成長が終焉を迎えるのは、本書が刊行されてから50年ほど先のことだ」としていた。たとえ地球規模であっても、議論し、選択し、修正のための行動をとることができると思われた。１９７２年の時点では、人口も経済も、問題なく地球の扶養力の範囲内にあるようだった。長期的な選択肢を考えつつ、安全に成長する余地がまだあると考えられた。これは１９７２年の時点では真実だったかもしれない。しかし20年後の１９９２年には、もはや真実ではなくなっていた。

20年が経過して出版された１９９２年の「限界を超えて」では、新たな重大な発見が展開されている。そこでは、「人類はすでに、地球の能力の限界を超えてしまった」と表現されている。熱帯雨林が持続可能ではない勢いで伐採されている。穀物生産量は、もはや人口増加についていけない。気候が温暖化している。オゾンホールが現れ始めた。また、「世界は行き過ぎの段階に入っている」とも述べている。世界の人口一人当たりの穀物生産量は、１９８０年代半ばにピークに達した。水や化石燃料を求めて緊張が高まり、衝突さえ生じている。人間活動が地球の気候を変動させつつある。一方、温暖化が経済に影響し、経済が温暖化にも影響を与えることも明らかになってきた。さらに、温暖化が軍事衝突にとっても重要な要因になることが論じられている。

「限界を超えて」が出版されて10年以上経過して、この本「成長の限界　人間の選択」が書かれた。著者は次のように述べている。「21世紀に実際に何が起こるかという予測をするために本書を書いたのではない。21世紀がどのように展開しうるか、10通りの絵を示しているのだ。そうすることで、読者が学び、振り返り、自分自身の選択をしてほしい、と願っている」。

この本は、昔の「成長の限界」が出版され30年たった今、最新のデータを基に「この30年間、人間と地球との関係はどうなってきたのか」、「いまの地球はどういう状態か」を分析し、「どうすれば崩壊せずに、持続可能な社会に移行できるのか」を熱く訴えている。地球と人間の来し方行く末を語る貴重な冊子である。

訳者は、起承転結をもってこの本を紹介している。どこから読んでもかまわないという。いちばん気になるところから読んでくれという。その起承転結とは次の通りである。

起：第1～2章地球環境の危機を招くさまざまな「行き過ぎ」の構造的な原因と、行き過ぎをもたらしている人口と経済の幾何級数的な成長を考える。

承：第3～4章人口と経済にとっての限界―地球が資源を供給し、排出物を吸収する「供給源」と「吸収源」の現状を把握し、「何もしなかった場合」にどうなるかシミュレーションを見る。

心の箸休め：第5章私たちに希望を抱かせるオゾン層の物語―人間はいかに行き過ぎから引き返したか。

転：第6章「何もしなかった場合」に「市場」と「技術」という人間のすばらしい対応能力が発揮された場合のシミュレーションを見る。市場と技術だけでは「有効だがそれだけでは十分ではない」ことがわかる。

結：第7～8章市場と技術に加えて、世界が子供の数と物質消費量に「足るを知る」ようになったとき、どうなるかを見る。人間は、崩壊を避けて行き過ぎから戻り、持続可能な社会が実現する！さらに、農業革命と産業革命につづく「持続可能革命」が求められている歴史的な必然性と、私たち一人ひとりに必要な「ビジョンを描くこと」「ネットワークをつくること」「真実を語ること」「学ぶこと」「慈しむこと」について語る。

起：第1～2章に関しては、すでにこれまでレスター・ブラウンが多くの著をなし、ＩＰＣＣ（気候変動に関する政府間パネル）が数多くの学者を動員し、膨大な詳細な資料を世に問うた。このことは、衆目の一致するところである。

承：第3～4章に関しては、ジェームズ・ラブロックが万事の源ともとれる「ガイアの科学―地球生命圏―」を著し、生きている地球の概念を広く披瀝した。

心の箸休め：第5章に関しては、シーア・コルボーンがフロンによるオゾン層破壊の研究の歴史と、これに関係した人々の人間模様を示した名著「オゾン・クライシス」に詳しい。

転：第6章に関しては、最近レスター・ブラウンがまとめた「エコ・エコノミー」「エコ・エコノミー時代の地球を語る」や「プランB―エコ・エコノミーをめざして」が詳しい。

結：第7～8章に関しては、古くは孔子の論語や仏教の教えにもある。また環境倫理の思考は、すでにわが国では古神道に見られるが、近代の思想としては、土地倫理を唱えたアルド・レオポルドの「野生のうたが聞こえる」が圧巻であろう。

このように、本書を含め多くの書に多くの嘉言があふれている。冒頭に吉田松陰の言葉を記した所以である。

この書で注目されることの一つは、第8章の「農業革命と産業革命の歴史に学ぶ」であろう。農業が始まり、その後農民は定住した。定住は人間の考え方や社会の形を変えた。土地を所有することに意味が生まれた。蓄積の習慣ができ貧富の差が生じた。農業革命が起き、人類は大きな前進をみた。

その結果、人口が増加した。そのため新たな不足が生まれた。土地とエネルギーである。こうして産業革命が始まった。この過程で技術と商業は、人間社会においての地位が高まった。宗教や倫理をも凌駕した。こんな社会構造のなかでわれらは生きている。この枠組みを越えた考え方ができにくい。

信じられないほど生産性が高まった。先進国においては、満足できる品物が溢れている。極地から熱帯、山頂から海底にいたるまで環境資源は摂取された。産業革命は成功した。農業革命の成功の後に不足が生じたように、産業革命の成功の後にも不足が生じた。環境資源の不足である。

農業革命は、地球環境が生産する利子で賄われてきた。産業革命の成功は、地球環境の元金とこの元金の使いつぶしで賄われてきたといえば、言い過ぎであろうか。著者は、これを「エコロジカル・フットプリントは、再び、持続可能な線を越えてしまった」と表現する。

当然のことながら次の革命が必要になってきた。著者はこれを「持続可能性革命」と呼ぶ。徳川時代に長州の田舎侍が、美女（浜 美枝）を救うボンドの紫外線拳銃を創造できなかったように、いまの時点で、持続可能性革命がどんな世界を生み出すかは誰にも語れない。地球規模でのパラダイム・シフトを起こす方法をも誰も知らない。

著者は、この大きな革命に密接につながる二つの特性と、五つのツールを説明する。革命の鍵を握っているのは、情報とツールである。訳者も紹介しているが、「役に立つ」五つのツールは、「ビジョンを描くこと」、「ネットワークをつくること」、「真実を語ること」、「学ぶこと」そして「慈しむこと」。

宮沢賢治は「農民芸術概論」のなかで語った。「世界がぜんたい幸福にならないうちは個人の幸福はありえない」と。このことは「成長の限界」でも言えることであろう。世界（地球）・大陸・国・地域・組織・家庭・個人は、世界がどのように変動しようとも常にその時代のある種のシステムで繋がっている。個人が、家庭が、組織が「成長の限界」を認識し、行動をとらなければ、この問題は解決をみないのである。とくに組織が「成長の限界」をどのように認識し、克服のための行動をとるか。今後すべての組織にとって避けて通れない課題であろう。もはやバブルはない。

かつて、成長の限界は遠い将来の話だった。現在では、成長の限界があちこちで明らかになりつつある。かつて、崩壊という概念は考えられなかった。現在では、仮説的な学術的概念ではあるが、人々の会話や文章に現れている。行き過ぎの結果が誰の目にも明らかになるには、もう10年かかるという。行き過ぎたという事実が一般的に認められるには20年かかるという。どうやら、われわれに残された時間は短いようだ。目次は以下の通り。

第8章　いま、私たちができること　持続可能性への5つのツール
　農業革命と産業革命の歴史に学ぶ　　次なる革命―持続可能性革命の必然性
　ビジョンを描くこと　　ネットワークをつくること
　真実を語ること　　学ぶこと　慈しむこと
付章1　ワールド3からワールド3―03への変換
付章2　生活の豊かさ指数と人類のエコロジカル・フットプリント

地球白書　2006-07：クリストファー・フレイヴァン編著、ワールドウォッチジャパン（2006）

地球の未来を握る超大国

ワールドウォッチ研究所は、中国とインドの人口増加と経済発展が地球環境に多大な影響を及ぼすことから、地球の未来を握る超大国に拠点をおかなければならないと考え、2004年から北京にある研究所のパートナーである地球環境研究所（Grobal Environmental Institute）と、積極的な協力を推進している。最新の世界の動向や考えを、中国の政策決定者に提供し、重要な中国の動向を世界に発信するためである。その成果が表れてきて、この本でも中国のことに紙数が割かれている。

近年の中国とインドの経済成長は目を見張るものがある。そのうえ、両国における人口増加、石油資源の大量消費、経済発展にともなう大気汚染や水質の悪化などさまざまな影響が生じており、そのことが地球規模での問題にもなっている。この巨大な国家は２国で世界人口の約40％を占め、その数は３位以下の20か国の総人口に匹敵するほどである。このたび発行された「地球白書２００６-０７」では、「中国がインドとともに地球の未来を握る新超大国となりつつある」という認識のもとに、第一章でこの両国に焦点をあてる。

問題への焦点のあて方が特異的である。19世紀から20世紀にかけて「眠れる国」であった中国とインドを、世界経済よりもっと大きな世界の生物圏という空間でとらえ、地球規模の大国と表現している。中国では低コストに支えられる製造業が、インドではハイテク産業がそれぞれの国の成功の基盤である。そこに至るためには、両国とも数十年にわたり高度な教育投資を行い、そのうえ、毎年アメリカを凌ぐ科学者、技術者を輩出していると強調している。

しかし、両国とも自然資源が豊富でないため石油輸入への依存が高い。このことが世界的な石油高騰の原因にもなっており、今後のエネルギーシステムの構築に向けての課題を数多く生んでいる。

また所得の伸びは、中国およびインドの穀物消費量を増加させ、穀物在庫量を低下させている。地下水が枯渇しているため、生産量の拡大は期待できない。急激な都市化や工業の発展は、水や農耕地の確保を危うくしている。さらに、炭素排出量の増加、森林の消失、種の絶滅など地球規模での負荷が、本来生態系がもつ土壌侵食防止、気候安定、洪水抑止などの多面的な機能を蝕んでいると指摘している。

このような急激な中国とインドの台頭で、地球環境問題はさらに悪化の一途をたどる。これをどのように解決すべきか。これに対して本書は、中国、インドおよびアメリカの3大国が持続可能な世界経済の構築を目指し、大国間の新たな自滅競争を避け、力を合わせてよりよい未来を創造する必要があると説いている。さらに、脱化石燃料社会への取り組み、肉中心の食生活への過度な傾倒の回避、各国の異文化交流の促進などに努力することも重要であると説く。目次は以下の通りである。

第一章　中国・インド—地球の未来を握る新超大国

○世界にインパクトを与える両国の台頭

○エネルギーの未来を選択する

○世界の穀物市場への影響力が増している

○生態系の容量を超えつつある環境問題

○判断を迫られる経済の新しい形

○世界の検討課題を再考する

第二章は、BSEや鳥インフルエンザなど工場式畜産が起こす問題を指摘している。この工場式畜産とも呼ばれる家畜生産は世界中に広がっており、小規模農場や在来の家畜種を淘汰しながら、大企業への食肉生産の集約が進んでいることと、病気の関連が以下の目次の内容にそって解説される。

第二章　BSE・鳥インフルエンザ—工場式畜産の実態

○1世紀前の食肉『ジャングル』の再現

○食べる人たちが知らない、知ろうとしない解体工程

○大量のトウモロコシ、大豆、魚、水から大量の糞尿を

○　蔓延する病気
○　家畜への思いやりを深める

人間活動の影響で地球の水循環が危機的な状態にあると言われはじめて、かなりの時間が経った。海洋、氷河、湖沼、滞水層には膨大な量の水が存在しているものの、水循環で再生される淡水、しかも陸域への降水となると地球の水のわずか0・01％にも満たない。このような情報を元に、世界の河川の評価、安全な水の確保、節水の様子、湿地回復の取り組み、これからの水問題などが語られる。目次は今の通り。

第三章　川と湖—生態系を守ることが水を守る

○　環境ダメージを評価する
○　健康な流域が安全な飲み水を育む
○　フード・セキュリティーは生態系のセキュリティーにかかっている
○　リスクを減らし、自然の回復力を維持する
○　21世紀の水政策を導入する

今やバイオエネルギーの活用は、わが国でも時代の先端と評されているが、第四章では、再生が可能な石油代替エネルギーとしてのバイオ燃料の必要性が、フォードの最高経営責任者の言葉を使って語られる。曰く、「将来の燃料は、道端に生えているあのハゼノキの実とか、リンゴ、雑草、おがくずなど、ほとんどあらゆるものから生産されるだろう。発酵可能なバイオマスは全ての燃料の減量になる」と。しかし、バイオ燃料に関しても解決されていない問題は多々ある。それは、農業との関わりや土壌流出などである。

第四章　バイオ燃料—再生可能な石油代替エネルギーを開発する

○蒸留工場からバイオ精製所へ
○環境リスクと環境効果
○燃料開発
○バイオ燃料の将来

第五章では、ナノテクノロジーの夢の技術開発の在り方が語られる。社会の弊害に真の解決をもたらしうる産業技術は、約10年ごとに次々と誕生しているという。快適な生活を支える化学、安価なエネルギー、飢餓を軽減する遺伝子組換え作物、これに続く最新の産業技術がナノテクノロジー、すなわち原子および分子スケールで物質を操作する技術である。

ここでは、あらゆる分野に応用可能な基礎的技術であるナノテクノロジーには、膨大な資金投入が背景になって急成長しているが、これは夢の技術になるのか、負の側面は考察しなくていいのか、対策を迫られる課題はどうするか、などが以下の目次にそって解説される。

第五章　ナノテクノロジー――夢の技術の開発は市民権を得てから
○ナノテクノロジーとは
○ナノ粒子の潜在的リスクは決して小さくない
○発展途上国への影響
○ナノ・モノポリー
○ナノバイオテクノロジーが生命の営みに新しい意味をもたらす
○議論と規制の必要性

第六章は、わが国が52年も前から苦しみ続けている水俣病の原因物質、水銀の問題である。いまや、水銀汚染は局地的な点的汚染ではなくなった。ここでは、地球規模の拡散を防ぐための提案がなされる。

水銀は暮らしのあらゆる場面に潜んでいるため、ヒトが水銀を摂取する量は年々増加する。漁業にも深刻な被害が生じている。水銀汚染は先進国から途上国へとシフトしている。これらの問題を以下の目次で詳細に解説する。この章は地球規模での水銀の実状を系統立てて理解するのに最適である。

水銀は数多くある元素の中で、農と医の連携が最も重要な元素の一つであろう。水銀は脳と神経系を損傷する強力な神経毒である。金属水銀などの無機水銀も健康被害をもたらすが、特に危険なのは魚に含まれるメチル水銀化合物である。これは、有機水銀化合物と呼ばれる。妊婦と乳幼児は、有機水銀化合物の被害を最も受けやすい。

子供の脳は生後数年で発達するが、水銀は健康な神経系に不可欠な脳の発達を妨げる。高濃度の暴露を受けると、精神遅滞、脳性小児麻痺、難聴、視野狭窄に至るおそれがある。幼児の体に入る水銀は、食べ物からであり、母親の食物を経由した母乳からである。

第六章　水銀―地球規模の拡散を防ぐための提案

○水銀の毒は世界を巡る
○世界の水銀使用量と放出状況
○世界の水銀市場
○需給削減で環境負荷を抑制する
○水銀対策における国際協調の現状

２００５年の秋、わずか数週間のうちにアメリカ南部、中央アメリカ、パキスタンさらにはインドを天災が襲い、甚大な被害が生じた。ニューオリンズではハリケーンの避難場所のスタジアムに数千人の住民が取り残され不衛生な環境で生活した。グアテマラでは、地滑りで生き埋めになった生存者を捜すべく親類縁者が駆けつけた。地震で閉ざされたパキスタンの山岳地帯では、崩壊した町で生き残った人びとが食糧やテントを争って求めた。

これらの災害は、重要な生態系の衰退によって、暴風雨や洪水、地震の威力が著しく増幅しうることを教えている。環境変動にともなう災害は、食糧の枯渇、病気を発生、人の生死や健康に多大な影響を及ぼす。環境を抜きにした農も医も存在しないのである。第七章は、この災害を人道的かつ環境的平和構築に関係づける物語が解説される。

第七章　災害―不幸なインパクトを和平交渉の好機に変える

○「自然災害」と「非自然災害」の定義づけ
○災害と紛争のつながり
○暗雲と希望の光
○アチェ：行き詰まりの打開
○スリランカ：戦争でも平和でもない
○人道的、環境的和平構築

ＷＴＯが果たして持続可能な開発を実現できるのか、対峙する貿易と環境の衝突が避けられるのか、貿易は豊かさをもたらすのか、貿易と持続可能な開発は調和できるのか、貿易と開発に関する委員会は目的達成のために機能しているのか、などの問題点が論議される。第八章は題して、「貿易と持続可能な開発を調和させるための改革を」と手厳しい。

第八章　ＷＴＯ―貿易と持続可能な開発を調和させるための改革を
○　貿易と環境論争
○　貿易と環境の衝突は避けられるのか
○　未解決の懸念
○　ＷＴＯと環境の相互支持的作用
○　貿易と持続可能な開発は調和できるか
○　ＷＴＯを超えて
○　ＷＴＯ改革の必要性

中国の劇的な経済発展は、過去20年間の間に生態系の崩壊をもたらした。中国の環境劣化のコストは、国内総生産（ＧＤＰ）のほぼ９％にのぼると推定されている。都市居住者は、石炭の燃焼と急増しつづける自動車の排気ガス汚染に悩まされている。都市の大気汚染が増加の一途を辿っている。河川、森林、草地、農地の乱開発と不適切な管理は、農村居住者の健康と生活基盤を脅かしている。カドミウムなどの重金属汚染で健康を害する人びとが増えている。さらに急速に減少するこの国の豊かな生物多様性は退化の一途を辿っている。

このような状況の下に、環境ＮＧＯの活動が活発化している。中国のＮＧＯの活躍した「怒江ダム論争」はその象徴と言うことが出来る。以下のような目次で、環境市民社会が育成されつつあることが語られる。

第九章　中国―ＮＧＯを中心に環境市民社会を育成する

○環境ＮＧＯの政治的機会を開く
○中国特有の性格をもつ環境市民社会
○拡大するＮＧＯの影響力
○官製ＮＧＯ（ＧＯＮＧＯ）の創設
○環境ＮＧＯへの国際援助
○政治的機会への根深い制約
○より強力なＮＧＯ部門構築の機会
○次のステップに向けて

最終章の十章では、地球上の生態系の劣化が進行しているため、この21世紀には持続可能な社会の構築が必要であることが強調される。そのためには、企業の主導的役割と責任がきわめて大きいと結論している。それを分かりやすくするため、何故企業に焦点を合わせるのか、インドと中国における企業責任、次世代の責任あるビジネスリーダーの育成と題するコラムが設定されている。

なお、章中のＣＳＲ（corporate social responsibility）は企業の社会的責任。ＮＧＯ（nongovernmental organization）は非政府組織。政府間の協定によらずに創立された民間の国際協力機構。ＳＲＩ（socially responsible investiment）は社会的責任投資。

第十章　ＣＳＲ・ＮＧＯ・ＳＲＩ―環境の世紀にふさわしい企業を目指して

○企業責任の根拠

○先駆的企業の例
○責任ある企業活動への障害
○ステークホルダーの役割
○競争の足場を公平にする
○企業の影響力の方向を修正する

ガイアの復讐：ジェームズ・ラブロック著、秋元勇巳監修・竹村健一訳、中央公論新社（２００６）

ラブロックの著書

著者のラブロックは、これまでガイアに関する数多くの本を世に問うている。「地球生命圏—ガイアの科学」「ガイアの時代」「ＧＡＩＡガイア：生命惑星・地球」「ガイア：地球は生きている」「ガイアの思想：地球・人間・社会の未来を拓く」などが、そうである。ここで紹介する本は、著者のラブロックが87歳になった２００６年に出版した「The REVENGE of GAIA」を文字通り「ガイアの復讐」と訳して出版したものである。

Oxford University Press から１９７９年に「Gaia: A new look at life on earth」と題した本が出版された。

この本が「地球生命圏—ガイアの科学」（工作社）としてわが国で出版されたのは、1984年である。翻訳・出版されるのに5年の歳月が経っている。

続いて、W.W. Norton から1988年に「The ages of Gaia」が出版された。この本は「ガイアの時代」（工作社）と題してわが国で1989年に翻訳・出版された。われわれは、原著出版の翌年にはこの本を翻訳文として読むことができた。

今回の原著「The REVENGE of GAIA」と訳書「ガイアの復讐」は、いずれも2006年である。われわれが翻訳文を手にしたのは、原著と同年ということになる。この3冊の本の原著と翻訳の時間的な流れをみるだけでも、ひとびとの地球生命圏ガイアへの関心の強さがうかがえる。さらに、地球が温暖化しつつある現実も、ひとびとの地球生命圏への関心を高めている。

「Gaia: A new look at life on earth ＝地球生命圏—ガイアの科学」が世に出て、新たに出版された「The REVENGE of GAIA ＝ガイアの復讐」をわれわれが手にするまで、27年の歳月が経過している。優に四分の一世紀の長きにわたる。生まれた子が、小・中・高・大学・修士・博士の教育課程を経た歳月である。この「情報：農と環境と医療」の読者に、仮に博士課程以下の学生がいたとすれば、彼らは「GAIA: A new look at life on earth ＝地球生命圏—ガイアの科学」の出版を知らないことになる。

したがって「ガイアの復讐」を紹介する前に、まず上述したラブロックの他の主要な2冊を簡単に解説しなければならない。この2冊の本の理解の上に立って、はじめて「ガイアの復讐」を読む意味があると思うからである。

地球生命圏―ガイアの科学、工作舎（1984）

この本は、現在の地球問題を考えるうえで、あらゆる分野の多くの技術者や科学者に多大な影響を与えた。今から23年前の翻訳本であるが、若い研究者に是非読んでもらいたいため、ここに紹介する。

ガイアとは、ギリシャ神話に語られる「大地の女神」のことである。遠いむかし、ギリシャ人は大地を女神として敬い、「母なる大地」に畏敬の念を抱いていた。この考え方は歴史上あらゆる国や民族にもみられ、いまなおわれわれの信条の基になっている。もちろん、わが国の「古事記」にもこの概念をみることができる。なかでも、石や土を称えた石土毘古神（いわつちびこのかみ）が敬われている。

一方、近年、自然科学の発展と生態学の進展にともなって、地球生命圏は土壌や海洋や大気を生息地とするあらゆる生き物たちの単なる寄せ集め以上のものである、という推測が行われている。著者のJ.E. Lovelockは、この仮説を本書で実証しようとする。つまり、地球の生物と大気と海洋と土壌は、単一の有機体とみなせる複雑な系を構成しており、われわれの地球を生命にふさわしい場として保つ能力を備えているという仮説の実証である。

彼は化学者として大学を卒業し、生物物理学・衛生学・熱帯医学の各博士号を取得し、医学部の教授をへて、ＮＡＳＡの宇宙計画のコンサルタントとして、火星の生命探査計画にも参加した。また、ガスクロマトグラフィーの専門家で、彼の発明した電子捕獲検出器（ＦＰＤ）は、環境分析に多大な貢献をしている。

「沈黙の春」の著者レイチェル・カーソンの問題提起のしかたは、科学者としてではなく唱道者としてのそれであったと説き、彼は生きている地球というガイアの概念を、天文学から動物学にいたる広範な科学の諸領域にわたって実証しようとする。

本書は第1章から第9章、訳者後記、用語の定義と解説、参考文献から成っている。参考文献は、微生物から宇宙にいたるまで幅広く、なかでも、Science, Nature, Tellus, J.Geophys.Res., Atm. Environ., SCOPEなどの雑誌は、宇宙や地球や環境の研究に従事している学者や研究者にもなじみ深い文献である。

第1章では、火星の生命探査計画に始まる地球生命への新たな視座、すなわち地球とその生命圏との関係についてのひとつの新しい概念を提起し、ガイア仮説を述べている。第2章では、ガイア誕生のための太初の生命の出発、生命活動と大気の循環、生命圏による環境調整について語る。第3章では、他の惑星との大気組成の比較、微生物の活性などによってガイアを認識させようとする。第4章では、ガイアのもつサイバネティクスを温度調節と化学組成の調節を例にとって解き明かしていく。

第5章では、生理学者が血液の成分を調べ、それが全体として生命体のなかでどのような機能を果たしているかを見るのと同様な扱いで、現在の大気圏をとりまく空気の成分を解説する。ここでは土壌や海洋から発生するメタン、亜酸化窒素、アンモニア、二酸化炭素などのガスが生命圏の安定状態の維持に重要であることが語られる。第6章では、海洋が〈彼女〉の大切な部分であることを、「海はなぜもっと塩からくならないか」というテーマや、硫化ジメチルなどの化学成分の海洋から大陸への旅で説明する。

第7～8章では、ガイアと人間について論じている。人間の諸活動がもたらす危険を注意深く監視するのに必要な最重要地域は、熱帯の湿地帯と大陸棚であると強調する。また、オゾン層の増減には常に気を配ることを力説する。そして、ガイアの自己調節活動の大半は、やはり微生物によるものと考えていいとする。さらにガイア仮説と生態学を比較し、「ガイア仮説は、惑星の細部ではなく全体を明かした宇宙空間からの地球の眺望を出発点としている。一方、生態学のほうは全体像というよりは、地についた自然史と、さまざまな生息地や生態系の緻密な研究に根ざすものである。かたや森をみて木がみえず、かたや木をみて森がみえない」と説く。

第9章では、人間とガイアの相互関係における思考や感情という、ガイア仮説のうちでもっとも推測的でつかみにくい側面を語っている。以上がこの訳書の概略である。本書の前半の6つの章は、いわゆる自然科学の領域で理解できるものであろう。けれども、ガイアと人類について論ずる最後の3つの章はきわめて信条的で難解な部分が多い。しかし、本書のような観点から地球をとらえたとき、地球の研究がいかに生命圏の維持、保全に重要なものであるかが理解されよう。著者は語る。「ガイア仮説は、散策したりただ立ちつくして目をこらしたり、地球やそこで生まれた生命について思いをめぐらせたり、われわれがここにいることの意味を考察したりすることの好きな人びとのためのものである」と。

ガイアの時代、工作舎（1989）

この書は、上に紹介した「地球生命圏―ガイアの科学」が執筆された後、その後の科学的知見を基に全面書き直しされたものである。その間、9年の歳月が経過している。

ルイス・トマスは、本書の「序文」で次のように語る。われわれは地球を整合性のある一つの生命システムととらえるようになるだろう。それは自己調節能力と自己更新能力をそなえた、一種の巨大生命体である。ここから直接・間接に何か新しい技術的応用が生み出されるとは思えない。が、将来われわれが選択するであろういまとはちがった種類のテクノロジーに対し、新たな、より穏やかな影響をおよぼしはじめる可能性は大きい。

著者は「はじめに」で、自分はガイアの声を代弁したいだけであることを強調する。なぜなら、人間の声を代弁する人の数にくらべ、ガイアを代弁する者があまりにも少ないからである。また「ヒポクラテスの誓い」と題して、本書の目的の一つに、惑星医学という専門分野が必要で、その基礎としての地球生理学を確立する必要があると説く。

第1章では、この本が書かれた理由を以下のように説明する。本書は、わたしたちが属する世界について一人の人間の見たままを綴ったものであり、何よりも著者にとっても読者にとっても楽しめる本である。これは、田園散歩に出かけたり、コロレンコがしたように友人たちと地球が生きていることについて論じ合ったりする時間をそのなかに含む、ひとつの生き方の一端として書かれたものだ。

第2章は、本書の中で第6章とともにもっとも主要な部分で、生命と生命の条件が解説され、デイジーワールドの進化が提案される。生命としての地球の説明については、観念的には次の文章が理解しやすい。「なかに次つぎと小さな人形の入った入れ子式のロシア人形のように、生命は一連の境界線のうちに存在している。もっとも外側の境界は、地球大気が宇宙と接するところである。この惑星的境界線内部で、ガイアから生態系へ、動植物へ、細胞へ、ＤＮＡと進むにつれ、生命体の大きさは縮小するが生育はどんどん盛んになってゆく。」

第3章では、地球生理学的視点から見た地球の歴史を、デイジーワールドを使い生命の発祥から今日までたどる。環境が低温の場合は黒いデイジーが優勢で、太陽光を吸収し自身と周辺環境を暖める。高温の場合は白いデイジーが優勢で、太陽光を反射し自身と周辺環境を冷やし、生育に適した環境に調整する、というデイジー・モデルが解説される。

このような地球上の生命が自ら最適な環境に調整するというラブロックとリン・マーグリスのガイア仮説（その後のガイア理論）は、環境への適応により生物は進化すると思っていた者には新鮮である。

第4、5、6章は、科学的に妥当な年代を順番に並べたものである。最初は生命が発生した始生代で、この代の地球上唯一の微生物はバクテリアであり、大気はメタン主体で酸素は微量ガスの一つにすぎなかった。原生代と呼ぶ次の中世の章では、酸素がはじめて大気ガスの主体として登場してから、細胞の集団が集まってそれぞれ独自の個体性を持った新種の共同体を形成するときまでを扱っている。次は、動物が現れた顕生累代についての章である。第6章は、第2章と同様にこの本では重要な部分である。

第7、8、9章は、ガイアの現在と未来を扱ったもので、地球上における人類の存在と、いつの日か火星上にもそれが広がってゆくかもしれない可能性とに力点を置いたものである。第9章では、これまで提出された様々な質問や問題点に解答を試みている。

この本を読んでいて、農業にかかわるひとびとが大きな関心を寄せる箇所がいたる所に現れる。筆者が見つけただけでも、少なくとも9カ所散在する。簡単に言えば、農林漁業はガイアにとって好ましくない存在であるということである。以下にその代表的な記述を紹介する。これらの指摘をどのように理解するか、反論があればどのように説得するか、認める部分があればその対策をどのようにとるか。われわれに与えられた課題であろう。

「地球の健康は、自然生態系の大規模な改変によってもっとも大きく脅かされる。この種のダメージの源として一番重大なのは農業、林業そして程度はこの二つほどではないが漁業であり、二酸化炭素、メタン、その他いくつかの温室効果ガスの容赦ない増加を招く」。

「われわれはけっして農業なしには生きていけないが、よい農業と悪い農業のあいだには大きなひらきがある。粗悪な農業は、おそらくガイアの健康にとって最大の脅威である」。

序文：ルイス・トマス／はじめに：コームミルの水車場から／ガイアの代弁者として／ヒポクラテスの誓い／第1章：序章／第2章：ガイアとは何か？／第3章：デイジーワールド／第4章：始生代／第5章：中世／第6章：近世／第7章：ガイアと現代環境／第8章：第2の故郷／第9章：神とガイア／エピローグ／訳者あとがき／参考文献

ガイアの復讐、中央公論新社（2006）

上述した2冊の本が出版された後、1990年代に入り地球環境問題が大きく浮上し、「ガイア」という言葉をよく耳にするようになった。しかしその言葉の使われ方には、ラブロック達が唱える「ガイア」とは大きな違いがあった。「ガイア」が地球環境の文脈の中で使われるとき、その多くはあくまでも人間にとっての地球環境として使われているように思われる。しかしラブロックは、人間はあくまでもガイアの一部であり、むしろガイアにとってその調整機能を破壊する有害な存在として捉えている。

「ガイアの復讐」には、このような歴史が端的に語られている。ここでは、ガイアは人間を排除しようとしていることを解説する。ガイアが人間を受け入れるためには、人間の数が多すぎるとも語る。その多すぎる人間を支える基本となっている電気は、核融合や水素エネルギー技術が確立するまで、環境にもっとも負荷の少ない核分裂エネルギーに頼るしかないと記している。

ラブロックは、地球温暖化の臨界点を二酸化炭素濃度で500ppmとしている。北極の氷の溶ける量が増加すれば、氷の中の二酸化炭素が放出されて温暖化に拍車がかかるという。ここでは、ひとびとがあまり語らない閾値（いきち）の問題が見え隠れする。

南太平洋のエリス諸島を領土とするツバル国は、いまや水没の危機にさらされている。気温の上昇による海水の膨張により、日本の海岸に面した平野は水没を逃れるために、防波堤を構築しなければならないだろうか？

地球生命圏にガイアと名付けたラブロックの危機感が、ひしひしと伝わってくる一冊である。電気による現代文明を享受し、それでいて地球の温暖化を叫んでいる筆者たちにとっては、実に手厳しい本である。ラブロックは地球医学者として、未来の危機を予測する「鉱山のカナリア」なのかもしれない。各章ごとの内容の一部を以下に紹介する。

第一章：地球の現状

著者は、惑星専門の医師の立場から地球の現状を次のように分析する。地球の健康の衰えは、世界で最も重要な問題である。われわれの生命は、まさに地球が健全か否かにかかっているといっても過言ではない。地球の健康への配慮は、優先されてしかるべきである。増加の一途をたどる人類が繁栄するためには、健全な惑星が必要だからである。

地球が若く丈夫だった頃には、不都合な変化や温度調節の失敗にも絶えることができた。だが今では地球も年齢を重ね、昔のような回復力を期待することができない。

前世紀の地球観を次のように攻撃する。われわれはなぜ、人類や文明が直面している重大な危機に気づくのがこうも遅いのだろう。地球温暖化の熱が極めて有害な現実であり、人間や地球の制御できる限度をすでに超えたかもしれないのに、それを理解できずにいるのはなぜだろう。バクテリアからクジラにいたる他の生物も人間も、多様性のあるずっと大きな存在、すなわち生きている地球の一部だという概念に、われわれはいまだに馴染めずにいるのである。

大気中の二酸化炭素濃度や気温によって決まる閾値（いきち）が存在することに、気付かなければならない。ひとたびこの値を超えると、どんな対策をとろうとも、結末を変えることができない。地球はかつてないほどの高温状態になり、後戻りは不可能だ。

必要なのは持続可能な撤退である。われわれはエネルギーを誤用し、地球を人口過剰な星にしたが、だからといって文明を維持するために技術を放棄するわけにはいかないだろう。その代わり、人間の健康ではなく地球の健康を念頭に置いて、技術を賢く利用しなければならない。トップダウンの全体的見方が、物事を細分化してからボトムアップで再構成するのと同じくらい重要だということが理解されなければならない。

地球が新たな酷暑の状態に向けて急速に動き出したら、気候変動は間違いなく政界や経済界を混乱させるであろう。

第二章：ガイアとは何か

ガイアとは、生物も非生物も含めた総合システムである。ガイアは地殻がマグマと出会う場所、つまり地下約16㎞の深さから始まり、さらに海洋と空気を経て16㎞上空に進み、宇宙との境界にあたる熱圏で終わる。

ガイアは生物圏を含む活発な生理学的システムで、30億年以上の間、地球を生命が存在できる環境に維持してきた。目標は固定的でなく、現在の環境がどうであれ、それに合わせて調節可能だし、どんな形態の生命があろうと適応できる。

ガイアは全体的なシステムである（生命体と物質的環境が結びついている）こと、そして自己調節を進化させたこと、それらは生命や生物圏だけでなく、この巨大な地球のシステムによるものであることに気づかなければならない。そしてガイアは、みずから温度調節や安定した化学成分の維持を管理する。

第三章：ガイアの歴史

惑星の表面積の70～80％に生物が棲んでいると平衡状態になる。もし疫病その他の不幸な出来事で70～80％の生物が潰滅したら、温度と化学組成は調節されなくなり、モデルのシステムは急速に生命なき惑星の平衡状態に落ち込む。

暖かくなるのであれ寒くなるのであれ、気候が変化すると最初にあらわれる反応は、多様性の増加である。これは、状況が変化したことによって稀少な種に繁栄のチャンスがめぐってきたこと、そしてこれまで定着していた種がまだ減少していないことによる。地球はそのようにしてきた。

ガイアの老化と死が近づいている。ガイアが年老いて、もうそれほど長く生きられないという事実に触れないわけにはいかない。太陽がいまだかつてないほど熱くなっているため、まもなく動物や植物や細菌といった生命体は、その暑さに耐えられなくなる。人間と同じことがガイアにも言える。その生涯の最初の十億年は細菌の時代で、中年も終わりに差し掛かって、ようやく最初の原始植物が現れた。そして80代になって初めて、最初の知的な動物が惑星に出現した。

第四章：21世紀の予測

気候変動の予測の信頼すべき情報源となるのは、ＩＰＣＣの報告書である。ＩＰＣＣは、１９９０年にはじまる「Climate Change」から今日まで、主要な報告書を数多く発刊している。とくに、１９９０、１９９４、２００１、２００４、２００７の報告書は重要である。

北極やグリーンランドの解氷は深刻である。地球は、北極の氷による冷却能力を失うことになる。白い氷に取って代わった黒っぽい海が太陽の熱を吸収し、暖まるにつれ、グリーンランドの解氷はさらに加速するであろう。

化石燃料と農業によって、われわれはすでに０・５テラトン（1テラは10^{12}）の炭素を放出した。これは始新世の猛暑に放出されたと推定される量の範囲内である。その他、今はメタン、フロン、亜酸化窒素を大量に放出している。

覚悟しておくべきことは数多くあるが、二酸化炭素濃度が５００ｐｐｍを超えたら（数年の内に起こる可能性がありそう）、気温はおそらく今よりも６℃から８℃高くなり、新たな安定状態に入ることになるであろう。

第五章：さまざまなエネルギー源

近代文明を支えてきた電気エネルギーの源を、考え直さなければならない。化石燃料（石炭・石油・天然ガス）、水素、再生可能エネルギー（風力・波力エネルギー・潮汐エネルギー・水力発電・バイオマス燃料・太陽光エネルギー）、原子エネルギー（核融合エネルギー・核分裂エネルギー・チェルノブイリと原子炉の安全）の特徴が解説される。そして、エネルギー源のベストミックスを考えなければならないと主張する。

第六章：化学物質、食品、原料

われわれは、「都会のライフスタイルと価値観」を考え直す必要がある。このことを、農薬と除草剤、硝酸塩、酸性雨、危険物としての食物、リスクの認識の項目を立てて解説する。

第七章：持続可能な撤退を実現する技術

未来社会をどのように構築するか。それには、持続可能な撤退を実現する技術が必要であるとして、「改善」と「理想の食物とライフスタイル」なる項目をたて解説する。そして、最後に次のことが強調される。

「ガイアの幸福は常にわれわれ自身の幸福に優先する。われわれはガイアがなくては存在できないのだから」。

第八章：環境保護主義に対する私見

直感的な感覚と本能、神と創造への直感的な理解、目標とすべき適正人口、人間はガイアの一部などの項目のもとに、環境保護主義に対する著者の意見が整理される。

第九章：限界を越えて

秩序正しい持続可能な撤退へ、文明の明かりを点し続けるために、われわれの子孫が生き残っていくためのマニュアルなどの項目のもとに、限界を越えた地球が語られる。

できるだけ多くの人に是非読んでほしい本である。農と健康が、環境を通してどれだけ影響を受けているかが分かると同時に、環境の維持なくして、健全な農も健康も経済も国家もあり得ないことがわかるであろう。

レスター・ブラウンは、経済の中に環境があるのではなく、環境の中に経済があらねばならないと説いている。ここでは、当たり前のことであるが、人の中に地球があるのではなく、地球の中に人があることが説かれている。地球が健全でなければ人間は存在し得ないのだから。さらに、地球はべつに人間を必要としていないのだから。

われわれはなぜ、人類や文明がいま直面している数々の驚異的な危機におもいが及ばないのだろうか。地球温暖化による加熱が、さまざまな生態系に極めて有害な現象を引き起こし、地球生命圏が、すでに温暖化を制御する限度を超えてしまっているのに、ひとびとがそれを理解できずにいるのはなぜだろうか。

理解すると言うことは、解決のために実行に移すことなのに。

プランＢ　３・０―人類を救うために―：レスター・ブラウン著、環境文化創造研究所、ワールドウォッチジャパン（２００８）

レスター・ブラウンの横顔と著書

著者のレスター・ブラウンは、食料、エネルギー、環境など地球規模で発生している問題点を鋭く指摘し、それに対してどのように対応したらよいか、すぐに実施すべきことは何かを具体的に提示してきた。これまでも、地球環境問題に取り組むワールドウォッチ研究所、アースポリシー研究所を創設するとともに、「エコ・エコノミー」「エコ・エコノミー時代の地球を語る」「プランＢ」「フードセキュリティー」「プランＢ　２・０」などを発刊し、環境問題に警鐘を鳴らし続けている。活動の持続性と内容の深さは、まさに超人的である。この本を紹介する前に、氏のひととなりとエコ・エコノミーに関わる上述した過去の本の一部を紹介をする。

かつてワシントン・ポスト紙は、彼を「世界で最も影響力のある思想家」と評したことがある。筆者は、１９９７年の第13回国際植物栄養科学会議で氏と招待講演を共にした。そのときの氏の出で立ちが忘れられない。壇上の氏は、蝶ネクタイにズック姿でその装いをきめていた。装いからも、何か新しいタイプの思想家であり実践家を想起させられた。

氏は、アメリカのラトガーズ大学農学部を卒業した後、米国農務省の海外農業局所属の国際農業アナリストになった。この間、メリーランド大学で農業経済理学修士、ハーバード大学で行政学修士を取得している。１９６４年、農務長官の対外農業政策顧問に、66年に農務省の国際農業開発局の局長に就任した。69年に公務から離れ海外開発会議を設立している。氏はこの間、発展途上国の人口増加に対応できる食料増産計画の課題に深く関わった。

地球環境問題の分析を専門とする民間研究機関として、１９７４年にワールドウォッチ研究所が設立された。氏の独自性が発揮されるようになるのは、この研究所で84年から発刊され始めた「地球白書」の執筆からであろう。地球の診断書とも言うべき「地球白書」は約30の国語に翻訳され、世界の環境保全運動のバイブル的な存在になっている。

氏の思想は、人口の安定と気候の安定の二つに集約できる。過剰の人口増加は、食料生産の増大を要求する。食料の増産は、土地の劣化や水不足をもたらす。工業化の成功は、耕地面積の縮小と食料輸入国への変遷を生じ、多量の化石燃料の消費に転じる。

このような考えを背景として書かれた「だれが中国を養うのか」は、中国から激しい反論を受けたが、中国の食料政策の転換を促進した。氏の分析は、自然科学的データをもとに社会科学的手法を取り入れているので、提言に説得性がある。

環境問題が世界の経済を変えると説く。地球の生態系により負担の少ない産業こそが、未来の成長産業であり、このような経済へのシフトは、最大の投資機会であると主張する。再生可能なエネルギー業界、リサイクル業界、高エネルギー効率の交通産業などがそれである。

エコ・エコノミー

このような思想的な背景の元に書かれたのが、最初に出版された「エコ・エコノミー」である。本書が執筆された背景に三つのことがある。第一は、人類は地球を救うための戦略レベルでの闘いに敗れつつある。第二は、私たちは環境的に持続可能な経済（エコ・エコノミー）のあり方について明確なビジョンをもつ必要がある。そして第三は、新しいタイプの研究機関（エコ・エコノミーのビジョンを提示するだけでなく、その実現に向けての進展状況の評価をたびたび行う機関）を創設する必要があるということである。

ワールドウォッチ研究所を発足させたとき、氏たちは森林減少、砂漠化、土壌浸食、放牧地の劣化、生物種の消失を憂慮していた。漁場の崩壊についても心配し始めていた。しかし現在、懸念される問題は、その当時よりはるかに多くなっている。例えば二酸化炭素濃度の絶え間ない上昇、地下水位の低下、気温上昇、河川の枯渇、オゾン層の破壊、発生頻度と破壊力を増す暴風雨、氷河の融解、海面上昇、サンゴ礁の死滅などが加わっている。

しかしこの間、氏たちは多くの戦術レベルでの闘いで勝利を得てきたが、地球の環境悪化に歯止めをかけるために「人類がとるべき行動」と「実際にとっている行動」とのあいだのギャップは開きつづけている。何とかして、こうした状況を変えなくてはならない。「エコ・エコノミー」という題の本の目的は、エコ・エコノミーというビジョンの輪郭を描くことである。

これらの目標を達成するために、新しいタイプの研究機関が設立された。２００1年5月にできたアースポリシー研究所（Earth Policy Institute）がそれである。「エコ・エコノミー」すなわち〝Eco-Economy : Building an Economy for the Earth〟は、当研究所の最初の出版物である。

この本は3部から成る。第1部は「環境へのさまざまなストレスとその相互作用」で、これまで報告されてきた気候、水、暴風、森林、土壌、種の絶滅などの変動が解説される。さらに、これらの環境変動の相乗作用は、予想を超える脅威を持つと解説される。第2部は「環境の世紀の新しい経済」で、人類の挑戦である「エコ・エコノミー」が解説される。第3部は「エコ・エコノミーへの移行」で、人口の安定化、経済改革を実行する政策手段などが語られる。

第3部の最終章の最後の節「まだ時間はあるのか」が、最も関心の深いところであろう。ここでは、「模様眺めの時間はない」が「改革断行の時間はある」という。「人類が力を合わせて持続可能な経済を構築するのか」、または「環境的に持続不可能な今日の経済を衰退するがままに放置するのか」、そのどちらかである。中道の道はないと言い切る。重要なことは、「環境は経済の一部ではなく、経済が環境の一部である」と語り、環境的に持続可能な経済の必要性を述べていることである。

エコ・エコノミー時代の地球を語る

「エコ・エコノミー」に続き、氏がアースポリシー研究所で発刊した第二作目の作品であり、3部からなる。第1部のタイトルは「生態学的な赤字がもたらす経済的コスト」と題して、われわれは今、大きな「戦争」を闘っていると解説する。この闘いとは、「拡大する砂漠」と「海面上昇」である。第1章では、中国において、生態学的な赤字がどのようにして砂漠化につながったかが論じられる。第2章では、生態学的な赤字が食料供給にもたらす悪影響について取り上げ、土壌と水の不足をどのように解消していくかを考える。第3章では、自然の炭素吸収能力を超える炭素排出が気候をかく乱すること、炭素排出を減少させることの必要性、環境的持続可能性の達成のための市場改革が論じられる。

第2部は「見逃せない世界の動向」と題して、「エコ・エコノミー」の構築に向けて、その進展状況を図る尺度として12の指標を選び、これらを解説する。その指標とは、世界人口、世界経済、穀物生産量、海洋漁獲量と水産養殖量、森林面積、水の需給状況、炭素排出量、地表平均気温、氷河と氷床、風力発電、自転車生産台数および太陽電池出荷量である。

第3部では、20項目の「エコ・エコノミー最新情報」が掲載されている。それらは、「エネルギーと気候」、「人口と保健衛生」、「食料生産と土地と水資源」、「漁業、林業における生物多様性の喪失」および「エコ・エコノミーに向けて」に整理されている。

プランB

この本では、経済の再構築についての議論が深められる。さらに、この作業が急を要する理由を説明する。昔の人びとは、地球の自然資源という資産から生じる利子で暮らしていた。しかし現在の私たちは、この資源そのものを消費して生活している。この自然の資源を崩壊・消耗する前に調整することが私たちの緊急課題なのであると解く。

第1部では次のことが解説される。この50年間に、世界人口は倍増し経済も7倍に拡大したが、それにつれて地球に対する人間の要求は限界を超すようになった。地球が継続して与えてくれる以上のものを求め、環境のバブル経済を作り上げた。

第2部ではそのことが詳解される。第3部では、解決策を即実行しなければバブル経済はいずれ破裂することが強調される。第4部ではターニングポイントと題して、そのような事態を避けるため、優先順位の早急な見直しと世界経済の再構築を掲げた新たな取り組みである「プランB」が提案される。

従来と同じ経済活動を続けるのが「プランA」であれば、「プランB」は次のようなものである。私たちに残された可能性は「生態系の真実」、つまり危機的状況を取引価格に反映できる、新たな市場システムからのシグナルに基づいた、早急な構造改革のみである。具体的には、まず税制を改革する。所得税を減税し、化石燃料などの燃焼など、環境を悪化させる行為に対する環境税によって、環境的コストを内部化する。発信されるシグナルが現実を反映するように、市場システムを改革しなければ、消費者として、企業経営者として、あるいは政策立案者としての私たちは、誤った判断を重ねることになるだろう。正しい情報を欠いたままで下される経済判断と、そこから生じる経済実態の歪みは、最終的には経済の後退をもたらしかねない。

養老孟司が「いちばん大事なこと―養老教授の環境論」で書いているように、現在のグローバル化した経済とは、落語の八と熊の地球規模の花見酒である。環境を問題にする立場は、たる酒の量を問題にする。

だから自然が破壊されるという。経済を問題にする立場は、金のやりとりを問題にする。環境はどうでもいいのか。自然がなければ経済は成り立たないし、あり得ないのである。結局、「環境は経済の一部ではなく、経済が環境の一部」なのである。

プランＢ２・０

この本では、「プランＢ」に新たな資料や章が追加され、さらに「プランＢ」への熱烈な反響にこたえることも重要な視点としている。次の要点が強調される。

○穀物、食肉、石油、石炭、鉄鋼の世界主要産品のうち石油以外の消費量は、現在でも中国がアメリカを超えている。中国の国民総所得、消費量が今後さらに増大すれば、それを達成するための資源は地球にない。

○石油生産はピークに達していると予測される。石油に代わって輸送に必要なバイオ燃料が重要になり、燃料作物（小麦、トウモロコシ、大豆、サトウキビなど）と食料作物との栽培で競争関係が生まれ、経済活動も大きく変化するであろう。石油価格の上昇が食料の生産コストに影響を及ぼし、さらに、燃料作物栽培のための開墾、伐採は動植物の多様性への脅威であり、生態系のかく乱を招くことが懸念される。

○経済を支える耕地、放牧草地、森林、漁場など環境システムが崩壊すると、そこで生計を立てる人々の貧困の解消はない。森林の保護と修復（植林など）、耕地土壌の保全と回復（不耕起栽培、最小耕転法など）、地下水位の安定、漁業資源の再生（海洋保護区ネットワーク構築など）、動植物の多様性の保護（自然公園・ホットスポット）、放牧草地の修復と、地球環境を修復するには年間総額９３０億ドルの追加予算が必要である。環境劣化が経済の衰退にまで到達しないよう、国際的な取り組みが緊要である。

○温暖化防止に向けて化石燃料から風力発電への移行など新たなエネルギー獲得のための技術開発が進行している。日常生活でもエネルギーの利用効率を高めることが求められ、新技術によるハイブリッドカーへのシフト、省エネ型の家庭電化製品、太陽光を利用した熱温水器などが効果的である。太陽光、地熱エネルギー資源などの活用も有望であり、気候や地下資源など各国でそれぞれの条件にもっとも適ったエネルギー計画を立てることが望まれる。

○世界経済は生態学の法則を尊重した環境革命を避けることはできない。エコ・エコノミーの構築に参加する企業こそが大きな利益を生み勝者になる。経済再構築の必要性を認識し、個人個人の立場からの役割を果たすことが環境問題を解決する。著者は「人々の懸念の高まりが政策決定プロセスを正しい方向に導き始め・・・、経済の進歩が維持されるような方法で人間と環境との関係が築かれるようになるだろう」と期待している。

プランＢ ３・０：やっと、本書にたどり着いた

前著の「プラン Ｂ２・０」では「ストレス下にある地球と困難に陥った人類文明を救う」をテーマにしていたが、本書では「人類文明を救うために力を結集する」をテーマにしている。前著では、破綻しつつある国家が少なからず存在することを報告していた。今回は、「破綻しつつある国家」は「破綻しつつある

人類文明」の初期兆候であると指摘している。

「プラン B3・0」には最優先すべき目標がある。「気候の安定」「人口の安定」「貧困の解消」「地球の生態系の修復」がそれである。気候の安定をめざす構想の中心になるのは、地球の気温上昇を最小限に抑えるために、2020年までに二酸化炭素排出量の80％削減をめざす詳細なプランであると、強調する。

「自然システムの〝限界点〟」と「政治システムの〝転換点〟」とは、どちらが先に来るのだろうか―私たちはそのただ中にいると語り、早い時期の転換点を切望している。そのために、世界のエネルギー経済を再構築し、気候を安定させるための技術はすでにあると言う。現在の課題はそれを実行する政治的意志を確立することである。さらに、人類文明を救うことは、スポーツ観戦とは違う。だれもがグランドに立ち、自らの役割を果たすことで、初めて可能になると叫ぶ。内容は、次のような三部13章からなる。

第Ⅰ部：「世界は今後どうなってしまうのだろうか」不安をもたらす現状

第1章：21世紀の世界は「余剰」から「不足」の時代へ／第2章：ピークオイルとフード・セキュリティー／第3章：近年の急激な気温上昇がもたらしている異変／第4章：水不足が世界の至るところで深刻化する／第5章：人間の飽くなき欲求に圧倒される自然のシステム／第6章：衰退のさまざまな初期兆候

第Ⅱ部：破滅を回避する選択〝プランB〟の取組み

第7章：貧困を解消し、人口を安定させる／第8章：病んだブループラネットを修復する

第9章：80億人のフード・セキュリティー／第10章：持続可能でウェルビーイングな歳を設計する／第11章：二酸化炭素排出量削減をめざし、省エネを／第12章：再生可能なエネルギーへシフトする

第Ⅲ部：エコ・エコノミーへの選択

第13章：新しい未来を築くために手を携えよう表の出所／レスター・ブラウンのこと／監訳者あとがき

カナダの元祖・森人たち：あん・まくどなるど＋磯貝　浩著、清水弘文堂書房（２００４）

知と情の融合

この本は、カナダの有機水銀中毒症（疾患）にかかわる「知」と「情」を統合しようとした稀有な本である。「情」は「知」の温度を高め、彩度を鮮やかにする。その結果、目的が明確になる。少し長くなるけれども、このことを紹介するため、わが国の水俣病にかかわる「知」と「情」を代表する２冊の本を紹介する。そのあとで、この本の紹介に入る。

有機水銀が原因であったわが国の水俣病は、環境・水産・医療の連携が最も必要であった歴史的な公害問題だ。この水俣病は、１９５４年（昭和29年）に水俣湾周辺で猫の狂死が頻発するという形で現れた。今から52年も前の話だ。

それから2年経過した１９５６年（昭和31年）になると、水俣湾の魚介類を常食する人々に異常な病気が多発した。それが工場廃水の水質に関係することが明らかになっていった。この年の4月21日、異常中枢神経疾患の5歳の女児が新日本窒素水俣工場付属病院で診察を受け、入院した。続いて5月1日、付属病院長から水俣保健所に「原因不明の脳症状患者４名発生」という報告があり、水俣病が公式に確認されたのだ。それから今年で丁度50年、半世紀の歳月が経過したのだ。

熊本大学研究班が、水俣病の原因が有機水銀中毒によるという報告書を厚生省に提出したのは、それから3年後の１９５９年（昭和34年）の11月だった。今から47年前のことだ。猫の狂死が頻発してから、水俣は5回目の秋を迎えていた。

この本は、カナダの先住民の有機水銀中毒症を追跡調査した貴重なものだ。この本の理解を深めるために、わが国の水俣病に関する冒頭に記した2冊の本を紹介するのは意味があるだろう。

ひとつは、西村 肇・岡本達明による「水俣病の科学、日本評論者（２００１）」だ。科学者の目で水俣病の発生を克明に追う。ほかの一冊は、石牟礼道子の「苦海浄土―わが水俣病、講談社文庫（１９７２）」だ。小説家が「私小説」の形で追う記録ともいえる作品だ。中毒の原因である有機水銀という化学物質を、前者は「メチル水銀（CH_3Hg）」という化学式で、後者は「苦海という水俣の風土」を表す言葉で追う。この両者に接近することが、真の意味での水俣病理解に繋がると思うからだ。

「**水俣病の科学**」は、次の文章から始まる。「歳月はいつも重い意味を持ちます。水俣病事件の場合、最初の二年半、それから三年、さらに九年、そこからはるかな歳月を経ること三十二年、合わせて約半世紀の歳月が水俣病の因果関係解明の里程標を示しています。」

二十世紀に起きた世界でも最大・最悪の公害といわれた水俣病。発見までの2年半、それから原因物質の発見まで3年、政府の公害認定までさらに9年、そこからはるかな歳月を経ること32年とは、１９６８

年の政府の公害認定からこの本が書かれた現在までの時間である。
１９５０年代から熊本の水俣湾周辺で、住民に手や足のまひ、言語障害などきわめて深刻な健康被害が出た。水俣市にある新日本窒素（現チッソ）水俣工場から水俣湾に排出された「メチル水銀」がその原因だった。

どうしてこのような悲劇が起きたのか。膨大なデータと気の遠くなるような歳月を費やして、克明に事実を解明し、この公害をまとめたのが「水俣病の科学」だ。著者は結語で述べる。「私たちもまた加害者ではなかったのか？　そしてあなたも」と。

つづいて「**苦海浄土**」にうつる。渡辺京二は「石牟礼道子の世界」でこの作品を次のように解している。「実を言えば苦海浄土は聞き書きなぞではないし、ルポルタージュですらない。ジャンルのことをいっているのではない。作品成立の本質的な内因をいっているのであって、それでは何かといえば、石牟礼道子の私小説である」と。

「本の紹介」といっても、この本が小説であるからには、この項の紹介は執筆者の能力範囲を越えることになる。したがって、この小説についての紹介は、必要に応じて石牟礼道子の文章をそのまま記載するに留める。

水俣湾やその近辺の風景が、気持ちの悪いほどの静けさで語られる。「ボラのみならず、えびも、コノシロも、鯛も、めっきりすくなくなった。水揚量の急激な減少にいらだった漁師たちは、めいめい、無理算段して、はやりはじめていたナイロン網に替えたりしたが、猫の育たなくなった浜に横行するネズミに、借金でこしらえたせっかくのナイロン網を、味見よろしく、齧られたりする始末であった」と。

若い頃村のスターだった44号患者の「さつき」について、彼女の母親は語る。「おとろしか。おもいだそうごたなか。人間じゃなかごたる死に方したばい、さつきは。わたしはまる一ヶ月、ひとめも眠らんじゃったばい。九平と、さつきと、わたしと、誰が一番に死ぬじゃろかと思うとった。いちばん丈夫と思うとったさつきがやられました。・・・上で、寝台の上にさつきがおります。ギリギリ舞うとですばい。寝台の上で。手と足で天ばつかんで。背中で舞いますと。これが自分で産んだ娘じゃろうかと思うようになりました。犬か猫の死にぎわごった。・・・」と。

二丁櫓の舟は夫婦舟である。不知火海のゆったりした波を、茂平とゆきは櫓を漕ぐ。舟の上は彼らの天国であった。しかし、ゆきは患者になった。「・・・うちゃ入院しとるとき、流産させらしたっぱい。あんときのこともおかしか。なんさま外はもう暗うなっとるようじゃった。お膳に、魚の一匹ついてきたったもん。うちゃそんなとき流産させなはった後じゃけん、ひょくっとその魚が、赤子（やや）が死んで還ってきたとおもうた。頭に血が上がるちゅとじゃろ、ほんにああいうときの気持ちというものはおかしかなあ。

うちにゃ赤子は見せらっさんじゃった。あたまに障るちゅうて。・・・魚ばぼんやり眺めとるうちに、赤子のごつも見ゆる。・・・早う始末せんば、赤子しゃんがかわいそう。あげんして皿の上にのせられて、うちの血のついとるもんを、かなしかよ。始末してやらにゃ、女ごの恥ばい。・・・・」と。

病室の夜中の風景が語られる。「みんなベッドに上げてもろうて寝とる。夜中にふとん落としても、病室みんな、手の先のかなわん者ばっかり。自分はおろか、人にもかけてやることできん。口のきけん者もおる。落とせば落としたままでしいんとして、ひくひくしながら、目をあけて寝とる。さみしかばい、こげん気持ち」と。

石牟礼道子が、患者の言い表していない思いを言葉として「苦海浄土」になぜ書けたか。そのことは、次の文章から容易に推察できる。「この日はことにわたくしは自分が人間であることの嫌悪感に、耐えがたかった。釜鶴松のかなしげな山羊のような、魚のような瞳と流木じみた姿態と、決して往生できない魂魄は、この日から全部わたくしの中に移り住んだ」。

カナダの元祖・森人たち

ここらで、本当に紹介したい本、「カナダの元祖・森人たち」に入ることにする。だが、その前に再び横道にそれたい欲望に駆られる。それは、著者のあん・まくどなるどの経歴と彼女と磯貝 浩の関係である。このことについては、残念ながら紙数の関係で磯貝 浩の「みなさんひとあしおさきにさようなら」を参照していただきたい。

「カナダの元祖・森人たち」は、まえがき（34ｐ）、1章：ホワイトドッグの先住民たち（117ｐ）、2章：グラシイ・ナロウズの先住民たち（195ｐ）、あとがき（5ｐ）、解説（7ｐ）、資料編（17ｐ）から構成されている。全443ページのうち、131ページは大判の写真で占められている。ほかの残りのページにも所狭しと数多くの写真が掲載されている。資料や文献の紹介は7ページに及ぶ。型破りの本といえるのかもしれない。

カナダの森の中で川や湖とともに生きてきた先住民は、有機水銀に冒され、水俣病に苦しんでいる。このことを生の声と写真でわれわれに届けてくれたこの本は、カナダ首相出版賞を受賞する。いろいろな出会いを満載したのこのカナダの旅は、声と写真でたくさんの人にさまざまなメッセージを送る。カナダの水俣病の現地訪問の旅は、民俗学の旅でもあるのだ。

「まえがき」では、有機水銀中毒が起きた社会的かつ地理的背景、現地調査の方法が解説される。さらに、白人社会の常識をもつ人のインタビューも紹介される。

カナダ・オンタリオ州ドライデン市にあるリード製紙の子会社ドライデン化学が、１９６０年代はじめから１９７０年代なかばにかけてワビグーン水系に水銀を流し続けた。ドライデン化学の排水溝から約１３０km下流の村、グラシイ・ナロウズ（２章）と、そこからさらに約30km下流の村、ホワイトドッグ（１章）の先住民オジブワ族が、排水溝から流れた有機水銀によって冒された。どちらの村も先住民指定居住地の中にある。

著者はこの村を5年間にわたり合計11回調査し、１１３人に「いきあたりばったり（任意抽出）方式」で話を聞き、その結果を写真とともに、生のまま野帖にまとめた。それがこの本なのである。

インタビューされた白人キャスリーン・キャンベルは、トロント大学で公衆衛生の学位を習得した看護師で、グライシイとホワイトドッグで１９４６年から59年まで指定居住区の巡回看護師とその管理職に従事していた。ここでは、キャンベル家3代にわたる村人たちとの交流を含むさまざまなインタビューの内容が紹介される。

著者は、最後に１９６０年代のはじめから今日まで尾をひいている先住民の有機水銀中毒症の問題を聞こうとする。キャスリーンは著者の質問を最後まで言わせない。「水銀たれ流しの話を耳にしたので、すぐにカメラを持って、ワビグーン・リバーのほとりに写真をとりに行きました。ドライデン化学工業から

15キロメートルほど下流の岸辺にね。川の状態は想像を絶するほどひどかった。水はにごり、汚れきっていた。一目見て、どうしようもない状態であることが、はっきりとわかりました」。「有機水銀中毒症（疾患）問題、どう思いますか？」著者は聞く。「ただ、ただ、絶句、です」と。

最初に「水俣病の科学」と「苦海浄土」を対照的に紹介した。なんと、この本は「メチル水銀（CH_3Hg）」という科学と、「苦海という水俣の風土」という言葉が共存している本なのだ。この両者が一冊の本の中に共存している。真の意味での水俣病を理解させるために、「知と情の統合（インテグレート）」がなされている。「はじめに」の中に4ページにわたる詳細な科学的な「注」があり、生の声と写真が共存している。それこそ、いい意味で「絶句」だ。

「**1章　ホワイトドッグの先住民たち**」では、62才の村の助役を筆頭に子供たちを含め合計45人の村人と1頭の熊をインタビューする。インタビューの後、コメント（解説や意見）、モノローグ（自問自答、独白）が入る形で現地調査は続く。インタビューの内容、長さ、コメント、モノローグはさまざまで、1ページに満たない人から21ページに及ぶ人までいる。まさに「いきあたりばったり」だ。この人々をして語らしむる方法は、カナダの有機水銀中毒症の本質を独特な力でもって人に迫るものがある。

番外編の「ホワイトドッグ周辺の森に住むクマ」は、川や湖の魚と森のキノコや木の実（ベリー）などを食しながら森の中に住む年齢不詳のクマとの出会いを描写したものだ。森の草むらに座って焦点の定まらない目で、ぼんやりと筆者たちを眺めているこのクマが、有機水銀中毒症かどうかは定かでない。

「**2章　グラシイ・ナロウズの先住民たち**」では、48歳の前教育長・現村長のサイモン・フォビスターの11ページにわたるインタビューから、「人にとって、水銀は悪」とただの1行を語る15歳の中学生ケン・アシンのものまで、68人の人々との出会いが克明に書かれている。

20歳のときにグラシの村長（チーフ）になったサイモンとのインタビューは、移住問題、水銀汚染の話し合い、政治、コミュニティー内のこと、話し合いへのこぎつけ、など政治的な状況や村の歴史などがわかって興味深い。

次は「**解説**」である。この本がカナダ首相出版賞を受賞したことは、すでに述べた。この解説では、この賞を受賞するにいたる過程での推薦状が披露される。環境省地球環境局の水野　理氏が書いたものだ。日本の水俣病の話から、日本の公害行政の来し方、日本人の民族的な特性などをうまく織り成し、なめらかな表現でこの本の特徴が表現されている。

最後は「**資料編**」だ。熊本学園大学教授原田正純氏が書きおろした「カナダ先住民地区における水銀汚染事件の医学的所見（１９７５-２００２）」である。発端、環境汚染の事実、住民の健康障害、27年目の訪問、行政の対策、前回調査との比較と奨励、考察（カナダでは１９７５年には発症していたと考えられる・27年前には軽症、無症状が現在では典型的水俣病に）、要約、文献から構成されている。

注１：熊本大学の原田正純氏（当時）および水俣協立病院の藤野糺氏らは、１９７５年にホワイトドッグとグラシイ・ナロウズの二つの村に出かけている。そこで、先住民を対象に現地調査、被害者たちの検診などを行い、すでに水俣病と判断している。

２００２年8月に再訪し、57人の先住民の水俣病検診を行い「受診者の80％が水俣病と考えられる」と結論している。

注２：静かな水俣湾で生じた疾患が、国によって公式に「水俣病」として確認されてから5月1日で丁

度50年、半世紀の歳月が経過した。

参考資料

1）水俣病の科学：西村　肇・岡本達明、日本評論社（2001）
2）苦海浄土—わが水俣病—：石牟礼道子、講談社文庫（1972）
3）みなさんひとあしおさきにさようなら：礒貝　浩著、清水弘文堂書房（2004）
硝酸塩は本当に危険か—崩れた有害仮説と真実—：J.リロンデル／J-Lリロンデル著、越野正義訳、農文協（2006）

学問の継承

数値気候モデルによる気候変動予測の先駆的研究で、温室効果ガスの役割を定量的に解明したのは、第1回ブループラネット賞を受賞した真鍋淑郎博士である。氏の功績こそが、大気の二酸化炭素濃度の増加による地球温暖化の問題を明らかにした基なのである。

そのまた基は、長年にわたり大気中の二酸化炭素濃度を精密に測定し、地球温暖化の根拠となるデータを集積・解明し、第2回ブループラネット賞を受賞した米国のチャールズ・キーリング（Charles D. Keeling）博士にほかならない。

さて、大気の二酸化炭素の増加に伴って大気の酸素が減少している。大気中の酸素濃度が減少すると簡単に言ったが、これを測定するのは至難の業である。というのは、大気中の酸素濃度約21％に対し、二酸化炭素濃度は380ppmときわめて低い。つまり、二酸化炭素に比べて酸素の濃度を4桁の高精度で計らないと、両者の比較ができないのである。

長い間、大気中の酸素の減少を検出することは不可能だと考えられてきたが、ラルフ・キーリング（Ralph F. Keeling）が世界で最初にこの分析法の開発に成功した。ちなみに、ラルフの父親は世界で初めて二酸化炭素の精密観測を行ったことで有名な、上述したCharles D.Keelingである。父親のCharles D. Keelingが二酸化炭素をやったのだから、酸素の測定は自分がやると挑戦し、ついに成功し、1989年より連続観測が開始された。その結果は衝撃的であった。酸素濃度が二酸化炭素濃度の増加に対応しながら減少していたのである。

話が逸れる。伊達政宗によってスペインなどへ派遣され遣欧使節の団長支倉常長は、ローマ教皇パウロ5世などにあって多くのことを学び帰国した。正宗に報告した事項の一つに学問がある。学問の真髄は、継承であると報告したそうである。

前書きが長くなった。この本は、Keeling親子の姿や支倉常長の言う「学問の継承」をみごとに証明する大作である。フランスはカン大学医学部小児科のジャン・リロンデル教授と、その息子のカン大学医学部リューマチ病科の医者ジャン・ルイ・リロンデルとの合作であるこの本は、現在必要以上に厳しく消費者に無用な不安をかきたてている規制を、医学者、農学者、政策立案者、保健関係者などに、見直させる思いで書かれたものである。

原題・刊行にあたって・格言

本書の原題は「Nitrate and Man: Toxic, Harmless or Beneficial?」である。翻訳された題名は「硝酸塩は本当に危険か：崩れた有害仮説と真実」になっている。この題名からは、肥料学の泰斗であり環境問題に関心の深い翻訳者の想いの歴史が感じ取られる。筆者は翻訳者を存じ上げているので、その感がより深いのかもしれない。

また日本語版の刊行にあたって、土壌肥料学が専門の東京農業大学総合研究所三輪睿太郎教授が、この本に書かれた問題の発端、疑問、社会的力学、評価などを実に簡潔かつ要領よくまとめている。そのうえ、この本の読み方まで示唆している。

この本は、きわめて具体的な立証の本であるにもかかわらず、次のような著名人の短い言葉で科学の真理も表現している。曰く、「理論化はそれが事実に基づく限り、また観察されたことから系統的に演繹される限り承認されるべきものである：ヒポクラテス」、「真実の教えを尊重する第一の義務は・・・・それを当然のこととしないことである：ジャック・リヴィエル（1886～1925）」、「ひとつの意見を変えるよりも、ひとつの原子を変えるほうが容易である：アインシュタイン」。

背景と結論

日常の飲料水や食品中から多量の硝酸性窒素を摂取すると、乳児の場合はメトヘモグロビン血症（血液中には酸素を運搬するためのヘモグロビンというタンパク質が存在する。ヘモグロビン中には還元型の鉄：Ｆｅ$^{2+}$が含まれているが、この鉄が酸化型：Ｆｅ$^{3+}$へ変化したものがメトヘモグロビン。通常血液中に２％以下しか含まれないメトヘモグロビンが、異常に高くなった場合がこの血症。チアノーゼを伴い、乳児の顔色が青くなることから、ブルーベビー症とも呼ばれる。）を引き起こすことがある。乳児のみならず成人の場合でも、体内に取り込まれた硝酸が亜硝酸へと還元され、さらに他の有機物と反応して、発ガン性のあるＮ―ニトロソ化合物が生成されるリスクが高くなると言われている。

したがって、わが国の水道飲料水中の硝酸性窒素（NO^{3}_{-}N）および亜硝酸性窒素（NO^{2}_{-}N）の合量は、10ｐｐｍ以下に定められている。また水質汚濁の環境基準においても、人の健康の保護に関する環境基準として、硝酸性窒素＋亜硝酸性窒素が10ｐｐｍ以下であることが指定されている。

欧米諸国においても同様の規制が定められている。さらに欧州連合では、生鮮緑色野菜には硝酸塩（硝酸は陰イオンとして存在し、カリウムやナトリウムなどの陽イオンと塩を形成している。それらを総称して硝酸塩と呼ぶ。）が多く含まれているため、ホウレンソウとレタスについて硝酸性窒素濃度も規制の対象になっている。

わが国では、厚生労働省や都道府県が野菜の硝酸性窒素含量を調査している。食品中の硝酸塩の基準値は、添加物として硝酸塩を使用する特定の食品のみに設定されている。

硝酸塩が健康へ影響を及ぼすリスクは、多くの医学的・疫学的調査研究に基づいて定められたものである。しかし、実はそうした科学的な根拠は薄く、硝酸塩の有害性が過大に評価されていることをこの書は突いている。むしろ硝酸塩は、医薬として有益な作用をすることが、数多くの論文を引用しつつ述べられる。

著者は、硝酸塩規制の根拠とされたこれらの疫学調査の誤りを37頁にわたる膨大な文献を紹介しつつ指摘する。井戸水が原因とされたメトヘモグロビン血症のほとんどが、硝酸塩ではなく衛生状態の悪い井戸水に原因があったことを明らかにしている。また、ニトロソアミンには確かに発ガン性はあるが、疫学的調査によれば、硝酸塩と発ガンの関係は認められず、むしろ抗ガン性を示しているという。

著者の結論は、「第8章：総括および結論」で明解にされる。「硝酸塩の歴史は50年以上も続いた世界的規模での科学の誤りである。今こそこの遺憾な、そして高くついた誤解を正すときである」。

硝酸塩の有害性の評価が厳しすぎるため、すでに施行されている規制が再吟味されることがあれば、この本でフランス医学アカデミー会員のルトラデット氏が序文に指摘しているように、「食物の安全性を確保するために驚くべき努力をし、しかも、しばしば汚染をしていると非難されて何ら報われない農業者を安心させるもの」になるであろう。

この本について、他にも「書評」と「本の紹介」がある。書評は、冒頭に紹介した三輪睿太郎氏が、季刊肥料：106、15p（2007）に書いたものである。次のことを強調している。「私たちの仕事は、モチベーションではなく、研究における仮説の有用性と検証の合理性で評価されることを忘れては成らない。こんな当たり前のことを改めて考えさせられた」。

「本の紹介」は、（独）農業環境技術研究所から毎月定期的に発信されている「情報：農業と環境」（http://www.niaes.affrc.go.jp/magazine/082/mgzn08210.html）である。そこでは、さらに深く内容を知りたい人へ次のような親切な紹介がある。

「著者の一人、J-L．リロンデルは、英国ロザムステッド研究所の世界的土壌学者アディスコット（T. Addiscot）らと共著の解説記事の中で、基準を20ppm に上げても人の健康リスクに影響を及ぼさずに、10ppm という現行基準を守るためにかけている膨大な社会的コストを低減できるはずであると述べている（Environmental Health Perspectives 誌、114巻8号、A458-A459、2006）」

科学は、過去においてこのようなことを幾度も繰り返してきたであろうし、今後も繰り返し続けるであろう。人はそれほど分別ある存在ではない。人は大勢が信じることを信じ、書くことを書き、大勢が言うことを言う。脳の構造は、100年前と今も同じなのだから。目次は以下の通りである。

環境

付録５　硝酸塩によるガンの発生および致死率に関わる疫学的研究
付録６　亜硝酸塩や硝酸塩の多量摂取が健康に及ぼす短期的影響
文献／訳者解題

毒か薬か環境ホルモン　環境生殖学入門：堤　治著、朝日新聞社（２００５）

環境問題は時空を越えた

環境問題は点から面を経て空間にまで及び、いまでは時間をも超えてしまった、と機会あるごとに書いてきた。例えば、点とは土壌や飲料水の重金属汚染によるイタイイタイ病、面とは有機水銀の河川・海洋汚染による水俣病、空間とは温室効果ガスの発生と循環による地球温暖化現象などである。時間とは、生殖器官を通して世代を超えて移行するであろう環境ホルモンとよばれる化学物質の問題である。この本は、この時間を超えた環境問題を分かりやすく解説したものである。

環境ホルモンという言葉は、１９９７年ＮＨＫの「サイエンスアイ」という科学番組に始まったという。その後、１９９８年には新語・流行語大賞にも輝いた経緯がある。正確な用語で表すと、外因性内分泌撹乱化学物質あるいは単に内分泌撹乱物質となる（英語でも、endocrine disruptors, environmental endocrine disruptors, environmental hormone disruptors, environmental hormone など多様）。正確な表現を良しとする厳格な化学者の前で環境ホルモンと言うと、怪訝な顔をされることがしばしばある。しかし、環境ホルモンという言葉を使用したために、国民の関心が高まり、行政も動き、研究も発展し、日本を環境ホルモン研究の先進国に導いた事実は重い、と著者は語る。

現代の科学文明を支えている大きな力の一つに化学の進歩がある。10万を超えると言っていいほどの化学物質が、地球上に存在する。化学物質は文明を進展・拡張させてきた。化学物質がなければわれわれのこの豊かな（物質的に）生活はなりたたない。化学物質のなかった時代に決して後戻りできない。この化学物質の中には、環境ホルモンと言われるものがある。目には決して見えないが、環境中に着実に蓄積しつつある。環境（土壌・水・大気・生き物）とヒトに影響を及ぼしながら。

この問題の警鐘は、レイチェル・カーソン著の「沈黙の春」（１９６２年）に始まる。続いて、野生動物の生殖異常（ワニのメス化、短小性器、巻き貝のオス化など）、シーア・コルボーンら著の「奪われし未来」（１９９６年）により、全世界は環境ホルモンが野生生物の生殖に異変を起こすことを知り、衝撃を受けた。その影響から、世界中の研究者が環境ホルモンについての研究を行った。わが国でもダイオキシン類対策特別措置法が１９９９年に成立した。

この間、流産予防薬ＤＥＳと膣ガン、人間の精子の減少、絶滅危惧種、両生類・は虫類・魚類・鳥類・ほ乳類などの生殖機能異常などの問題が浮上してきた。

「ほんの数年前まで環境問題への関心は高くなかった」産婦人科医が、この問題に取り組み、生徒の質問と著者の回答という解りやすい形で書かれたのがこの本である。著者は、30年にわたり産婦人科医として患者を診察し、生殖医学の研究にも携わり、体外受精治療の発達や、それを支え伸ばす医学の急速な発展も目にしてきた医者である。

環境ホルモン

本書は、過剰反応したメディアに先導されて、環境ホルモンが人類の滅亡に繋がると煽るような論調のものではない。環境ホルモンの影響は、はっきり目に見える形で現れないが、胎児期の被爆が出生後の遺伝子の動きに影響を与えるかも知れないといった論調で書かれている。

遺伝子の動きに変化が生じれば、性の分化が障害されたり、出生後にガンが生じたり、人間の性格や物の考え方が変わるかも知れない、また遺伝子の発現パターンによって、発ガンのリスクや免疫機能や神経行動が変わったりするかも知れないという論調で書かれている。要は、ヒトの生殖機能を中心に、科学的なデータに基づいて、環境ホルモンの作用を冷静に検証しようとするものである。

筆者は、かつて地球温暖化やオゾン層破壊が論じられていたとき、温暖化するか否か分からないが、地球は一つしかないので、温暖化したりオゾン層がなくなる前に対策を練らなければ手遅れになると書いたことがある。

環境ホルモンについて、著者は上と同じようなことを述べている。「環境ホルモン問題が虚構であるか否かは歴史が証明するでしょうが、そのときになってから対応しようにも、もはや手遅れかもしれない、ということが環境ホルモンの難しさです」。地球温暖化の現実が進行している今、この言葉は、われわれの頭上にきわめて重くのしかかる。目次は以下の通りである。

化学物質と生態毒性：若林明子著、産業環境管理協会、丸善（２０００）

化学物質への対策は、ヒトへの健康影響だけを考えるのでは片手落ちだ。生態系や農業生産への影響を含め総合的かつ体系的な対策が必要だ。食物連鎖に見られるように、ヒトは生態系の一部であるにすぎない。わが国における化学物質の環境基準の制定などには、ヒトへの健康影響は配慮されるが、生態系や農業生産を守り育てるという視点に欠けている。

この本は、有機スズ、ダイオキシン、界面活性剤など環境汚染化学物質による生態系への影響評価および毒性評価を生態毒性学の視点から集約したものだ。本書の大部分は、「環境管理」誌にシリーズで連載された報文を基に書かれている。この種の本は、普通、多くの著者による分担執筆の形がとられる。しかし本書は、一人ですべての項目を執筆しており、内容に一貫性がある。

生態系への毒性試験の詳細な解説、定量的構造活生相関（ＱＳＡＲ）、化学物質の環境動態で重要な役割を演じている生分解性や内分泌撹乱性の事項まで取りあげている点も特徴の一つだ。付録として、経済協力開発機構（ＯＥＣＤ）と環境庁のガイドラインが記載されている。また付表として、各国の水質基準、主要化学物質一覧、主要魚名が記載されており、大変便利だ。なお、本書の目次は次の通り。

1．国内外における生態系保護対策の動向／2．水生生物を用いた毒性試験／3．試験生物種や発育段階と毒性／4．試験時の水質変化と毒性／5．慢性毒性値の推定方法／6．毒性発現の作用様式／7．構造活性相関／8．化学物質の水生生物への複合毒性／9．水生生物への蓄積と濃縮／10．生分解性と生体内変化／11．野生生物で生じているホルモンの大攪乱／12．ダイオキシン類のエコトキシコロジー／13．界面活性剤のエコトキシコロジー／14．ＧＥＳＡＭＰの有害性評価手順の改定／15．米国における水質管理への適用

化学物質は警告する―「悪魔の水」から環境ホルモンまで―：常石敬一著、洋泉社（２０００）

「はじめに」に著者は書く。すべて「先送り」にしてきたと。化学物質がこの一世紀にわたり、人間に多くの豊かさを与えてきた反面、少しずつ不利益という形で挑戦してきた問題を見極め、人間がそれをどうはね返せるかを、一人ひとりが考えること、これが本書の目的だと。「はじめに」で著者は続ける。「先送りされてきた問題、化学物質からの人間へのチャレンジが、今や先送りできないことを示しているのが環境ホルモン（内分泌攪乱化学物質）だ。今、化学（科学）の世界はあたかも飽和状態のように見える。それだけ若者にとって魅力の少ない分野となっているのだろう。しかし化学物質からのチャレンジということは、自然からのそれでもある。それにまともに応えなければならないということは、本書の最後にも述べるが、新しい科学を建設することにつながると私は考えている。今や、化学（科学）は多くのチャレンジ精神に富む若者にとって、挑戦し甲斐のある魅力ある分野だと考えている」。

現在、化学物質は毎日2，０００種が登場し、12万種が流通しているという。しかしその結果、われわ

れの身の回りには人間が意図的に、またときによっては非意図的に作りだした毒物であふれている現実がある。毒物の種類は二通りある。一つは食品添加物などで、毒と知っていて毎日摂るもの。もうひとつは和歌山の「亜ヒ酸入りカレー事件」のように、知らないで摂って被害を受けるものだ。いずれにしても、われわれの周りにはわれわれが作った人工物質に満ち満ちている。

「あとがき」で著者はこう締めくくる。「わたしは内分泌撹乱化学物質は、人類の将来を破壊する化学的な時限爆弾ではないか、と危惧している。これらは、これまでの多くの人工的に作り出され、利用されてきた化学物質とは違い、問題が出てから対応するのでは手遅れとなる。

〝沈黙の春〟の〝明日のための寓話〟が現実のものになると考えている。そうさせないために、化学物質からのメッセージを受け止め、未来を確保するための戦略を作り出さなければならない。これは未来を信ずる一人ひとりに課せられた課題だ」と。以下に目次を紹介する。

第5章　リン：三大「神経ガス」の原料
第6章　水銀：回収・再利用が行われている危険物質
第7章　ＰＣＢ・ダイオキシン・フロン：地球と人類に敵対する最悪の化学物質
第8章　環境ホルモン：二十一世紀の科学革命と内分泌攪乱化学物質との闘い

リスク学事典：日本リスク研究学会編、ＴＢＳブリタニカ（２０００）

環境とは人間と自然の間に成立するもので、人間の見方や価値観が色濃く刻み込まれたものだ。だから、人間の文化を離れた環境というものは存在しない。しかしこれまでの環境に関わる書籍は、自然科学系や社会科学系の各専門分野の領域においてそれぞれ個別に書かれたものが多く、人間の見方や価値観など文化をも取り入れ専門分野を超えた総合科学として論じたものは少なかった。

この本はこの問題を克服している。リスクの研究者ばかりでなく、広く環境に関わる研究者・施策者・学生・市民にも解りやすい。われわれの身近な生活の問題として環境問題を実践するにあたって、良い指針となる。なぜならこの本の目指すところが、自然環境および社会環境と人間活動との関わりから生じるリスク事象について解析・評価し、リスク情報の伝達・意志決定・リスクの対処方法ならびに施策決定方法を紹介しているからだ。

この本の理念は、次のようにまとめられている。「市民社会の進展に合わせて、リスクを適切に認知・解説・評価し、個人と社会が適切な対応策をとり、リスクと賢くつきあいながら、生活の質を高めつつ、持続的に発展する経済社会を構築してゆくことが重要である」。

この本のタイトルは「リスク学事典」となっているが、物や事がらの内容を画一的に説明した従来の「事典」とは異なり、体系的でわかりやすい。以下に示すように、第1章の概説では、リスクの概念と方法として全体の内容をまとめている。第2章では、環境リスクの概念が従来の「(化学物質による) 環境保全上の支障を生じさせる恐れ」から、「ある技術の採用とそれに付随する人の行為や活動によって、人の生命の安全や健康、資産並びにその環境に望ましくない結果をもたらす可能性」へと広義な定義になっている。例えば地球温暖化・オゾン層破壊などは、地球規模のリスクであると同時に次世代にまで影響を与えるから、グローバル・次世代リスクと呼ばれ、様々なリスクが登場する。これら各種のリスクの内容と対応について紹介している。

第4章では、遺伝子組み換え技術やクローン技術など生命科学が生みだす技術をどうみるのか、高度技術社会において「どれくらい安全なら十分なのか」など技術リスクの受容水準や、これらの技術がもたらす倫理問題などが紹介される。

第6章ではリスク評価手法として、人への健康影響評価、環境中の生物へのリスク評価手法、および今後の課題が紹介される。また、システムズアプローチによるリスク評価の考えとして、生産・消費・廃棄の過程で物質や水・呼気・食品を介したシステムにおける物質系リスクの構造把握、食物連鎖を介し化学物質などによる生物多様性の減少程度の推定などの評価法が紹介される。

第7章では、リスクとリスク認知の相違及びリスク認知の心理学的測定法が紹介される。また、リスクとなる対象物のもつ肯定的な側面だけではなく、否定的な側面についての情報、すなわちリスクはリスクとして公正に伝え、行政・企業ばかりでなく市民も含めた関係者が共考しうるコミュニケーション、「リスクコミュニケーション」の理念とその手法が紹介される

環境

［概説］　リスク認知とリスクコミュニケーション

第8章　リスクマネジメントとリスク政策

［概説］　リスク対応の戦略、政策、制度

増補改訂版　リスク学事典：日本リスク研究学会編、阪急コミュニケーションズ（2006）

高度な技術の開発によって、人間活動はより豊かになった。一方、紙の表には必ず裏があるように、技術の開発や産業の発展に伴って新たなリスクも発生している。自然災害による生命や財産の安全に対するリスクの回避策を構築することも重要な課題だ。

近年、地球的規模での環境問題も顕在化し、社会生活を取り巻く多種多様なリスクについて科学的に認知、解析、評価、管理することが求められている。しかし、リスク学研究の歴史はきわめて浅く、学問的に確立したものではなかった。そのため、上述したように日本リスク研究学会は、リスク学の専門用語を学問的、体系的に整理した分野別項目事典として「リスク学事典」を２０００年に出版した。

初版の「リスク学事典」では、リスクを「人間の生命や経済活動にとって、望ましくない事象の発生の不確実さの程度およびその結果の大きさの程度」と定義し、各種リスクの発生や拡大状況とそのメカニズム、対策と問題点などを分かりやすく説明している。環境を通した農と健康の研究を実施するに当たって、本書はリスクという新たな概念を理解し研究の方向性を探るうえで多くの有益な知見を与えてくれる。

ＢＳＥや食品偽装の問題、高齢化による社会保障問題、地震や水害などの自然災害、犯罪の増加など、国際的、国内的にも新たなリスクへの関心が高まっている。安全・安心を求める国民の声も大きく、コミュニケーションの構築も必須になっている。このような状況において、リスク学への期待が一層大きくなっているとの判断から、増補改訂版が刊行された。

本書では、初版全体が見直されるとともに、「第９章リスク対応の新潮流」が新たに追加された。この章では、２００３年以降、国内で問題になっているＢＳＥ、高病原性鳥インフルエンザを対象に、食品安全におけるリスクアナリシスのあり方、化学物質のリスク評価と管理、遺伝子組み換え体やＩＴ技術など新技術によるリスクなど、それぞれの問題点を整理しリスク軽減に向けた方法を提示している。とくに新たに発生するリスクの多くは、国際的基準や連携のもとに管理する必要性が高まっており、国際的な視野が求められる。また、国内的にも、国民の相互理解を図るリスクコミュニケーションが位置づけられ、行政的にも多くの省庁の連携なしにリスク管理はできないことが特筆されている。

さらに、社会が成熟し価値観や倫理観が変わってきた段階でのリスクマネジメントや、安全・安心とゼロリスク認知の関係についても解説され、「社会の構成員が精神的現実として安心を獲得することと、専門家が物理的現実をもとにおこなうリスクアセスメントとの調和が求められている」と結論している。本書は学問的にも高度で、最近発生しているリスクを正確に捉え、その解決方策を導く上で的確な指針を提示しており、「リスク研究」の参考書として大いに活用されるものだろう。

「猛毒大国」中国を行く：鈴木譲仁著、新潮新書（２００８）

科学は万国共通

中国製の餃子中毒事件により、意識不明の重体の女児らを含めて三家族10人の被害者が出てから半年が経過する。事件の真相はいまだ謎だ。科学は、いつでも共通な真相を究明できるはずだ。日本でも中国でもそれを科学というはずだ。しかし、中国と日本の科学の結果が大きく異なる。

宗教や主義は、万国共通ではない。科学は万国共通だ。それを科学という。中国の科学と日本の科学は、異なるのか？それでは科学とはいえまい。となれば、今回の餃子中毒事件は主義か宗教なのだろう。

思い出せば、中国食品の汚染問題は世界のメディアを賑わした。パナマの毒シロップ事件がことの始まりである。その後わが国のメディアも、中国製歯磨き、冷凍ウナギ、鉛入り土鍋、鉛玩具など、その常識外れの危険性を盛んに報道した。

その中でも「段ボール肉まん」は、「偽ディズニーランド」「偽キティちゃん」「偽・・・」と肩を並べるほどの食品がらみの失笑噴飯ものだった。

魑魅魍魎

中国国内にいたっては、「白い春雨」「白馬小麦粉」「有毒氷砂糖」「人造卵」「人造葡萄」「人造クラゲ」「人造牛肉」「人造鶏肉」「五味醤油」「七色七味水晶もち」「果実味餅」「苛性ソーダ入りパン」「月餅」「元宵」などの食品が、魑魅魍魎よろしく蠢いている。

中国のテレビジョンでは、例えば元宵が販売されるシーズンになると「安全な元宵の見分け方」を頻繁に放映するという。なんと「有毒元宵」のチェックポイントの解説まであるという。1）製品ラベルのチェック、2）密封包装確認、3）色・形・斑点・亀裂の確認、4）湯の濁り・浮遊確認、口当たり、弾力性、甘み、脂みなど。

肉刺と汗の結晶

さて、本書の紹介に入る。著者は、中国問題を中心にアジアの政治・経済・社会問題など幅広いジャンルで取材活動を行っているジャーナリストだ。十年以上にわたって中国の食の現場に足を運び取材した生々しいデータをもとに書かれた、足の肉刺（まめ）と汗の結晶の産物だ。

この本は次の章からなる。第1章：春雨村の怪、第2章：魑魅魍魎の食品汚染、第3章：想像を絶する癌村の実態、第4章：本当に効くのか―漢方薬の裏側、第5章：中国を分断させる闇の力

第1章は、「白いすだれ」を探しに湖南省黄土鋪鎮大栄村を訪れる危険な取材の旅だ。「白いすだれ」と

は、汚い瓶の水で洗ったとは思えないほど美しい光沢を放つ春雨なのだ。村で採れたサツマイモやトウモロコシで作る。白い春雨ができる理由はこうだ。

中国に「吊白塊（ディオパイクワイ）」と呼ばれる化学物質がある。化学名は Sodium formaldehyde sulfoxylate だ。日本では「ロンガリット」と呼ばれるフォルムアルデヒド系の工業用漂白剤だ。工業用クリーニング、木綿・毛織物の染色や漂泊に使用される化学物質で、日本では発癌性の高い化学物質として内装材や接着剤などでも使用が禁止されている。10ｇ摂取するだけで死に至る。

この化学物質は常温や低温では安定しているが、温度が上がるとフォルムアルデヒドと二酸化硫黄に分解される。フォルムアルデヒドは発癌性物質なので、１９８８年から中国全土でも使用は禁止されている。

大栄村の春雨工場は、春雨を作るのにサツマイモデンプン以外に他の雑穀デンプンを混ぜるため、色が濃くなる。そこで吊白塊と別の着色料を加え、「白い春雨」に仕上げる。

ロンガリットの混入現場を押さえようと、著者のさまざまな危険な旅がつづく。結局、現場を押さえきれないが、何度摘発されても一考に改善されない春雨村の闇の構図を浮かび上がらせる。中国の地方都市や農村部には、中央政府の統制がゆきわたっていないのだ。地元の組織が手を組んで闇の商いをやっているのだ。

第2章は、食品汚染の事象を魑魅魍魎に例えて、化け物と怪物のような食品が中国国内を蠢いていることが具体的に紹介される。

第1章の大栄村の春雨事件は、やはり吊白塊を使用していることが判明した。大栄村の出身者2人から確証をとっている。大栄の春雨は何度も摘発・押収されているが、一向に改善されない。中国の食品汚染の闇は実に根深く、全土に広がっている。

ヨードを含まない「偽塩」「密造塩」が後を絶たない。悪質なのは、工業用塩を食用塩として販売する業者だ。重金属を含む工業用塩は、過度に摂取すると中毒症状を引き起こすという。

偽塩事件の他に「有毒氷砂糖」事件もある。悪質な砂糖を原料にし、それに亜ジチオン酸ナトリウムを使って漂白、透明感をだしての販売だ。

冷凍餃子や冷凍サバに含まれていた有機農薬「ジクロルボス」も、発癌性の劇薬として使用が禁止されているが、中国国内では頻繁に食品から基準以上の値が検出される。摘発される。摘発されても一向に改善される様子がないという。

化学物質を使って卵そっくりに作りあげる人造卵があるという。人造葡萄、人造クラゲ、人造牛肉、人造鶏肉、五味醤油などの人造食品については、冒頭紹介したが、この章に詳しい。

著者もしばしば使っているが、これら偽造食品が横行している中国の現状をみると、四文字熟語が口を突いて出る。唖然愕然、笑止千万、青息吐息、言語道断、失笑噴飯、悪因悪果、海千山千、悪童無道・・

第3章では、想像を絶する3つの癌村の実態が紹介される。癌村が紹介される前に、有毒薬品の河川への垂れ流しによる、豚、鶏、アヒル、魚などの奇形発現が報告される。渤海と白洋淀が死の海へ近づいていることが、具体的なデータで示される。

また湖南省湘江流域では、カドミウム汚染と考えられるイタイイタイ病の症状が多くの住民に認められるという。その他、ヒ素やフッ素の影響と思われるさまざまな症状が紹介される。

中国の癌村は各省の至る所にあるらしい。その数は30から40地域以上存在するといわれている。著者はそのなかの、天津市劉快症村、河南省黄孟営村、安徽省林王村の3村に実際に足を運んで、その実態を事実に基づいて記録している。

その結果を、次のように結んでいる。「海外に向けた大幅な環境対策計画を壮大にぶち上げた胡錦涛政権。その対策費も年々増加されている。しかし、まさに被害に直面し苦しんでいる癌村や汚染地域に対して、何ら具体的、効果的な救済策や改善策を施そうとしない中国政府の〝本音と実態〟こそ、その汚染源が〝国家体制〟にあることを如実に示しているのではないだろうか」

第4章は、「本当に効くのか―漢方薬の裏側」と題して、さまざまな事例を紹介し、最後に強烈な主張をする。「漢方医学は、果たして人の命を預かる医学という名の学問に値するのだろうか。われわれは中国の漢方薬という〝2000年の閉ざされた医学〟に対し、その真贋を厳しく監視して行かなければならないのだ」と語る。

ここでは、項目を紹介するが、その前に、まず漢方薬の原料となる生薬などの80％近くは、中国から輸入されていることを肝に銘じておこう。

「マルチ商法まがいの蟻力神」「堪忍袋の緒が切れた被害者の声」「冬虫夏草が癌に効くという噂」「30年、漢方を研究した末の結論」「西洋薬との混合での危険性」「ドクダミ点滴を受け意識不明となった葵瑛ちゃん」「闇審査で粗製濫造される中国薬」「900年前の文献が審査基準」。

第5章では、中国食品問題が抱える病窟の複雑さが、項目を変え語られる。それは、知的財産権問題や環境問題と全く同じ病巣から生まれる暗部だろう。それらの項目は以下の通りだ。「発展途上国という戦略」「歪な断裂構造」「同族地主たちの復権」「明公村、千一族の骨肉の争い」「国家権力機構にも浸透する黒社会」「〝低廉な労働力〟としてだけの存在」「健全なジャーナリズムは存在しない」。

この本を読んで、当然なことを再確認した。「健全な環境なくして、農の営みも健康の維持もありえない」。結局、環境とはそこに住む民族の文化なのである。

ダーウィンのミミズ、フロイトの悪夢：アダム・フィリップス著、渡辺政隆訳、みすず書房（２００６）

生物学と精神分析学の決闘

フロイトは、知的三大科学革命を成し遂げた偉人として、まず地動説を唱えたコペルニクス、続いて進化理論を確立したダーウィン、さらには無意識を発見したフロイト自身を挙げている。

コペルニクスの地動説により宇宙論からの脱中心化が起こり、世界の中心であると思う傾向があった人間は、もはや世界の中心ではなくなったのである。

次にダーウィンの確立した進化論により生物学的な脱中心化が起こり、生物的に最高な本質を有すると思っていた人間は、そうでなく、動物進化の生物学的連鎖を完結する鎖の輪の一つとなったのである。その後、進化の動きは止まったのかどうか。

フロイトの精神分析学の時代になると、人間中心主義への幻滅がその細部にいたるまで浸透し、思考する主体の思考ならびにその固有の意識は、無意識過程のごく微細な部分にすぎず、無意識のメカニズムは、思考ではまったく捉えられないものとされた。これらは、人間の自己中心性の脱中心化革命として位置づけられる。

フロイトはダーウィンを深く学び、生物学と精神分析学を関係づけて説明している。彼自身が提示している生物学と精神分析学の間の諸関係を問う道は、次のようである。「生物学はまさに無限の可能性を秘めた領域である。生物学が最も驚異的な知見を提供してくれることを期待する。ここ数十年間に生物学に向けられる問いかけに対して、生物学がどんな解答をするか測りしれない。恐らくそれは、私たちの仮説で固めた人工の建物を根こそぎ覆すほどの解答であろう」。

さて、ダーウィンは、大地を耕すミミズの働きについて目を開かされた。それ以来ダーウィンは、生涯にわたってミミズにこだわり続け、ミミズに関する著書をものにした。科学者としてのこだわりであった。

フロイトは、伝記を書かれることを嫌悪してやまなかった。自分の人生に生きて自由に死ぬこと、それがフロイトのこだわりであり、他人に勝手に自分の人生を創られたくはなかった。自分の伝記を書かれることは、まさに悪夢だったのだ。

精神療法家である著者のアダム・フィリップスは、ミミズに対するダーウィンのこだわりにこだわった。そして、フロイトがこだわったものとダーウィンのこだわりに相通じる意味を見だした。その結果として上梓されたのがこの本である。

生物学（ダーウィンのミミズ）と精神分析学（フロイトの悪夢）を関係づけて説明する企てとは、何か。決闘にも等しいことだ。農と環境と医療を関係づけようとする視点は、ドン・キホーテを想起させる。ドン・キホーテから見れば、このフィリップスの企ては実に興味深い。ミミズは、農の根源である土壌という環境を生産する第一人者である。ミミズが精神医学の分野とどのような関係があるのか。農医連携の科学のために何らかのヒントが隠れているのであろうか。

プロローグ

ダーウィンとフロイトは、自然史について語る偉大な書き手で、生涯にわたり人生の終わりということにこだわっていて、さらに自然は神などではなく神の庇護のもとに出現したものですらないなどと、この世についてきわめて一貫した共通の認識を持っていた。

つまり、ダーウィンもフロイトも、それまでの「神に創られた世界」とか「神に似せて創られた人間」という西欧の一般的だった概念をくつがえす考えを世の中に提供した。その影響は、概念を提唱した本人たちのみならず、西欧社会全体に広く及ぶところとなった。それまでの固定概念の中で育ってきた世界像が変わってしまうとき、人はどう対処していくのか。その答えがダーウィンの場合、ミミズへのこだわりで、フロイトの場合、伝記を書かれることの嫌悪だった、と著者は語る。

例えば「神はない」と言うような概念で世界観が変わるとき、それまで「神」によって保証されていた代替に何を持ってくれれば、精神的に平和で安定した生き方が続けられるのだろうか。著者はそれを次と次の章で解説する。

ダーウィンのミミズへのこだわり

この章では、ダーウィンがその著書「種の起原」で語ったことが強調される。すなわち、自然の荘厳さ、ものすごい多様性、荒々しいエネルギーの噴出。自然は際限のない変異を生んでいること、しかもその多くは予測のつかない変異であること。

著者は、生き物たちのすべてはある法則によって造られたものであると、ダーウィンの「種の起原」の最後の一節を引用する。「それらの法則とは、『成長』して『繁殖』すること、繁殖とさしてちがわない意味での「遺伝」、生物を取り巻く条件の間接的および直接的な作用と用不用による「変異性」、「生存闘争」を引き起こし、「自然淘汰」が作用する結果として「形質の分岐」と改良面で劣る種類の「絶滅」を強いるほど高い「増加率」などである。かくのごとく、自然の戦争から、飢餓と死から、われわれにとってはもっとも高貴な目的と思える高等動物の誕生が直接の結果としてもたらされる。そもそもは一種ないしわずかな種に創造主が息を吹き込み、いくつかの力を与えたことに始まるとする生命観には荘厳なものがある」。

ダーウィンはこの壮大な光景を描き出すことで、避けて通れない倫理上のジレンマになんとか折り合いを付けようとした。それは、自然が見せるあふれるほどの豊饒さと残酷さという二面性の内、人間が自分たちに許せるのはどちらなのか、享受できるのはどちらなのか、もっと強く心に響くのはどちらなのかというジレンマである。ダーウィンはこの問題、すなわち倫理上のジレンマの絶望から救われるためにもミミズに言及したと著者は語る。

最初に彼が発表したミミズの論文「沃土の形成について」は１８３７年。それから44年後の１８８１年に発表した彼の最後の著書は、「ミミズの作用による沃土の形成」であった。

彼は、最初にミミズの何が自分の興味を引くのかを選択し、次にミミズの賞賛すべき点を語り、自らの倫理的世界を構築する。ミミズの消化と排泄は、過去を保存すると同時に、将来の成長を約束する条件を創造している。この連続性を保証するにあたって、いかなる神も必要ではない。ミミズは常に土壌を豊かにし、必要な食物を供給してくれているのである。

ミミズの生態を世に問うことによって、彼が思っていた美徳が普及され、自己の壮大な科学により引き起こされ混乱した倫理観や美徳が救い出されたのである。この「ミミズと土」によって、ダーウィンの持つ倫理上のジレンマは解消されたと、著者は言う。

フロイトにとっての死

フロイトは語る。生命とは、自身を消そうとする「それ自身を抹消しよう」とする緊張なのである。生命には耐え難い何かが存在する。それは、もしかしたら意識なのかも知れない。その「緊張」なるものから、われわれを解放してくれるのは、唯一、死のみである。フロイトは死を夢想する。フロイトにとって、本来の人生は死の物語であり、いかに死ぬべきかという物語なのである。

しかし、生けるものが死という目標に到達する前に辿るべき迂回路は複雑である。生物は自分の流儀でしか死にたがらない事実があると、フロイトは述べている。言うなれば、その人の人生に欠かせない、調和した死が存在するというのである。自分流の、自ら創造した死がそれである。

生物はそれ独自の流儀で死ぬしかないと言うこの主要なもくろみには、生殖、幸せ、正義、生存など、生命の目標とされそうなものすべてが含められているという。言うなれば、われわれは満足したいという願望が死によって消えたとき、やっと満足するというのだ。俗に言えば、良く生きることが、良き死を迎える最大の手段なのである。

別の言い方をすれば、われわれは目標を目指す完璧主義者であり、芸術家だと著者は語る。意識的な芸術家ではない。これが自分だと私がそういうことを図るわけではない。この行為は、無意識の状態によって駆り立てられる。自分流の死を創出するために、抵抗する。

だからフロイトにとって、伝記作家に伝記を書かれるのは許し難いことなのである。

このように、ダーウィンが終生にわたってミミズにこだわり続けたという事実、フロイトが伝記を書かれることを嫌悪してやまなかったという事実を知れば、二人の見つけた対象が理解できると著者は言う。死であり、人生の無常である。

エピローグ

プロローグの章と同じように、ダーウィンとフロイトがもつ多くの共通点が指摘される。それらは、死という概念、生き延びられる喪失、創造性、高等なものへの懐疑、伝記、喪失の経済学、理想、習慣、悲哀などである。

最後に、著者の語りたかったこと2点を原文のまま紹介する。「ダーウィンとフロイトがわれわれの関心を向けさせたかったのは、現実的な楽観主義者であるための方法―落胆せず、厭世的でもなく、過度のナルシストにもならない方法―だった。それが、ミミズであり、伝記作家にあらざることであった。唯一可能な世界が、実現しうる最高の世界であらねばならないのだ」

「有能なミミズについて書くダーウィン、理不尽で抜け目のない死の本能について書くフロイトは、新しい種類の英雄的な自然を提供してくれているのだ。そしてそうすることで彼らは、最終的に、自分自身を創造せよ、自分自身を自然の側から記述せよと要請している。しかし彼らは、自然がそのような観点を備えていないことは、（ほかならぬ彼らの）定義により、十全にわきまえている。ようするにダーウィンとフロイトは、死ぬ定めに関して過度に落胆するな、自分なりの死を生きろと説いているのだ」

読み終えて、生物学と精神分析学の関連づけのむずかしさが、農と医を連携させることにもあると痛切に感じられた。

安全

安全と安心の科学：村上陽一郎著、集英社新書（2005）

これは、人間のもつ「リスクに立ち向かう」営みについて書かれた本だ。科学・技術は「絶対安全」を約束するものではない。しかし、さまざまな事故を諦めることなく、事故の来る所以を分析し、何かを探し出す。そして、一歩でも前進した事故対策を練る。時には人間の力がいかに卑小であるかを再認識し、自然の力の雄大さに再び頭を垂れる。そのような思いをもちながらこの本は書かれている。以下に各章の内容を紹介する。

序論 「安全学」の試み

ここ10年の間に、安全と安心は社会の合い言葉のようになった。「科学技術基本計画」でも、「安全で安心できる国」なるスローガンが掲げられている。その背景には、自然と人間との接点で起こる自然災害がある。続いて、戦争や凶悪犯罪など人間が人間の安全を脅かしている現実がある。また、人間が作った人工物に脅かされている人間がいる。それは、自動車であり原子力であり食料だ。

一方では、社会構造の変化からくる外化（著者の定義：現代社会は、過去においては個人の手に委ねられてきたさまざまな機能や能力を、個人から取り上げ、それを社会の仕組みのなかで達成させようとする傾向がある。少しぎこちない言葉だが、それを「外化」という言葉で呼ぶことにしましょう）や年金への不安が顔を覗かせる。また、文明化の進展によって変化する疾病の構造への不安がある。社会を構成している成員がその社会に違和感を持ち、自分が社会のなかであるべき場所を見出せない不安が充満している。

社会によってさまざまな不安が存在する。文明の発達した社会が、その成員にとって決して好ましい安全と安心がある環境ではないのだ。加えて、仮に「安全」でも「安心」は得られないのだ。危険が除かれ安全になったからといって、必ずしも安心は得られない。

「不足」や「満足」は心理的な側面の強い概念であるけれども、ある程度数値化が可能である。しかし、「不安」と「安心」はそうした数値の世界に乗り切らない。ひょっとしたら、脳には最初から不安という要素があって、ある現象をその脳の不安要素につねに関係づけようとしているのかもしれない。いずれにしても、この本の提唱する「安全学」とは、「安全―危険」、「安心―不安」、「満足―不足」という軸を総合的に眺めて、問題の解決を図ろうとするものと理解すればよいだろう。

第1章　交通と安全―事故の「責任追求」と「原因究明」

著者は序論で、戦争や原子力や震災に比べて、自動車事故について「年間八千人、つまり阪神・淡路大震災での死者数を上回り、毎日確実に20人以上の死者を生み続けている交通の現場に対する社会の関心の低さは異常でもあります」と指摘している。確かにこの異常さは、どこからくるものか、不思議な現象だ。「交通と安全」と題するこの章では、上述した自動車事故についての「責任追及」と「原因究明」の違いと、「原因究明」の必要性について解説する。このことを理解させるために、航空機のフール・プルーフ（注：不注意があってもなお、致命的な結果におちいらないようにする技術的工夫）やナチュラル・マッピング（注：操作パネルなどの設計に当たって、「自然」であることを一義に立てることを意味する）などを例に出す。

交通事故が起こる。事故の調査が行われる。事故の調査が「責任追及」の観点から行われる。このことは確かに必要だが、事故の調査がそのような観点だけから行われることが問題だと指摘する。すなわち、事故原因の究明が次の事故の防止のためになされなければならないとする。これが「原因の究明」だ。安全へ導くインセンティブの欠如を指摘しているのだ。

過去に学ばないものは、同じ過ちを繰り返す。このことこそ、どのような現場であろうと安全の問題に取り組むときの黄金律（筆者の注：golden rule、新約聖書のマタイ福音書にある山上の説教の一説「すべて人にせられんと思うことは人にもまたそのごとくせよ」）なのだ。このことは、すべての事象に当てはまる。歴史を見る目であり、科学をする意識であり、生命を継続させる目だ。歴史に学ぶとは、どんな分野においても先人が語ってきた忘れてはならない定説なのだ。

第2章　医療と安全—インシデント情報の開示と事故情報

失敗・事故・アクシデント・インシデントから学ぶことが強調される。事故が起きた。報告制度がある。なぜ報告が必要か。起こった不都合な出来事を共有する。なぜ共有するか。今後の改善を目指すために重要だから。医療現場に多い「患者取り違え」事件で、このことを説明する。それでも、人間は間違える。「人間は間違える」ことを、To Err is Human で解説し、フール・プルーフ（愚行、ミス、エラーに対して備えができている）、フェイル・セーフ（失敗があっても安全が保てる）を解説しながら安全を保つことの必要性が語られる。さらに安全については、「医療の品質管理」の導入が必要であると強調される。医療はそもそもが、危険と隣り合わせにある。したがって、危機を承知の上で行われる行為でもある。そこで問題が起こっても、それが問題であるかどうかさえ判らないままに、ミスや誤りが明確化されない傾向が強いから、医療の品質管理は責任の上からも重要であると説く。

続いて医療の安全を語るために、戦後世間の耳目を集めた「薬害事件」が、その背景とともに紹介される。睡眠薬サリドマイドを妊娠初期に服用した妊婦から生まれた子供に、先天性の奇形が発生したサリドマイド事件。キノホルムが絡む消毒剤による薬害事件で、亜急性・背髄・視神経・末梢神経障害（subacute myelo-optic-neuropathy）の頭文字から名付けられたスモン。マラリアの治療薬を慢性の炎症や肝炎などに拡大し、視力障害をもたらしたクロロキン事件。ある種の抗癌剤と併用すると、死亡も含む重篤な障害が発生するヘルペス治療薬として開発されたソリブジン。血友病の治療のために使われてきた非加熱血液製剤に含まれていたＨＩＶによる感染症など。加えて、医療スタッフの安全問題が語られる。医療の責任に対する心理的な重圧、治療中の事故による感染、院内感染など医療者の安全も忘れてはならない問題であると、話は続く。

第3章　原子力と安全—過ちに学ぶ「安全文化」の確立

この章では、原子力事故を通して「過ちに学ぶ」ことを力説する。そのためには、「技術と知識の継承」「暗黙知の継承」「初心忘るべからず」「安全文化」が重要であると指摘する。安全文化とは、国際原子力機関が、相次ぐ事故を教訓として国際的に原子力関係者に向けた啓発活動として提唱してきた概念である。安全文化は二つの要素からなる。一つは組織内の必要な枠組みと管理機構の責任の取り方である。二つ目は、あらゆる階層の従業員が、その枠組みに対しての責任の取り方および理解の仕方において、どのような姿勢を示すか、という点だ。この内容は単なる精神主義ではなく、広く一般に活用できるので以下にその一部を記載しておく。

個々の従業員には

1．常に疑問を持ち、それを表明する習慣を付けること

2．厳密で思慮深い行動をとるには、何を心がけるかを考えること
3．相互・上下の間のコミュニケーションを十分に円滑にすること

管理的業務者には

1．責任の範囲を常に明確にして隙間がないようにする
2．部下の安全を発展させる実践活動を明確に分節化し、かつそれを統御すること
3．部下の資質を見抜き十分な訓練を施すこと
4．褒賞と制裁とを明確に行うこと
5．常に監査、評価を怠らず、また異分野や他のセクションとの比較を怠らないこと

さらにここでは、「科学者共同体」と専門知識の関係が解説される。それを受けて、どのようにして専門知識が外部社会に利用されるようになったかの説明がある。これらの歴史的な経過を経て、はじめて安全が獲得されていくのだ。つまり科学の本来の姿は、知識の生産・蓄積・流通・利用・評価などが完全に科学者共同体の内部に限定された形で行われる。すなわち、自己完結的な活動なのだ。しかし、原子力の場合、科学者共同体の外の組織である行政や軍部に利用の道が開かれたのだ。このときから科学は、科学者の好奇心を満足させるための自己完結的な知的活動であると同時に、その成果を外部社会が、とくに国家が、自分たちの目的を達成するために利用できる宝庫にしたのだ。

また原子力産業の特異性が、原子力発電所事故のカテゴリー分類、スリーマイル島原子力発電所事故、チェルノブイリ原子力発電所事故、東海村ＪＣＯ臨界事故などを例に解説される。

第4章　安全の設計―リスクの認知とリスクマネジメント

はたして「リスク」の訳語が「危険」で、「マネジメント」の訳語が「管理」なのかという疑問から始まり、「リスク」という語の語源の定説が紹介される。「リスク」には「人間の意志」または「人間の行為」が絡んでいる。行為には「利益」が伴い、その「利益」を追求しようとする意志がある。リスクの中で問題になる「危険」は、「可能性として」の「危険」であり、しかも何らかの意味で人間が「利を求めることの代償」としての「危険」ということになる。

つづいて、「リスク認知の主観性」が語られる。リスクは不安や恐れと表裏をなす概念であるから、「心理的」な意味あいをもつ。だからある喫煙者は、喫煙という行為が客観的にリスクがきわめて大きいにもかかわらず、何倍もリスクの低い組換え体作物の方にリスクに関する情熱を傾けたりする。

リスクの認知は、慣れていないもの、未知のものへの恐れなどに過大に現れる。また、自己から時間的、空間的な距離が遠くなるにつれて、認知度は低下する。結局、リスクの認知は、主観的あるいは心理的な要素を多分に含むもので、個人や社会の価値観と密接に繋がっている。このように主観的な色合いの濃いリスクに対しては、ある程度の客観性が与えられなければならない。これがリスクの定量化だ。このようなリスクの背景が語られ、リスクの認知、定量化、評価が紹介される。当然のことであるが、認知され、定量化された事故についてのリスクは、評価に基づいて起こらないように管理される必要が生じる。

第5章　安全の戦略─ヒューマン・エラーに対する安全戦略

前章のリスクの認知、定量化、評価、管理上の問題点にはヒューマン・ファクターは除外して算定されていた。この章は、ヒューマン・エラーが起こったとき、どのような安全への戦略が可能か、また、システムの安全を目指すときに、それに関わる人間の意識として、何が必要かという点に焦点が絞られる。そのような視点から次の項目が設定、解説される。安全戦略としての「フール・プルーフ」と「フェイル・セーフ」／「安全」は達成された瞬間から崩壊が始まる／ホイッスル・ブロウ（注：危険を察知して、警告を発する）の重要性／ヒューマン・エラーが起こるときの条件／アフォーダンス（注：生物が自分以外の何ものかと出会ったとき、どのように感じるか、という場面で生じる特性）に合っていること／回復可能性／複合管理システム／簡潔・明瞭な表示法／コミュニケーションの円滑化／褒賞と制裁／失敗に学ぶことの重要性

食品安全委員会のこれまでの活動と今後の課題：見上　彪、陽　捷行編著「食の安全と予防医学」、北里大学農医連携学術叢書第6号、養賢堂、1-22（2009）

この本は、北里大学が農医連携学術叢書として出版しているシリーズもので第6号にあたる。筆者は、

わが国の食品安全委員会委員長だ。平成15年7月に「食品の安全性を科学に基づき客観的かつ中立公正に評価する機関」として、内閣府に食品安全委員会が設置され、平成20年7月で5周年を迎えた。ここでは、食品安全委員会設置後の5年間の取組みを振り返り、今後の課題が整理されている。

内容は、はじめに／食品安全委員会の設置／新しい食品安全行政の枠組み／食品安全委員会の役割／食品安全委員会のこれまでの活動実績（リスク評価の実施／多様な手段を通じた情報提供／食品の安全性の確保に関する実施状況の監視等／リスクコミュニケーションの実施）／緊急事態等への対応／国際化への対応／食品安全委員会の今後の課題（リスク評価／リスクコミュニケーション／情報発信・情報提供／食品安全委員会の活動の国際化と国際連携）／おわりに、からなる。

「リスク評価の実施」では、例えば「ＢＳＥにかかわる主なリスク評価」「策定したガイドライン」「食品添加物（コンフリー等）」「農薬（メタミドホス等）」などについては、ホームページの紹介があるのできわめて実用的な情報が得られる。

環境リスク学―不安の海の羅針盤―：中西準子著、日本評論社（２００４）

フレーム光度型検出器（ＦＰＤ）付きガスクロマトグラフで、タバコの煙を分析したことのある人なら、煙の中に様々な有害な含硫ガスが含まれていることはご存じだろう。筆者は若かりしころ、実験の合間にこのことをやった経験がある。ＣＯＳやCS_2を始めとして様々なピークがガスクロマトグラフに現れてくる。CH_3SH、H_2Sなどの含硫ガス成分だ。何のことはない。これらのガスが脳を痺（しび）れさせてくれるのだろう。これは、タバコの煙の話。

次は、ダイオキシンの話。埼玉県の所沢市でダイオキシンの汚染問題が発生したのは、1999年2月のことだ。農業環境技術研究所の当時の農薬動態科長が現場に出かけ、問題とされた作物を採取してきて分析し、この問題の解決に大いに貢献した。そしてその問題も長い年月をかけ、2003年の末に解決された。

さて、すばらしい四季が満喫でき、きれいな空気を吸い普通の水を飲んでいるわが日本に住む平均的な人の場合、タバコの煙とダイオキシンの害とではどちらのリスクが高いだろうか。多くの人が、あまりに加熱した報道をまだ覚えていて、ダイオキシンと答えるだろう。だが正しい答は、タバコの煙だ。ダイオキシンによる人間へのリスクは、タバコのおよそ300分の1にすぎない。

では、リスクとは何か。リスクの考え方、リスクの定義や計算、リスクの読み方などが著者の科学者としての経験と共に分かりやすく書かれているのがこの本だ。リスクについての著者の主張は、実に単純明解だ。環境問題においても、コストやリスクをきちんと考え整理しよう。あらゆる危険や害をゼロにするのは不可能で無理なことだから、処理にかかるお金と発生するリスクとを比べて妥協点を考えよう。リスクとコストや便益とのバランスを重視しよう。それだけである。なんだか明解な人生論のような気もする。環境の研究や学問があまりにも小さな穴の中に入り込んだような気もする。

環境問題では、いずれも微小なリスクが大仰に取り上げられる。マスコミが不安を煽（あお）り、それが政治的に利用される。一方では、大量の予算を無駄使いするはめになる。きちんとしたデータと冷静な分析に基づく批判こそが重要なのである。このとき、コミュニケーションの道具としてのリスク論が有効性を帯びる。

この本を読んでいて、研究者に必要なことはバランスのとれた常識をもつことと、専門に侵されない総合人としての脳を鍛えることであるのかとも思った。目次は以下の通りである。

「食品報道」のウソを見破る食卓の安全学：松永和紀著、家の光協会（2005）

複眼

トンボの目は、1万個以上の単眼からなる複眼で構成されている。「我輩は猫である」のネコも、その主人である教師も目は単眼が二つあるにすぎない。筆者は常日頃、複眼を所持したいと願っているが、一向にその願いは叶えられない。もう少し徳を積めば願いは聞き入れられるかと、ささやかな夢をもちながら廊下のゴミを拾ってゴミ箱に捨てているが、いまだ徳も複眼も得られない。

この本の著者は、幸せなことに若くして複眼を所持しておられる。どうして若いと分かるのか。本を丸ごと読めば自ずと推察がつく。その目とは、科学者の目、消費者の目、評論家の目、母親の目、哲学者の目、生産者の目、歴史家の目、常識家の目、教育者の目など、まさに百家の目をもってこの本は書かれている。

例えば、木酢液が登場する。「常識的に見れば、木が燃やされるだけでこれほど多岐にわたる効果が出てくるとは考えにくいのです」と、常識家としてのすなおな解説がある。

生産者としての目は、次の文章から分かる。「手で虫を捕る人件費を考えれば、使用を認められた農薬を使うほうが安上がりというわけです」。母親の目が次の文章に現れている。「食事は母親が作って子どもに食べさせる場合が多いので、〝私のせいで我が子をあんなふうに死なせるわけにはいかない〟という強い意志が、女性を牛肉不買へ突き動かしたとも考えられます」。

数字、単位、グラフのトリックを加工されたグラフを用い解説する場面は、まさに教育者の目であろう。リスクの解説に、フグ毒を例にとって解説する場面は、教育者の目に拍車をかける。フグの肝に毒があり、時には人を殺すほどのものがあることが分かっている。これがリスク評価である。フグ毒は猛毒だからフグは食べない、ということにはなっていない。調理人が肝臓や卵巣を取り除く調理法を講習で学び、資格を得て料理するという制度が作られている。これがリスク管理である。フグ毒のことはすでに多くの人が知っており、フグを自分で調理して食べる人はあまりいない。これがリスクコミニュケーションの結果である。妙に説得力がある。

また、「中国の農薬野菜については、単にその薬害にふれるだけでなく、見栄えの良い野菜を望んだ私たちの姿勢も問い直さなければならない」という思考は、内なる反省をする哲学者の思考であろう。さまざまな学問の原論を語っているように筆者には感じられる。

第1章では、マスメディアによる「食品報道」の実例が紹介される。第2、3、4章では、なぜそのような「問題のある報道」になるのかを整理し、構造的な問題点に迫る。そして、より正確で深い情報をどのようにして得て、どんな筋道で考えたらよいかを検討する。第5章では、これからの日本の食の課題を浮き彫りにする。そのなかに、将来きわめて重要になる食料増産技術や環境問題を織りなしている。どの章でも、食品、農業、科学技術にまつわる最新の話題が豊富に織り込まれている。

われわれは、この本によって科学情報の読み解き方を知ることができる。名著である。

読み終わると、将来にわたる多くの問題点が指摘されていることに気づく。例えば、有用な資源の使い方、文化を守る目の育成、報道のあり方、科学技術の限界の認識、農薬を使う有機農薬の認識、天然至上主義の異常さ、消費者の内なる反省、無農薬表示の問題点、ジャーナリストの検証の必要性、全く科学的でない学者、一貫した報道の姿勢、新聞記者の勉強不足と社内の構造的問題などなど、枚挙に暇ない。もう一度書く。実に名著である。目次は以下の通りである。

序章　私たちの暮らしの現在と未来のために

1．生活に深く入り込む科学情報　　2．「みのもんた症候群」はまだ続くのか？

3．科学技術に支えられる現代の食　　4．自分で正しい情報を探す、それがポイントだ!!

安全

第1章　話題の記事の、アッと驚くウソを見破る
1．中国産冷凍ホウレンソウの危険度は？　2．無農薬農業が危ない？　3．天然物神話と木酢液
4．農薬が使える有機農業って？　5．ＢＳＥ問題の本質に迫る！　6．遺伝子組み換えは危険な食品？
7．「ヒジキ、食べないで」はホント？　8．カドミウム米と電池の関係
9．養殖フグのホルマリン使用問題　10．マルハナバチは害虫か？

第2章　科学記事はこうして作られる
1．新聞記者はオールラウンドプレーヤー　2．事実を伝えるのは難しい
3．センセーショナルが最優先なんて　4．仮説を事実として報道する怖さ
5．誤りを正さないマスメディア　6．「ナンチャッテ学者」の不思議な存在
7．経済部記者が書く科学記事　8．でも、ジャーナリズムには役割がある

第3章　科学記事を正しく見極めるには
1．有名人のお墨付きにはご用心　2．「体験談は信用度ゼロ」と思え!!
3．動物実験にごまかされてはいけない　4．記事広告にも気をつけて
5．数字、単位、グラフのトリック　6．毒性の種類と量に注目する
7．学会発表は信用できるか？　8．目指せ！『ネイチャー』『サイエンス』

第4章　正しい食品情報を簡単に得る方法

安全

メディア・バイアス―あやしい健康情報とニセ科学―：松永和紀著、光文社（２００７）

健康情報番組の反乱

前項に続いて松永和紀氏は、２００７年1月7日にフジテレビ系列で放映された関西テレビ制作の「発掘！あるある大事典II」の「納豆がダイエットによい」という内容の番組の捏造に端を発し、「メディア・バイアス―あやしい健康情報とニセ科学―」を書き上げている。ここで、複眼は知識、哲学、立場、報道、国家へと広がる。

本書の内容をかいつまんで書けばこうだ。世間には、納豆ダイエット捏造の例に見られるような健康情報番組が氾濫している。しかし、テレビを批判する新聞や週刊誌にもあやしい健康情報が山ほどある。そこには、人びとの関心を引こうとする見苦しい個人とマスメディアの構造、記者や取材者の不勉強や勘違い、思いこみなど（反省：筆者も含めて）がある。さらには、それを利用する企業や市民団体の思惑、研究者などの売名行為、国際間の政治的駆け引きなど、さまざまな要因が複雑に絡んでいる。そして、科学情報を見破る方法が具体的に提案される。

これらのことは、目次の各章の題目にみごとに表されている。いわく、「はじめに」、「第1章：健康情報番組のウソ」、「第2章：黒か白かは単純すぎる」、「第3章：フードファディズムの世界へようこそ」、「第4

章：警鐘報道をしたがる人びと」、「第5章：添加物バッシング」、「第6章：自然志向の罠」、「第7章：昔はよかったの過ち」、「第8章：ニセ科学に騙されるな」、「第9章：ウソつきの科学者を見破れ」、「第10章：政治経済に翻弄される科学」、「第11章：科学報道を見破る十カ条」、「おわりに」。

上述した各章で、著者はさまざまな具体例を示しながらメディア・バイアス（筆者注：メディア：新聞・テレビ・ラジオなどの情報媒体、バイアス：考え方などが他の影響を受けて偏ること）の構造を解き明かし、科学情報の事実を見極める方法と、リスク評価の視点を解説してくれる。以下に各章の具体例を逐次追っていく。

はじめに

ここでは、知識の必要性、メディアの実情、科学の特性、情報の取捨選択のゆがみ、受け手の積極的な行動の必要性、科学ライターの反省などが、以下の各章で具体的に紹介されると書かれている。

最初からメディアと消費者に手厳しい。前者に対して、改善能力は無いかも知れない、勉強しようとしない、勉強する場をお膳立てしてあげる必要がある、などと実情が語られる。後者に対しては、捏造をのしるだけではだめ、良いか悪いかといったような単純さを求めるのはやめ、溢れる情報に疑問を持て、質の悪い情報は見ない買わない、など行動せよと語る。

結局、「・・は効果がある」、「・・は危ない」、「・・は環境に悪い」など警鐘をならす情報には、目を覆いたくなるような誤りがあるからだ。誤りについて著者は語る。「共通しているのは、わかりやすい話で

安全

あること。良いか悪いか一刀両断、白か黒かの二分法です。そして、どの報道にも医師や科学者などが登場し、数字を駆使し、科学の衣をまとっています」。医師や科学者に強烈な皮肉を吐く。

第1章：健康情報番組のウソ

幼児まで被害に遭った白インゲン豆によるダイエットなどの例を紹介し、番組の捏造による悲劇と、これに対する報道関係の無責任さが語られる。これらの事象に対して著者が最後に語ることがすばらしい。「ウソ情報を信じ込んでかえってからだに良くないこと、環境に悪いことをしていても、だれも責任をとってくれません。悪いのはあなた自身。その現実に、多くの人たちがまだ気付いていません」。自分は悪くなく、いつも誰かが何処かが悪いとする今の世情に、あまねくこの思考法は適用できる。

第2章：黒か白かは単純すぎる

トリック（詭計）に騙されないことが強調される。そのために量の大小を理解させるために、化学物質の摂取量と生体影響の関係、とくに「無毒性量」と「一日摂取許容量」の関係が解説される。「無毒性量」とは、その物質を一生涯にわたって毎日摂取しても、生体に影響が出ない量だ。動物での無毒性量に100分の1をかけた数字を、人の「一日摂取量」としている。

さらにこの章では、単位をよく理解すること、リスクとベネフィットをよく考えることが、中国産ホウレンソウとＤＤＴの例で解説される。その他、科学者や報道のリスクゼロにむけたアジテーション（社会運動で、演説などによって大衆の感情や情緒に訴え、大衆の無定型な不満を行動に組織すること。）を指摘する。

第3章：フードファディズムの世界へようこそ

これまでの「危険」から食品の「効く」成分に話が移る。血糖値を下げる効果があるというシナモンを、前の章で解説した量の大小を考えないで摂取することの無知蒙昧が語られる。その他、ミルクに含まれるカゼイン、茶のカテキン、リンゴのポリフェノール、抗菌化物質のβ―カロテンなどを大量に摂取することの害が紹介される。

食べ物や栄養が健康や病気に与える影響を過大に評価したり、信じたりする心理をフードファディズム（Food Faddism）という。米国で生まれた概念であるそうな。当たり前のことであるが、「多様な食品を過不足なく食べることの重要性を無視する食の情報には虚偽や誇張、フードファディズムが紛れ込む」がこの章の結論だ。

第4章：警鐘報道をしたがる人びと

一つの科学的な研究から、いかに「危険」を取り出してアピール（世間に訴えること。受け取る側の心を打つこと。）するかが、マスメディアの継承報道であることが指摘される。その例として、世間をあれほど恐怖に陥れた環境ホルモン騒動が取り上げられている。他にも、ホルムアルデヒドとトルエンの化学物質過敏症の例が紹介される。

この章の最後の文章は、科学者にも重い。「警鐘報道は、時には巨悪を暴くこともあります。水俣病や薬害エイズなど、報道関係者の丹念な取材が被害者救済に大きく役立った事例は数知れません。しかし、功名を急ぐあまり、正義感が先立つあまり、仮説を既成事実化して〝深刻な問題だ〟と報じてしまう場合も目立ちます。報道関係者は、その功罪を自分自身に改めて問い直す必要があるのです。」

第5章：添加物のバッシング

「三菱自動車の車は燃えやすい？」という題目で、三菱自動車は責められるべきであるが、消防白書を冷静に検証することによって、メディアによる会社の〝袋だたき状態〟がものすごいものであったことが解る。メディアへの不信感は拭いされない。

この切り口は、添加食品バッシング（激しく非難・攻撃すること）へと移る。その悪い代表的な例として、阿部 司著の「食品の裏側―みんな大好きな食品添加物―」（東洋経済新報社）が挙げられる。なかでも、阿部氏の科学的な間違いが決定的であると指摘される。さらに、誤解が広がっていった以下に示す3つの例と、その誤りが指摘される。

1）日本人は食品添加物を一日平均10 g、年間4 kgも摂取している。

2）ハムやソーセージ、明太子などに使われる合成発色剤「亜硝酸ナトリウム」は強力な発がん物質である。

3）化学調味料を食べ過ぎると、頭痛や腕の震えなどの「中華料理症候群」（チャイニーズレスランシンドローム）がおきる。

とはいえ、現在の社会の便利さが加工食品と食品添加物のおかげであることも書いたうえで、これらと上手につき合っていこうという阿部氏の提案と、行政や企業による食品添加物に関する情報の公開が不足していることの氏の指摘には、同意する。著者のバランス感覚のすばらしさが、ここでも十分に読みとれる。

第6章：自然志向の罠

はじめに「化学物質無添加石けん」という矛盾した表現を指摘し、化学物質がいったい何であるのか、化学物質を添加しないことがイコール体によい、環境によい、というイメージをもつことの危険を指摘する。

この論旨で、オーガニック食品であれば安全と思うことの問題点、作物が体内で作っている天然農薬などが解説される。さらに、植物が外敵から身を守るための防御物質として作る物質を天然農薬と呼ばないでファイトケミカル（ソラニン類、モルヒネ、アントシアニン、カテキン、ダイズイソフラボンなど）と呼ぶ印象などが語られる。こうして、イメージのいい自然ではあるが、現実の自然はかなり怖いことを指

摘する。自然崇拝的な消費者は、この章を十分読みくださなければならない

第7章：昔はよかったの過ち

本当に昔はよかった、昔は健康だったという幻想や感傷を、味噌を題材に青森の農村と著者の母親の懐古で検証する。さらに、野菜不足で短命だった昔の日本人を振り返り、懐古主義では問題は解決しないと語る。思うに筆者（64才）の昔も、たらふく味噌や野菜を食したことがない。カボチャとダイコンの葉っぱだけを食していた想いがある。

第8章：ニセ科学に騙されるな

マイナスイオンといった科学的な装いをまとって登場する話題に火を付けるマスメディアに、新聞記事のデータをもとに警告が発せられる。このことは、商品や観光地宣伝においても例外ではない。かつてテレヴィジョンが登場したとき、評論家の大宅壮一は「一億総白痴」と言ったが、ニセ科学は日本人をさらに白痴へと駆り立てる。これに続く「水からの伝言」にいたる話には、目を背けたくなる。われわれは何を科学し、科学についてどのような教育をしてきたのであろうか。唖然とする。

第9章：ウソつき科学者を見破れ

遺伝子組み換えダイズについて科学者が自分の都合のよい情報だけを取材に伝え、脚光を浴びる事例が紹介される。そこには、杜撰（ずさん）な実験結果、騙しの技術、科学の衣をまとった売名行為、学者の倫理観の欠如などが渦巻いている。最後に著者は指摘する。「ナンチャッテ学者が跋扈するのは、メディアの責任だけでなく、国や同業者たちの対応にも一因があるのです。」

第10章：政治経済に翻弄される科学

バイオ燃料ブーム、トウモロコシが燃料用エタノールに、地産地消の商品、燃料VS食料、抜本的な農業政策が必要、ブレークスルー技術が必要、トランス脂肪酸問題も国家間のせめぎ合い、規制強化が有利になるマレーシアやインドネシアなどの項目で、政治経済と科学の現実が語られる、最後は、次のように結ばれる。「一見科学的な論争に見えて、実は国同士の政治的な駆け引きであるケースは、ほかにもBSE問題など数多くあります。政治家や経済界は往々にして〝食の安全を守れ〟とか〝環境は保護しなければ〟などという〝きれいごと〟を利用して、自らに都合の良い展開を図ります。情報の受け手は、建前の論議と報道の陰にある科学的な本質を見て判断しなければならない。」

第11章：科学報道を見破る十カ条

フリーの科学ライターの懐具合は決して楽ではない、と悲鳴をあげている。ここに著者の提案した十カ条を簡単に書けば、この本を購入しないで、わかった気になる読者がいるかも知れない。この本の紹介を読まれた方の理解を深めるため、そして著者の売りあげを増加させるため、ここでは、その十カ条を掲載しない。十カ条は、この本をお買いになって、じっくり検討されることをお薦めする。

読み終わると、政治、哲学、立場、報道、国家、将来などにわたる多くの問題点が指摘されていることに気づく。単なる「メディア・バイアス」の本ではない。崩れつつあるわが国の多くの分野の構造問題にも適応できる視点が、この本にはある。実に良書である。

第二部
言葉の散策30選

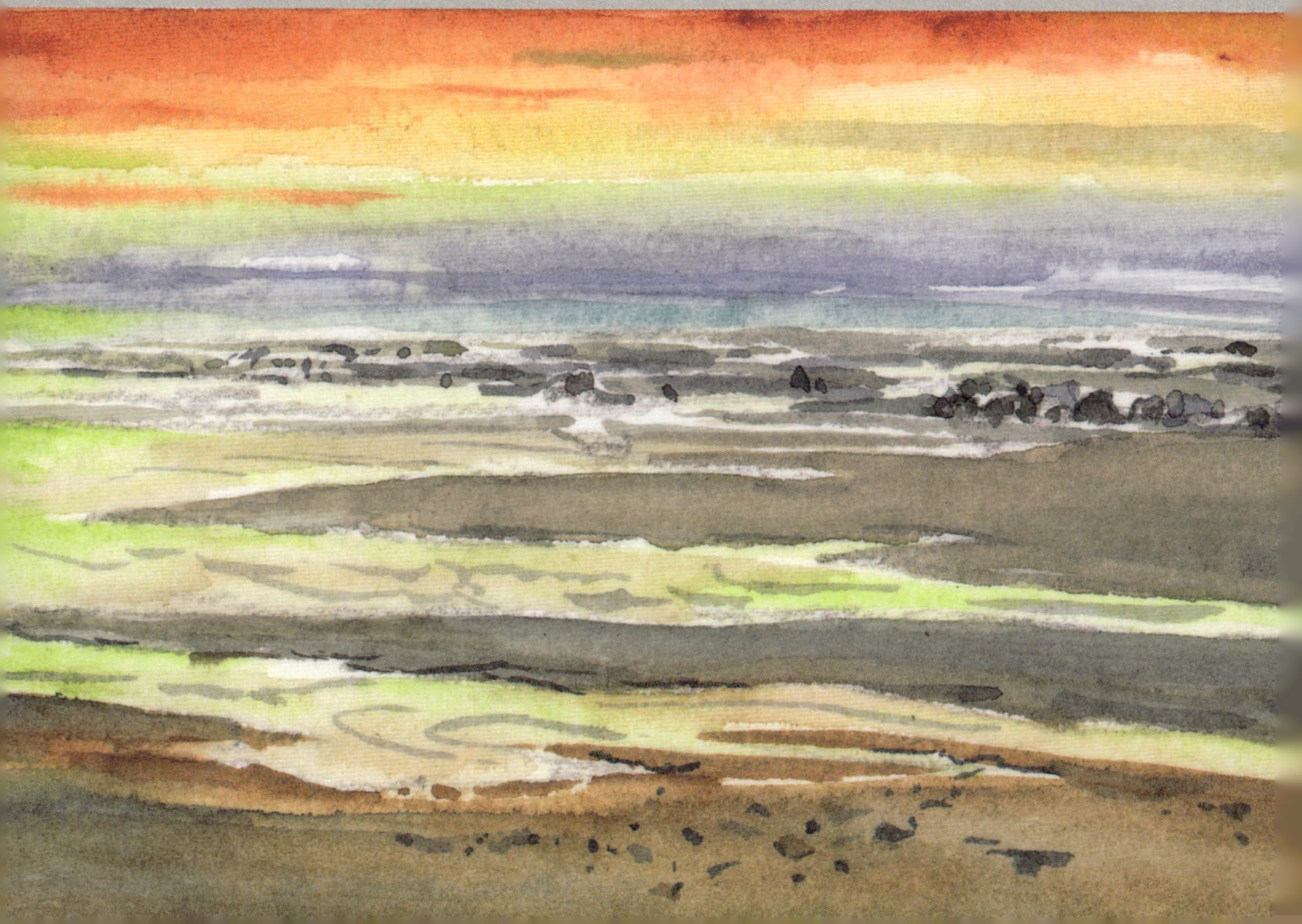

語源を訪ねる　語意の真実を知る　語義の変化を認める　そして　言葉の豊かさを感じ　これを守る

「言葉」と「散策」の語源

言葉の語源は、言（こと）＋端（は）の複合語である。古く、言語を表す語は言（こと）が一般的で、「ことば」という語は少なかった。言には事（こと）と同じ意味があり、言は事実にもなり得る重い意味を持つようになった。そこから、言に事実を伴なわない口先だけの軽い意味を持たせようとし、端を加えて「ことば」になったと考えられている。

葉（は）は、古く「言海」に「葉ハ繁キ意ト云」とあり、「日本国語大辞典」に「葉は言詞の繁く栄えることをいう。葉は木によって特長があるように、話すことによって人が判別できるということから。」とある。奈良時代の『万葉集』では「言葉」「言羽」「辞」の三種類の文字が使われ、「言羽」も軽い物言いを表現しているといえる。平安時代の『古今和歌集』や『土佐日記』では平仮名の「ことば」、『枕草子』では「詞」が使われ、室町時代の『徒然草』では「言葉」が使われている。

「散策」という言葉は、唐代の中ごろに登場する。宋の蘇軾（そしょく）に、「散策して塵人に遊び、手を揮いて此の世に謝せん」の句がある。唐の白居易（はくきょい）には、「日は西にして杖と履を引き、散歩して林の塘に遊ぶ」の句がある。「散策」と「散歩」は、いずれも気ままで無目的なそぞろ歩きである。

連携とは

「大辞林」の「れんけい」を開くと、次のような説明がある。1）連係・連繋・聯繋：物事と物事、あるいは人と人との間のつながり。また、つながりをつけること。つながっていること。2）連携：連絡をとって、一緒に物事をすること。あわせると、つながって物事を解決していくことに意味があると解釈される。

そこで、つながりに関わる漢字を散策してみることにした。

繫：ケイ、かける、つなぐ。紐でつなぐことをいう。かける、かけ下げる、つなぐ、むすぶ、とらえるなどの意味がある。また、繫心、繫世、繫累、繫辞などの言葉がある。

維：イ、つな、つなぐ。移動しやすいものをつなぎとめる意。つな、つなぐ、つらねる、ささえる、惟に通じて、おもう、はかるなどの意がある。維持、維新、維繫などの言葉がある。

係：ケイ、かける、つなぐ、かかり。呪飾に用いる。糸や紐をかける、つなぐ、つける、むすぶ、くくる、しばる。係獲、係羈、係仰、係心、係累などの語がある。

絆：ハン、バン、きずな、つなぐ。家族、友人などの結びつきを、離れがたくつなぎとめているもの。ほだし。どうぶつなどをつなぎとめておく綱。

縛：バク、しばる、つなぐ。束縛、因える。いましめる、とらえる。

携：ケイ、たずさえる、たずさわる、ひきつれる。手で相手と自分をつなぐ。手にさげてもつ。

紖：イン、チン、つな、はなづな。車を挽く紖。くるまのつな。牛の鼻綱。

栓：セン、えらぶ、つなぐ。えらぶ、あきらかにする。つなぐ、しばる、くくる。栓束、栓通、栓縛などの語がある。
継：ケイ、つぐ。つなぐ。つらなる、かさなる、かける。世をつぐ、あとつぎ。継好、継志、継続などの語がある。
綰：ワン、むすぶ、つなぐ。綰結、綰轂などの語がある。
縛：バク、しばる、まく。つなぐ、いましめる、とらえる。縛緊、束縛などの語がある。
羈：キ、おもがい。馬の頭部にまといつける綱。つなぐ、つなぎとめる、束縛する。たび。
縶：チュウ、つなぐ、しばる、とらえる、とらわれる。きずな。

健康

「医」と「医療」の由来

「医」。旧字は醫。殹＋酉。殹は医(えい)を毆(う)つ形。矢を呪器(じゅき)としてこれを毆ち病魔を祓う呪的行為を毆（殹）という。またそのかけ声を殹という。酉は酒器。その呪儀に酒を用いる。古代の医は巫医(ふい)であった。ゆえに字はまた毉に作る。

医(えい)と醫とはもと別の字。医はうつぼ（矢を入れる袋）。殹は秘匿(ひとく)のところに呪矢を収め、かけ声をかけて祓う呪術で、その声をいう。醫・毉はその声義を承(う)ける。

澄んでいる酒の意。ひいて、昔、清酒を薬の補助として使ったところから、病気を治す、また、病気を治す人、「くすし」の意に用いる。別体字（毉）は、巫女が祈祷(きとう)して病気を治す意。教育用漢字はもと別字だが、俗に醫の省略形として用いられていたものによる。

「医療」とは、医術を用いて病気を治すこと。治療。療治。出典は、中国の後漢の「韋彪伝」に、「骨立異常なり。医療すること数年、乃ち起つ。学を好み洽聞（こうぶん）、雅より儒宗と称せらる。」とある。また続日本記に、「勅曰、如聞、天下諸国疫病者衆、雖加医療猶未平復」とある。

「医」のことわざ

○　医は三世（さんぜ）：医術には、世代を超えての長い経験と修業とが必要であるという意。出典：「礼記—曲礼・下篇」の「医不三世服其薬」。三代も続いて医者をしているほどの、経験が豊かで信頼できる医者の薬でなければ服用しない（服用すべきではない）。

○　医は意なり：医術は、思慮と工夫とによって会得するもので、口先の説明や著書などによっては、悟り得ないものである。出典：唐の名医、許胤宗（きょいんそう）が、人から著述をすすめられた時、「医者意也、在人思慮、又脈候幽微、苦其難別、意之所解、口莫能宣」といったという「旧唐書—方伎田伝許胤宗」の故事。

○　医は死なざる病人を治す：医者は寿命のある病人をなおすことができる。死病には治療を施す方法がないということ。出典：「読本・開巻驚異侠客伝—2」の「鄙語（ひご）にいわずや、医は死なざる病人を治すと、その死病に到りては倉公・華陀もいかがはせん」。

○　医は仁術：医術は病人を治療することによって、仁愛の徳を施す術である。人を救うのが医者の道である。医道は仁道。出典：「黄表紙・高漫斉行脚日記—下」に「まったく古庵儀は医者ににあわぬ不身持。言語道断。医は仁の術なりといふではないか」とある。

○ 医は衣なり威なり異なり稲荷：「医は意なり」をもじって医者をひやかしたことば。
○ 医は信ぜざればその病癒えず：かかりの医者を信じて任せきる気持ちにならなければ、病気はなおらない。
○ 医を学べば人を費やす：医学修業のためには多くの人命を材料として費やす。その修行の厳しさ、または酷薄さをいう

医（醫）は匸と矢と殳と酒（酉）から成立

医という文字については、「医と医療の由来」でも紹介したが、新たな知見を得たので再びここに登場させた。

甲骨文字が生まれた「殷（商）：BC1600〜1027」と、その「殷」を倒した「周：西周BC1027〜771、東周BC771〜221」という古代中国の二つの王朝の間には、酒（酉）に関わる問題があって、その酒という文字が、医という文字と大変関係が深いという話を書く。

殷の君子たちが酒ばかり飲んでいて、天がけがらわしく聞こえているのを憂えなかったから、殷は滅び、その天命を失ったのだと、周は考えていた。これは周の王たちの政治思想を記した「書経」の中に記されている。「酒をやめよ」「酒があやまちのもと」「酒を常習とするな」など酒を禁じる言葉がたくさん書かれているという。

「酒池肉林」という四字熟語がある。これは殷の紂王が、池を酒で満たし、木に肉をかけて林のようにし

きた言葉である。

た。さらに男女を裸にして鬼ごっこのようなことをさせる宴会を、毎晩のように行ったという故事からで

しかし書経は、殷王朝を倒した周が自己を正当化するために書かれた書であるから、そのままが真実であるとは言い難い、と小山鉄郎は解説している。周の支配者が、殷を殊更悪く変形して伝えた可能性もある。また殷では、神との交信や悪霊を祓う治療に酒を用いていたから、酒は極めて大切なものでもあった。

「医」という字は「匸（ケイ）」の中に「矢」をいれた形である。古代中国では、「矢」は極めて神聖で悪霊を祓う力があると考えられていた。正月に飾られる破魔矢にもそのことが認められる。「匸」は「囲われた場所、隠された場所」を示す。「医」の現在の字形は、悪霊を祓う矢を隠された場所に置く形である。

このように書いたところで、「医」がなぜ「酒」と関係するのかの説明にはならない。両者の関係を知るには、「医」の旧字に登場してもらう必要がある。「医」の旧字は「醫」。「醫」という字は、上が「毆」、下が「酉」。この「酉（酒）」が「医」と関係するというのが、この「言葉の散策」の趣旨である。

「毆」は医に「殳」を加えた字形である。この「殳」は「槍」に似た武器の矛を持つ形。その矛は杖ぐらいの長さと形のもの。いわゆる「杖矛」というもの。「殳」の「几」の部分は「鳥の羽」で、その杖矛には呪飾（呪力を増すための飾り）としての「鳥の羽」がついている。「又」は手のこと。「殳」は、この呪飾の施された杖矛で、何かを殴つ字形。

すなわち呪飾のついた「杖矛」で、隠された場所に置かれた悪霊を祓う「矢」を殴ち、病気を治そうとした。悪霊を祓う酒も病気の治療に加わったというわけである。

「酒は百薬の長」「酒は百毒の長」「酒三杯は身の薬」「酒に十の徳あり」「酒の徳孤ならず必ず隣あり」「酒

は憂いの玉箒」「酒は少しく飲めば益多く、多く飲めば損多し」。酒と心身の健康についての諺は多い。上戸の戯言を下戸はいつも苦々しく聞いているのだろうか。

生・病・老・死

仏教用語のうち、人間として逃れられない必然的な苦しみである「四苦八苦」。そのうち、「四苦」の「生老病死」を取り上げる。

生老病死の四苦に、「愛別離苦」、「怨憎会苦」、「求不得苦」、「五陰盛苦」の四苦が加わって八苦。

生

「土」の上の横棒は土の表面。下の横棒は底土。表面から上に出ているのが植物の芽。上の横棒と下の横棒の間の縦棒は、植物の根。「生」は、この「土」から草の生える形。進むの意味。説文に「進むなり、艸木の生じて土上に出づるに象る」という。なお、「生」は成長して「世」。「世」は、草木の枝葉が分かれて新芽が出ている形。また、「生」は成長して「姓」。「姓」は、血縁的集団。

病

「説文」に「疾、加はるなり」、「玉篇」に「疾、加はるなり」とあり、「礼記」に「曾子、疾に寝ねて、病なり」のように用いる。疾が名詞、病はその状態をいう。疾病に限らず、すべて心身の憂慮や疲弊の甚だしいことをいう。また、音符の疒（やまい）と、音符の丙（へい）「益（ま）し加わる意」とから成る。病状が益し加わって重くなる、危篤の状態になる意。

字義は数多くある。1）病気が重くなる、2）やむ、ア．つうかれる、イ．つかれる、ウ．うれえる、おもいわずらう、エ．くるしむ、オ．難しとする、3）やまい、4）うれい、なやみ、5）きず、6）くるしみ、7）うえ、8）うらむ、9）はずかしめる、10）かれる、11）やぶれる、はいぼく、12）そこなう、損害

語源説に次がある。1）身の病があればすべてのことが止むところから、ヤム（止）の義、2）ヤマフはヤムハムの転、3）イヤミワズライの義、4）ナヤミ（悩）の義、5）火をやむ意でヤムはナヤム、なやむはなゆるの意。

老

「老」は長髪の人の側身形。その長髪の垂れている形。七は化の初文。化は人が死して相臥す形。哀残の意を以て加える。「説文」に「老なり。七十を老と曰ふ。人生の七（わく）するに従ふ。須（しゅ）（鬒（はつ））髪の白に變ずるを言うなり」とするが、七は人の倒形である。「左伝」に「桓公立ちて、乃ち老す」のように、隠居することをもいう。経験が久しいので、老熟の意となる。また、長毛で背の曲がった老人がつえを突いているさまにかたどる。「ラウ」の音は、背中が曲がっている意と関係がある。

字義は数多くある。1）としより、七十歳の老人、2）おいる、ア．ふける、年をとる、イ．おとろえる、つかれる、ウ．古くなる、3）おい、年をとること、衰えて弱ること、4）ものなれる、経験を積む、

5）年寄りとして扱う、年寄りとして敬う、6）年老いて官職をやめる、7）年をとり、徳の高い人、8）臣下の長、9）長者の尊称、10）他人の父母の称、11）人名に添えて敬意を表す、12）老子という人物、また著書・学説をいう、13）姓、14）律令制で、年齢による区分の一つ：戸令では、61歳から65歳までいった。

死

歺（がつ）＋人。歺は人の残骨の象。人はその残骨を拝し弔う人。死の字形からいえば、一度風化しのち、その残骨を収めて葬るのであろう。葬は草間に死を加えた字で、その残骨を収めて弔喪することを葬という。いわゆる複葬である。

字義は次の通り。1）しぬ、ア．人や動物が死ぬ、命が絶える、イ．草木が枯れる、2）し、しぬこと、3）しかばね、死体、4）必死の、命がけの、5）ころす、しなせる、6）つきる、なくなる、7）感覚を失う、麻痺する、8）生気がない、動かない、9）通じていない、通り抜けられない、10）はなはだしい、きわめて

語源説に次がある。1）スギ（過）の約、2）サリ（去）の約。

生・病・老・死のことわざ

生

○生有る者は死あり：生命のあるものは必ず死ぬ時がくる。「衆生界あれば仏界あり、生あれば死あり、かかるがゆえに涅槃もあり」（仮・偽愚痴物語）

○生は難く死は易し：苦難に耐えて生きぬくことは困難であり、それに負けて死を選ぶことは容易で勇気も必要としない。

○生は奇なり死は帰なり：人がこの夜に生きているということは、仮にこの世に身を寄せているに過ぎず、死とは天地の本源に帰ることである。（准南子・精神訓）

○生も亦我が欲する所、義も亦我が欲する所なり、二者兼ね得べからざれば、生を捨て義を取らん：命も惜しいが義も立てたい。しかしこの両方を共に得ることができないならば、私は命を捨てても義を取るだろう。正義を守ることは自分一人の命より思いの意。（孟子・告子・上）

○生を「（ぬす）む：死ぬべき時に命を惜しんで生きながらえる。為すこともなくいたずらに生を貪る。（李陵・答蘇武書）

○生を視ること死の如し：人が誰でも願う生に対する態度も、人のうとんじる死に対する態度も変わらない。万物に差別なく対峙して、心を苦しめ労するところがない。生死一如の境地をいう。死を見ること帰するが如し。（列子・仲尼）

病

○病膏肓に入る：「膏」は胸の下の方。「肓」は胸部と腹部との間の薄い膜。ともに治療しにくいところとされる。春秋左伝にある。不治の病気にかかる。また、病気が重くなって治る見込みがなくなる。ある物事に極端に熱中して、手のつけられないほどになる。注：「肓」を「盲」と誤って「こうもう」と読み誤ることがある。

○病治りて医師忘る：病気がなおると世話になった医者のことを忘れてしまうところから、苦しいことが過ぎると、頼りにした人のありがたさを忘れてしまうことをたとえていうことば。のどもと過ぎれば熱さを忘る。

○病の入れ物は体：人間の体は種々の病気にかかりやすいと言うこと。人は病の器。

○病は癒ゆるに怠る：病気はしかけると油断しして、失敗することがある。浮世草子にある。

○病は気から：病気は気の持ちようで、重くもなるし軽くもなるということ。浄瑠璃にある。

○病は口より入り禍は口より出ず：病気は口から入る飲食物によって生じ、禍は口から出ることばを慎しまないところから起こる。文明本節用筆にある。

○病を守りて医を忌む：病気をそっとしておいて医者に診せるのを嫌う。自分に過失があっても、人の諫めを聞かないことにたとえていう。通書にある。

老

○上能く老を老とするときは民必ず孝を興すなり：上に立つ者が老人を敬うと、下の者もそれにならって老人に孝行をもって仕える。金言童子教にある。

死

○死に至る病：必ず死ぬと決まった病気。治療の方法のない病気。死病。絶望的な事項。キルケゴールの著書もある。

○死の縁：死について前世から定まっている因縁。謡曲・隅田川や浮世草子にある。

○死は或いは泰山（たいざん）より重く或いは鴻毛（こうもう）より軽し：死は立派に死んだときは重く、つまらないことで死んだ時は軽い。司馬遷―報任少卿書にある。

○死は易うして生は難し：苦を逃れて死ぬことはたやすく、苦に耐えて生き抜くことはむずかしい。浄瑠璃、浮世草子にある。

○死を鴻毛の軽きに比す：国家・君主などのために一身をそそぎ、いさぎよく死ぬことをいう。浄瑠璃、陸海軍勅諭にある。

○善道に守り命を義路に軽んず：人間としての正しい道を守るために死に、義の道に命をささげる。人として守るべき義務の前には、生命を捨てることを意に介しない。太平記にある。

○死を見ること帰するが如し：死を恐れない様子は、まるで家に帰る時のような気安さである。死に臨んでゆったり落ち着いているさまをいう。呂氏春秋にある。

四苦八苦

四苦八苦しながら毎月「情報：農と環境と医療」を刊行している。いつの間にか3年と10月の歳月が経った。人間として逃れられない必然的な苦しみが、仏教用語では四苦八苦なそうだから、生きている限りこれから逃れることはできないのだろう。「四苦」の「生老病死（しょうろうびょうし）」は、前項でとりあげた。この「言葉の散策」では、筆者がよく知らない残りの「八苦」を取り上げる。

さて、生老病死の四苦に、「愛別離苦（あいべつりく）：愛する者と別れ離れる苦しみ。仏教で、親子・兄弟・夫婦など愛し合う者同士が生別・死別するつらさ・悲しみ」、「怨憎会苦（おんぞうえく）：怨み憎む者とも会わなければならない苦しみ」、「求不得苦（ぐふとくく）：求めても得られない苦しみ」、「五陰盛苦（ごおんじょうく）：肉体や心の働きが盛んであるがゆえの苦しみ」の四苦が加わって八苦になる。

釈迦は、あらゆる現象は無情であり、生じたり滅したりする性質を持ち、生じてはまた滅する、一切は苦であると説く。では、どうしたら苦なる状態を脱した理想の境地に至ることが出来るのか。それを仏教では、四諦説、四聖諦説という形で説いている。「諦」というのは、「真実・真理」の意味で、迷いと悟りへの義を四つの項目に分けて説明したものである。

第一は苦諦、第二は集諦（じったい）、第三は滅諦、第四は道諦である。苦諦は、人生は苦であるという現象世界の真実をさす。その苦諦が上述した四苦八苦である。集諦は、苦がどのような原因から生ずるかと言うことの探究である。滅諦は、苦とは逆の理想状態で涅槃の境地を指す。道諦は、その理想の境地に達するための進み行くべき道筋を示したものである。

具体的には、八正道という実践法が説かれる。正見（正しい見解）、正思（正しい思惟）、正語（正しい言葉）、正業（正しい行為）、正命（正しい生活）、正精進（正しい努力）、正念（正しい思念）、正定（精神を集中して瞑想）を行うことである。

科学を志した若い頃、東大寺の仏殿の鴨居に掛けられていた「正見」という文字が忘れられない。「正見」は、科学にとって極めて重要な事項のひとつである。さて、筆者は「正見」ひとつとっても満足に出来ていないと痛感することしきり。

生と産

「土」という字の中心概念は、経済からみた土地でも、材料からみた土質でもない。あくまで生命を育むものとしての「土」である。このことは、中国最古の字典「説文解字」からわかる。「土」という漢字の成り立ちに示されている。漢の時代の許慎は説文解字で、「土」は「地の萬物を吐生するものなり」と解説し、「土」が生き物を生み出すものの象形であるとしている。

また、「土」を次のように表現している。〝二〟は地表と地下を表している。つまり、土壌には層のつながりがあり、上の〝一〟は表土層を、下の〝一〟は底土層を表している。〝｜〟は地中から地上へのびる植物を示す。説文解字の「吐」は「土」と音が同じで、自然に物を生み出すことを意味している。

この「土」は、土-生-世-姓へと発展した。すなわち、「土」(地の萬物を吐生するものなり)から、「生」(草の生え出る形、草木の生じて土上に生づるに象る)に転じ、「世」(草木の枝葉が分かれて、新芽が出ている形)に成長し、「姓」(血縁的な集団)にまで発展した。また、「生」は「産」にと成長した。

そこで、「生」と「産」である。「長州ウまれの男児が、ウみの苦しみを体験し、新しい社会をウみ、革命のウみの親になった」という文章を書くとき、これらの「ウ」は、「産」と「生」のどちらを使えばいいのだろうか。

例えば、誕生、生家、出生、産後、安産、出産などと並べてみると、「産」と「生」の本質に気づく。「産」は母親の立場で、「生」は子の立場であろう。となると、冒頭の文は「長州生まれの男児が、産みの苦しみを体験し、新しい社会を産み、生みの親になった」と書くのが正しいことになるのか。漢字はまことにおもしろい

人と病人と故人

「農と環境と医療」で取り扱っているいずれの語彙も、人(ひと)が積極的に関与している事象だ。「農」と「医療」は当然としても、「環境」もまたしかりである。

なぜなら、環境とは自然と人間との関係に関わるもので、環境が人間を離れてそれ自体で善し悪しが問われているわけではない。両者の関係は、人間が環境をどのように観るか、環境に対してどのような態度をとるか、そして環境を総体としてどのように価値づけるかによって決まる。すなわち、環境とは人間と

自然の間に成立するもので、人間の見方や価値観が色濃く刻み込まれるものだから。

だから、人間の文化を離れた環境というものは存在しない。となると、環境とは自然であると同時に文化であり、環境を改善するとは、とりもなおさずわれわれ自身を変えることに繋がる。まさに、人間が関与する事象なのである。

さて、いま人間と書いて「にんげん」と読んだ。人（ひと）は生まれ、人間に成長し、いつか病人（びょうにん）となり、死ねば故人（こじん）となる。読み方の違い、「ひと」と「にん」と「じん」はどう違うのであろうか。気にかかるので、すこし「人」について散策してみる。

「人」は象形で、立っている人を横から見た形である。正面から手足を広げて立っているのが「大」、体をかがめた人を横から見た形が「勹（ほう）」、人の腹の中に胎児のいる形は「包・孕」、人が頭上に火の光を載せている形は「光」、「さい」を載せている形は兄、踵をあげて爪先立ちしている人を横から見た形は「企」である、と白川　静の「常用漢字」にいう。

同じ人でも、生きている人は病人で「にん」だが、死ねば故人で「じん」と言い方が変わるのは何故だろう。芸人は「にん」で芸能人は何故「じん」なのか。そこで、思いつくままに、「にん」と「じん」を挙げてみた。

まず「にん」。人間、犯人、管理人、芸人、仲買人、弁護人、人気、人形、人情、人参、人数、人相、人束、人非人、人夫、人別帳、調理人、弁護人、病人、苦労人、死人、非人、罪人、職人などなど。

次は「じん」。新人、人為、異邦人、人位、人員、軍人、芸能人、文化人、人煙、人屋、人家、人界、人海戦術、人格、人権、人絹、人件、人口、人工、人国記、人骨、人後、人災、人才、人材、人事、人種、人畜、人知、人智、人体、人造、人選、人跡、人税、人性、人生、人身、人臣、人心、神人、真人、人証、人道、人頭税、人道、人徳、人品、人物、人文、人糞、人望、人脈、人民、人命、人名、人面、人毛、人力、人倫、人類、狂人、故人、読書人、変人、貴人、奇人、宇宙人、日本人、外国人、原始人、偉人、老人などなど。

さて、「にん」と「じん」では法則性があるのだろうか。「にん」には一時的な役割を示す傾向があるのかも知れない。「病人」はいつか治ることが多いので、一時的な現象と捉えることができる。「悪人」はいつかは「善人」に、善人はいつかは悪人になる。でも、「人間」はいつまでも人間だし。どうも一般的な傾向を見つけるのは難しい。

一方、これに対して「じん」には一生つきまとう傾向がないだろうか。「故人」は末永く、永久なものを意味するのではないか。「狂人」は死んでも、とことん狂人。「変人」はいつまでも変人。でも、本人はそれに気がつかない。「日本人」は永久に日本人。「人骨」はイヌの骨にはなれない。「人徳」は、どうしても獲得できない生まれながらのもの。でも、「新人」はいつか「旧人」になるから、必ずしもそうではないのだろうか。こまった。

「ひと」は人に何かをつければいくらでも成立しそうだ。人あしらい、人当たり、人集め、人熱れ、人一倍、人怖じ、人買い、人垣、人影、人型、人形、人柄、人聞き、人嫌い、人斬り、人斬り包丁、人食い、人臭い、人気、人恋しい、人声、人心地、人事、人込み、人事、人差し指、人里、人様、人攫い、人騒がせ、人触り、人質、人死に、人知れず、人少な、人擦れ、人それぞれ、人集り、人助け、人頼み、人魂、人違い、人使い、人疲れ、人付き合い、人手、人出、人でなし、人手不足、人通り、人泣かせ、人懐かしい、人懐っこい、人波、人並みなど。

他にも、助っ人、一人、盗人など「人」さまざまだ。外国人にとって、日本語はいたく難しいだろうと人事（ひとごと：じんじ、ではない）ながら思い至った。どなたか法則性を発見された方は、教えてください。

気が合う・息が合う

人間の体を取りまく農と環境とに、「気」という言葉が古来数多く使われていることに気が付いた。例えば、農や環境にかかわる「気」の漢字二文字の言葉を追ってみると、気圧・気温・気化・気候・気象・気体・温気・雲気・空気・湿気・暑気・蒸気・大気・暖気・寒気・天気・二十四気・夜気・熱気・気団・気泡・気流・陽気などがある。

また、人間にかかわる「気」の漢字二文字の言葉はどうか。気意・気鬱・気結・気疾・気性・気絶・気息・気体（精神と肉体、心身）・気風・気分・気脈・気門・気力・活気・脚気・寒気・血気・健気・元気・根気・正気・心気・生気・精気・爽気・胆気・毒気・病気・口気・気官・意気などがある。

そこで、さまざまな辞典にあたり「気」の内容を整理すると、「気」の意は、「国語大辞典」にまとめられているように「変化、流動する自然現象。または、その自然現象を起こす本体」、「生命、精神、心の動きなどについていう。自然の気と関係があると考えられていた」、「取引所で気配のこと」の範疇に分けることができる。

これらの意が派生して、「万物を生育する天地の精、天地にみなぎっている元気」、「そのもの特有の味わい、かおり、香気」、「精神の傾向、気だて、気ごころ」、「何事かをしようとする心のはたらき」などの解釈が可能であろう。

こうしてみてくると、古来「気」が農と環境と人間にきわめて密接に関係していることは明らかである。天地合気とか万物自生は、自然環境にも人間にも適応できる言葉なのである。大地（環境）は気を通し、活発に変化・流動しており、人間は気を通し、生命・精神・心の動きを活性化している。「気」は環境にも人間にも欠くことができないものなのである。

さて、今回の話を始める。「気が合う・息が合う」である。人と人が互いに意志・感情・思考を伝達し合う場合、言葉や文字、視覚や聴覚に訴える身振りや表情や声などの手段を使う。しかし、これらの言葉や目で見える物以外にも、さまざまな感覚が作用していることに気づく。例えば、「気が合う」に似た言葉に、「息が合う・肌が合う・そりが合う・波長が合う」などという表現がある。とくに、「気」と「息」には多くの類似性があるようだ。

そこで、今回は「息」について調べてみた。字訓の「いき」は、次のようである。「気（氣）・息」。呼吸すること。「生き」と同根の語。「氣（い）」を語源とするもの、「いき」「いぶき」「いのち」「いきほひ」「いかる」「いぶせし」など、みなそこから分出する。呼吸だけでなく、その生きざまにも及ぼして、心のありかた、気力の意にも用いる。

これらを漢字にする。「いき」は、生き・息。「いぶき」は、息吹＝気吹。「いのち」は、命。「いきほひ」は、勢い。「いかる」は、生かる・活かる・埋（いかる：生かると同源、炭火が長持ちするように灰に埋めてある。炭が埋っている）の意である。

「息」は、自と心とに従う。自は鼻の象形。息が心に従うのは、一息つくというような休息の意であり、静かに息づく意である。「生きる」という語義とも関連して、生息のようにいう。気息ともいうが、気に対しては、生理的な現象としての意味をもつ語である。

また、「気」はもと氣に作り、その初分は气（き）。雲気の流れる象形。もと雲気をいう。気にはまた風気・気力・気質のような用法があり、風とその義がちかい。風は風神によってその地域にもたらされる天の気であり、その地域の風土性も、人の気質も、みなそれに影響され、形成されるものと考えられた。人は「いき」によってこれを摂受するのである。

日本国語大事典の「気が合う」は、気持ちが通じ合う。気分が互いに一致する。「息が合う」は、相互の調子がよく合う。たがいの気持ちがぴったり一致する。「息」と「気」は同根なのである。そこで、「息」と「気」の諺を調べてみた。

「息」に関する言葉や諺が、日本国語大事典には47語、ことわざ大事典には36語ある。この中で、「息」と「気」が両方で使われる語を整理した。なんと20語ちかくもある。

息が合う（気が合う）、息が掛かる（気に掛かる）、息が通う（気が通る）、息が詰まる（気が詰まる）、息が尽きる（気が尽きる）、息が弾む（気が弾む）、息を失う（気を失う）、息を入れる（気を入れる）、息を込める（気を込める）、息を凝らす（気を懲らす）、息を詰める（気を詰める）、息を抜く（気を抜く）、息を呑む（気を呑む）、息を吐く（気を吐く）、息を張る（気を張る）、息を引く（気を引く）、息を休む（気を休める）、気が抜けない（気が抜けない）など。

さすがに、息が切れる、息が絶える、息が成る、息のたけ、息の根、息もくれず、息を返す、息を限る、息を切る、息を殺す、息をさす、息をする、息を吐く、息を継ぐ、息を閉じる、息を盗む、息を延ぶ、息を弾ます、息を放つ、息を引き取る、息を吹き返すなどに相当する「気」はみつからない。しかし、これらの語のなかには、息を気に変えても通じるようなものもある。

ジーニアス英和辞典やオックスフォード現代英英辞典によれば、「息」は、breath と wind、「気」は、mind、disposition、nature、intension、feeling、care、attention で、「息が合う」とか「気が合う」などという意味はなさそうである。「気が合う」は、get along well, hit it off,「息が合う」は、agree with each other, in tune with each other などがある。また、compatible や go together が相当するようである。「息が合う」・「呼吸が合う」は、in harmony with がよいと、最新日米口語辞典にある。

こんなことを調べて「気が尽き」そうだ。「息も尽き」そうだ。しかし、日本語では古くから「息」と「気」が紛うことなく深い絆を保っていること、健康には息と気がきわめて重要であることが認識できた。「病は気から」というが、「病は息から」でもあろう。呼吸の仕方が、健康にとっても重要なことも解る。

骨

筆者の息子が幼少の頃、萩市の実家によく連れ帰った。筆者の親父は明治生まれの生粋の長州人であるから、言葉もまちがいなく長州弁だ。初代陸軍大将の大村益次郎も長州の出身だから、明治期の陸軍は、長州弁で満ちていた。

親父はその調子で、冬の寒い日に孫に次のように言った。「障子、たて」と。わが息子は怪訝な顔をして、障子の傍に立っていた。再び「障子、たて」。息子の顔には、さらに怪訝な色が深まっていった。親父は「閉て」のつもり、息子は「立て」のつもりでいたのだ。

親父と酒を飲んでいると、親父がしきりに「酒が満てたのう」という。息子は傍でまた怪訝な顔をしていた。親父の「満ちる」は酒がなくなったこと、すなわち徳利の空間の方に意識があり、空間が満ちたと言っているのだ。

長州藩の経済感覚だ。減ること、すなわち空間が満ちることが気になる。息子は酒が無くなるのに、どうして満ちるのかと不審だったろう。

そのうち、幕末の長州人に話題が移った。高杉晋作は、「骨が太い」うえに「骨っぽい」。そのうえ「骨身を惜しまず」働いた。「骨の髄まで」長州人だから、「骨を通した」ことになるのう。

あの高杉晋作や久坂玄瑞を教育するのに、吉田松陰先生は「骨が折れた」り「骨を砕かれた」ことじゃろう。先生の教育には「骨惜しみ」がなく、「骨に染みる」ほど純粋じゃったのう。とくに晋作には、「骨折って手を焼かれ」たことじゃろう。先生の教育精神は「骨に刻む」べきじゃ。

いずれにしても、多くの長州人が「骨を砕き」「骨身を削り」「骨を粉にして」「骨身を惜しまず」「骨休み」もせず、「骨抜き」にならず、「骨折り損」とも言わず、「骨が舎利になる」まで頑張ったものじゃ。いや、まったく「骨の折れる」革命じゃったわい。

傍の息子は、目を白黒させている。長州人はどいつもこいつも、みんなして骨が折れたり、太かったり、削られたり、砕かれたりしていて、実はまともな奴はいなかったのだ、と思ったかも知れない。

前段が長くなった。今回は、人間の身体を構成する最も基本的な骨について考えてみたい。なにしろ、学内を眺めるに、男子学生が骨っぽくない。むしろ女子学生の方が骨っぽい。

まず、漢字の大元を調べてみる。「字通」の「骨」に「象形。上部は骨。胸骨より上の形。下部は肉。なお残骨を存する形。」とある。「大字源」の「骨」に「会意。意符の肉（月は省略形。にくの意）と、意符の（か）（頭蓋の隆骨の意）とから成る。「コツ」の意は、かたい意（＝覈・カク、核・カク）と関係がある。肉中に残る堅いほねの意。ひいて、「ほね」の意に広く用いる。

続いて、生活の中で使われる「骨」に関する言葉を手当たり次第並べてみよう。「骨っぽい」「骨が太い」「骨と皮」「骨に徹る」「骨になる」「骨の髄まで」「骨のない風」「骨の髄（なずき）」「骨を砕く」「骨を粉にする」「骨をさらす」「骨をする」「骨を散らす」「骨を通す」「骨を抜く」「骨が折れる」「骨が本当に折れた」「骨身を惜しむ」「骨折る」「骨に染みる」「骨休め」「骨抜き」「骨まで愛して」「骨がある」「骨折って手を焼く」「骨が舎利になっても」「骨がなければ一所になる」「骨に刻む」「骨にこたえる」「骨は朽ちても名は朽ちぬ」「骨は盗まぬ」「骨までしゃぶる」「骨やら皮やら知れぬ」「骨を埋むとも名を埋まず」「骨を埋める」「骨を粉にする」「骨を刺す」「骨を曝す」「骨をしゃぶって皿に及ぶ」「骨を通す」「骨を盗む」「骨を拾う」「骨惜しみ」「骨身にこたえる」「骨折り損」「骨身に染みる」「骨身に徹する」「骨身を削る」など。これだけ書いたら「骨に響い」た。

さて、骨に関する諺はどうか。「生きて海月の骨を痛めず」「犬は骨で叩けば吠えない」「命あれば海月も骨に会う」「馬の骨」「嘘は誠の骨」「皮のある内に骨を見よ」「肉を切らせて骨を切れ」「寒林に骨を打つ」「鯨の喉にも骨が立つ」「水母の骨」「心に銘し骨に鏤（ちりば）む」「言葉の下に骨を消す」「米の飯に骨」「死馬の骨を買う」「魂の憂いは骨を枯らす」。骨はきわめて神妙な諺をもつ。骨身に染みる諺が多いのには、骨まで痛み入る。

　このように、骨は生体の中でも外でもよく生きている。「日本国語大辞典」の骨の項をひくと、1）脊椎動物の内骨格を構成する、支持器官の一つ。2）特に1）のうち、死んだ者のもの。また、火葬にした死者のもの。こつ。舎利。3）家屋・器具などのしんとなり。全体を支える材料。4）物事の中心。全体を成り立たせている核。また、その事柄やそのような人。核心。本領。5）物事にたえる気力。障害に耐え、意志を貫く気力。また、それを備えた人。気概。気骨。6）労苦を必要とすること。面倒なこと。困難の多いこと。

　漢語としては、骨合（骨のぐあい）、骨疼、骨惜、骨董、河骨、骨折、骨折甲斐（苦労のしがい）、骨折酒、骨折仕事＝骨折業、骨折代＝骨折賃＝骨賃、骨折損、骨折分、骨折、骨降＝骨正月（はつか正月）、骨貝（アクキガイ科の巻き貝）、骨書（絵の輪郭を示す抽線）、骨書筆（日本画の大型筆）、骨限（力の続く限り）、骨絡（梅毒が全身に広がり、骨髄までも侵すこと）、骨皮、骨皮筋右衛門、骨切（骨を断ち切ること、転じて、自害すること）、骨切歌（鯨の油をしぼるときの女達の歌）、

　骨骸、骨組、骨刮、骨師（入れ歯を作って大道で商う者、転じて香具師仲間の隠語）、骨柴（小枝や葉を取り除いた柴）、骨筋、骨高＝無骨、骨立＝骨張、骨試、骨違、骨違＝脱臼、骨番＝関節、骨付、骨接＝骨継、骨接団子、骨接医者、骨突抜＝骨抜、骨切（精いっぱい）、骨節、骨無、骨膾（骨を抜かない魚をそのままたたいて作った膾）、骨並、骨鳴、骨抜、骨盗人（骨惜しみする人）、骨吐（骨を吐き出す壺）、骨離、骨醤（骨と肉を切りまぜて作った肉醤：ししびしお）、

骨筋、骨太、骨偏、骨細、骨骨（ごつごつした感じ）、骨身、骨磨（扇や傘などの骨を磨くこと。また、その人）、骨屋（扇の骨になる竹を作ったり売ったりする家）、骨休、骨弱、骨病、骨業（体や骨節を使ってする技）などがある。真に骨は古くから体以外の所でも生き続けている。

「大字源」の「四文字漢字」を探してみた。骨騰肉飛：勇士の大活躍するさま。美人などを見たときに、魂の揺り動かされることをいう。筆者注：叫んでみたいものだ。骨肉之親：親子・兄弟など、血を分けた深いつながり。親族。筆者注：近年浅くなったことよ。

骨肉相食：親子兄弟が互いに争い合う。筆者注：今では殺し合う。おぞましい。埋骨不埋名（ほねをうずむるもなをうずめず）：その身は死んでも、名を後世に伝えること。筆者注：最近希有。そんな人がいたら紹介していただきたい。炊骨易子：敵に包囲され、燃料や食料がなくなり、死体の骨をたき、わが子は食うに忍びないから、互いに子を取り替えて食う。筆者注：日本にあったのだろうか。これは中国のことか。

仏教に関する知識はからきしないが、「佛教辞典」を見てみよう。骨鎖観：また骨想・白骨観。九種不浄観の第八。貧者の心を治する為に、身肉既に散じてただ白骨のみ相連なるを観ずるをいう。筆者注：よくわからない。骨鎖天：自在天が人間に化導せし時の姿。筆者注：なるほど。

ところで英語では、生活の中で骨をどのように活用しているのであろうか。日本語と英語の比較では、最も優れた辞書だと思う「最新日米口語辞典」で調べてみた。以下の項目が認められた。

「骨抜き」に相当する言葉は、take the teeth out of。しかし、これは人に関しては使えない。人の場合は、take the backbone または have the backbone taken out of を使うとある。やはり骨はここでも生活の中で生きている。

「骨の髄まで」に骨が関係なく、bleed someone dry などと言って、骨の代わりに血が活用される。シェイクスピアの「ベニスの商人」が思い起こされる。

「骨が無い」は洋の東西に違いがなさそうで、have no backbone。「骨のあるヤツ」は字句の通り、a man with backbone である。しかし、日本語の場合はすべて骨で一括されるが、英語の場合は、背骨で統一されている。

抽象的な「骨に沁みる」は、hit home で、具体的な「寒さが骨身に染みる」は、pierce someone to the bone となる。寒さは背骨だけでなく何処の骨にも突き刺すからであろう。

「骨を削る」は、break one's back とあるが、back に backbone の意味もあるからこれも日本語と感覚は同じであろう。

「骨を埋める」は、with the intention of staying for the rest of one's life とある。この場合、日本語のように簡単で分かりやすくない。哲学的であるのか、宗教的であるのかよく分からない。義務を果たすような感じさえする。

「骨折り損」は、an exercise in futility とあり、骨に関係ない。骨が折れるという概念がないのだろうから宜もない。

以上で湿った骨（生活や社会や宗教や民族など）の話は終わる。最後に乾いた骨（科学）の話し。構造としての骨は次のように整理される。脊椎動物に見られる骨格系を構成する組織。骨学の研究は、臨床面では整形外科の医師や硬組織分野である歯科医師などが従事。基礎研究では生化学者が主。古生物学では、ナメクジウオなどの脊索が起源。魚類の骨から、陸上生活に応じるよう、堅くなり構造が整備されたもの。ちなみに、肉は骨の対義語で生体部分の骨以外の部分。

骨が人体の構造の一部であるにもかかわらず、古今東西の人びとの社会や精神に、機能としていかに活躍していたかが今回の調べで分かった。今まで「どこの馬の骨か」などと、人様を馬鹿にしていた言動を反省し、骨に「お」をつける必要がある。古の人びとは賢明である。「お骨（こつ）」といって骨を丁重にもてなした。今でもそのことは続いている。今回の「骨の話し」に「骨がない」などと言わないでいただきたい。いつかはみんな同じように骨と化し、さらにはみんな同じように土と化す。読者の皆様。

最後になって思い出した骨がある。確か昭和の40年代だったろうか。「骨まで愛して」という演歌があった。聞いたときは吃驚した。どのように愛したらいいのだろう。いまもって分からない。

健康

喉と喉仏とアダムのリンゴ

われわれ日本人は情動を表現するのに、古くから身体用語を、なかでも消化器の用語を使うことが多い。例えば、「腹が立つ」「腹を読む」「飲めない話」「断腸の思い」など。

しかし、「喉」にも情動表現のあることが気にかかっていたので、今回は「喉と喉仏とアダムのリンゴ」と題して「言葉の散策」をこころみたい。

「喉」は、喉頭で咽頭から分かれた気管の入り口の部分である。甲状軟骨・輪状軟骨・喉頭蓋軟骨に囲まれ、内に声門や声帯を備えている。気道の一部をなすとともに発声器官になる。「喉仏」は喉頭の喉頭隆起と称される部分で、西洋ではアダムのリンゴと呼ばれている。要は、外から見たときのいわゆる隆起のことである。

「喉が渇く：人の物が欲しい」「喉が鳴る：はなはだしく欲望がわく」「喉から手が出る（化け物じゃあるまいが）：欲しくてたまらない」「喉三寸：飲み下せば皆同じ」「喉元過ぐれば熱さ忘るる：苦しさも過ぎれば忘れる」「喉に十の字：約束を絶対に破らないと誓う」「喉の下から耳を舐める：こびへつらい乗じて他人を中傷するさま」「喉の下へはいる：上手に取り入る」「喉より剣を吐く：きわめて苦痛なこと」「喉を絞る：声を精いっぱい出す」

「喉を締めて息をする：最初にひどく苦しんで、その後で楽をする」「喉元思案：きわめてあさはかな考え」「美味も喉三寸：歓楽のはかなさ、無意味さ」「飯も喉を通らない：心配のあまり緊張の極に達している」。

このような喉に関する故事を眺めていると、脳腸相関が情動という脳の大切な機能の基本になるというソマティック・マーカー仮説は、体の各部分にも散在することが分かる。体の他の部分についても探索したくなる。

喉頭隆起の「喉仏」である。骨の形状が座禅をしている仏様の姿に見えるためとする説がある。しかし、皮膚の上から触ってみても、冊子で骨の構造をみても仏の姿を確認することができない。どうやら、筆者に想像力や徳がないからだろうか。

しかし、火葬後の遺骨を見ると甲状軟骨が焼失し、喉頭隆起のあった位置とは無関係の、24個ある椎骨（背骨—脊椎—を形成する骨）のひとつである第二頸椎（軸椎）が、座禅をする仏に見えるという情報がある。このことを間違いなく確認するには、多くの遺体火葬経験が必要なことは言うまでもない。事実確認は遠慮申し上げたい。

「喉仏」は英語で「アダムのリンゴ」と呼ばれる。アダムとイブが禁断の木の実を食べた。アダムの木の実は喉に詰まり喉仏になり、イブの食べた木の実は乳房になったといわれる。洋の東西を問わず、いずれも宗教に基づいていることが興味深い。言葉は深奥である。

腔腸動物と口腔外科

腔腸動物の腔腸が「こうちょう」と発音することを知ったのは、確か高校生の頃だったと思う。クラゲやイソギンチャクのように体内に腔腸と呼ばれる腔所があり、円筒や壺型をし、口の周囲に触手があり、体壁や触手に刺胞をもつ動物である。内臓部分が〝がらんどう〟になっているように見える。ヒドロ虫類、ハチクラゲ類、花虫類の三綱に分けられ、おもに海産で淡水産は少ない。

話が少し横道にそれる。昭和天皇はヒドロ虫の研究者でもあった。生物学者として海洋生物や植物の研究に力を注がれた。１９２５年６月に生物学御研究室が赤坂離宮内に創設され、御用掛の服部廣太郎の勧めにより、変形菌類（粘菌）とヒドロ虫類（ヒドロゾア）の分類学的研究を始められた。

昭和天皇の名前（裕仁）でヒドロ虫の研究が発表されている。「日本産1新属1新種の記載をともなうカゴメウミヒドラ科 Clathrozonidae のヒドロ虫類の検討」をはじめ、７冊が生物学御研究所から刊行されている。また、他の分野については専門の学者と共同で研究をしたり、採集品の研究を委託したりしており、その成果は生物学御研究所編図書としてこれまで20冊刊行されている。博士を取得するに十分な研究であったが、立場を慮って取得されなかったといわれている。

この生物学研究の才能は、お孫様の秋篠宮文仁親王殿下に引き継がれている。殿下は博士号を取得され、現在、「生き物文化誌学会」の常任理事として八面六臂の活躍をされている。途轍もない博識であられる。

話をもどす。次に口腔である。口腔を「こうくう」と読めたのは、大学生の頃だったような記憶がある。腔腸動物のように鼻や口も内部が、〝がらんどう〟になっていると考えられるところから鼻腔とか口腔と呼ばれる。病院には口腔外科がある。はじめは、どうして病院に航空外科があるのかという疑問を持ったこともある。

腔腸動物や口腔などの言葉に使われている「腔」の音読みは、漢音・呉音ともに「こう」である。したがって、「満腔の謝意」や「満腔の怒り」は「まんこう」であり、「腔腸類」は「こうちょう」と読む。

しかし、わが国の医学界では「口腔」を「こうくう」、「鼻腔」を「びくう」と読むことになっている。恐らく「腹腔」を、「ふくこう」とか「はらこう」とか「はらくう」とか読んだら笑われるだろう。笑わば笑えだが。というのも、「腔」を「くう」と読むのは、漢字の字音としては本来の姿ではないからだ。だからといって、今さら「口腔外科」を「こうこう」とは読めまい。「こうくう」と読むのが、漢音や呉音とならぶ慣用音といわれる漢字音だからである。

他にも、例えば「輸（シュ）」「洗（セイ）」「滌（デキ）」「涸（カク）」「攪（コウ）」などは、旁の音に引かれて「輸入（ユニュウ）」「洗滌（センジョウ）」「涸渇（コカツ）」「攪拌（カクハン）」と読む漢字がある。このように、口腔は慣用音なのである。

これらのことは、結局のところ漢字の「音読み」の問題なのである。すなわち、唐音、漢音、呉音、慣用音の違いが漢字音を難しくしている。しかし、わが民族はこのような複雑な漢字音を、はるかなる奈良時代から克服してきたのである。漢字が難しいからと言って、すぐにひらがなで書いたり、ましてやカタカナにしたりする現在の風潮は、わが民族を自ら堕落させる企てに過ぎまい。政治家が、昔から引き継いだ姓や、親が考えて付けてくれたありがたい名を、当選するためにいとも簡単にひらがな書きに変えて立候補する姿を見るにつけても、わが国家の行く末が思いやられる。

蛇足だが、唐音、漢音、呉音および慣用音の簡単な説明を「フリー百科辞典」から引用する。

唐音（とうおん・とういん）は、日本漢字音（音読み）において鎌倉時代以降に中国から入ってきた字音。室町時代には宋音（そうおん）と呼ばれた。あわせて唐宋音（とうそうおん）とも呼ばれる。「唐」とあるが、漢音・呉音同様、王朝名を表すのではなく、中国を表す語の一つで唐音は宋以降の字音である。呉音・漢音のようにすべての字にわたる体系的なものではなく、断片的で特定の語と同時に入ってきた音である。禅宗の留学僧や民間貿易の商人たちによってもたらされた。学術的には鎌倉仏教の禅宗にもとづく中世唐音と、江戸時代の黄檗宗にもとづく近世唐音（これを宋音と呼ぶ人もいる）に分けられる。

漢音（かんおん）とは、日本漢字音（音読み）の一つ。古くは「からごえ」とも呼んだ。7、8世紀、奈良時代後期から平安時代の初めごろまでに、遣隋使・遣唐使や留学僧などにより伝えられた音をいう。中国語の中古音のうち、唐中葉頃の長安地方の音韻体系（秦音）を多く反映している。他の呉音や唐音に比べて最も体系性を備えている。また唐末に渡航した僧侶たちが持ち帰った漢字音は中国語の近世音的な特徴を多く伝えており、通常の漢音に対して新漢音と呼ばれることがある。

呉音(ごおん)とは、日本漢字音（音読み）の一つ。奈良時代に遣隋使や留学僧が長安から漢音を学び持ち帰る以前にすでに日本に定着していた漢字音をいう。漢音同様、中国語の中古音の特徴を伝えている。5、6世紀に導入され、一般的に中国の南北朝時代、南朝の発音が直接、あるいは朝鮮半島（百済）経由で伝わったと言われるが、これは「呉」音という名称や倭の五王が南朝の宋に朝貢したことや朝鮮半島から儒教や仏教など多くの文物を輸入したという歴史的経緯が根拠となるのであろう。しかし、呉音が本当に南方系統の発音かどうかについて、それを実証できるような史料はない。対馬音や百済音といった別名が示すように古代の日本人は呉音は朝鮮半島からきたと考えていた。

呉音は仏教用語や律令用語でよく使われ、漢音導入後も駆逐されず、現在にいたるまで漢音と併用して使われている。なお『古事記』の万葉仮名には呉音が使われている。

慣用音(かんようおん)とは、音読み（日本漢字音）において中国漢字音との対応関係が見られる漢音・呉音・唐音に属さないものを言う。多く間違って定着したものや発音しやすく言い換えられたものを指す。古くからこの語があるのではなく、言語学的研究が進んだ大正時代以降に呼ばれた言葉である。

肝腎と肝心

小学館の「日本国語大辞典」の「かんじん」を引くと、「肝心・肝心：「かんしん」とも。肝臓と心臓、また、肝臓と腎臓は、五臓のうち人体に欠くことのできないものであるところからいう」とある。意味は、1）肝臓と、心臓または腎臓。転じて、心を比喩的にいう。2）とりわけてたいせつな箇所。なかでも大事な部分や事柄。3)〔だいじな所の意から〕隠し所。陰部。局所。4)(—する)心に深く感じること。肝に銘じること。感心。感銘。5)〔形動〕とりわけたいせつであること。特にだいじであるさま。とある。三省堂の「大辞林　第二版」では、【肝心／肝腎】〔名・形動〕〔文〕ナリ〔肝臓と心臓、あるいは肝臓と腎臓は、人体にとってきわめて重要な部位であることから〕特に大切なこと。非常に重要なこと。また、そのさま。肝要。「何よりも基本が—だ」「—な事を忘れていた」。とある。

いずれの辞典も、肝腎と肝心の両表記をよしとしている。本来は肝腎と書いた。肝心と書く人が多いため、肝心も有りということになり、さらには標準的には肝心に決めたようだ。「肝心」が常用漢字で、「肝腎」は常用漢字表にない。新聞記事で見かけるのは「肝心」だ。「腎」の字が常用漢字表にないためだろう。「朝日新聞の用語の手引」によると、「肝心」に統一する旨が記されている。しかし、日本新聞協会用語懇談会が、漢字表にないが新聞では使用可能と決めた漢字の中に「腎」の字が入っている。そのため、「肝腎」は新聞記事にも使われている。

となれば、「肝心」でも「肝腎」でもよさそうに思われるが、用語用字の紙面上の統一という観点から「肝心」に統一したものと考えられる。肝臓も腎臓も心臓も、人体にとって重要な機能を持つから、どれ一つでも調子が崩れると困る。しかし、書き易さの点では腎より心のほうが簡単だという理屈もある。今のご時勢は自ら痴呆になるべく、漢字のひらがな化が進んでいる現象に比べればよしとすべきか。しかし、寒心に堪えない思いがする。

ただ、「心」という字を「ジン」と読めとは常用漢字表の音にはない。神や臣には「シン」「ジン」両方の音が示されている。だから、肝心をカンジンと読むのは慣用によるものだろう。外国人が日本語を学ぶときの難しさが、こんなところにもあるだろう。筆者は日本人だから、その辺はよく解らない。

この機会に、「肝」と「腎」と「心」の語源を訪ねてみよう。

「肝」：声符は干（かん）。説文に「木の蔵なり」とあり、肺を金、脾を土のように、五臓を五行にあてる。「肝は幹なり。五行において木に属す。故にその体状に枝幹有るなり」。「肝は罷極の本、魂の居る所なり」とあり、人の活動力の源泉とされた。

「腎」：声符は説文に欧声とするが、腎は堅・賢と声異なり、臣と同声である。説文に「水の蔵（臓）なり」とあり、五行説によって五臓を説く。腎は精の存するところ。腎子は睾丸、腎水は精液、その精の尽きるところを腎虚という。肝と臓とは、人の活動力の源泉であるから、合わせて肝腎という。

「心」：心臓の形に象る。説文に「人の心なり。土の蔵。身の中にあり。博士説に、以て火の蔵と為す」とあり、蔵とは臓の意。五行説によると、今文説では心は火、古文説では土である。金文に「克く厥の心を盟にす」「乃の心を敬明にせよ」のように、すでに心性の意に用いている。

中国古来の哲理で自然現象や社会現象を解釈する五行説は、万物を組成する五つの元になる気である木・火・土・金・水からなる。五行相勝（相剋）は、火・水・土・木・金の順に後者が前者に打ち勝つことで循環する。五行相生は、木・火・土・金・水の順に前者が後者を生み出すことで循環するという。

さて、木（肝臓）・火（心臓）・土（脾臓）・金（肺臓）・水（腎臓）の五行相勝と五行相生は、現代の医学に当てはめたらどうなるのだろうか。

五行相勝の火（心臓）・水（腎臓）・土（脾臓）・木（肝臓）・金（肺臓）は、順に後者が前者に打ちかって循環しているのだろうか。

五行相生の木（肝臓）・火（心臓）・土（脾臓）・金（肺臓）・水（腎臓）は、順に前者が後者を生み出すことで循環しているのだろうか。

看護と「みる」

看護の定義は専門家に任せるとして、日本国語大事典には、「けが人や病人などの手当をし世話すること。看病。かんがく」とある。

「うぶすな書院」の「看護覚え書」には、フローレンス・ナイチンゲール（1820~1910）の「看護覚え書」が次のように書いてある。「看護はすべての患者に対して生命力の消耗を最小限度にするよう働きかけることを意味する」。すなわち、看護とは患者に新鮮な空気、太陽の光を与え、暖かさと清潔を保ち、環境の静けさを保持するとともに、適切な食事を選んで与えることによって健康を管理することであるとしている。とりもなおさず、健全な生活環境を整え、日常生活が支障なく送れるよう配慮することが看護なのだ。

保健師助産師看護師法：第5条「看護師の定義」では、次のように書いてある。「看護師とは、厚生労働大臣の免許を受けて、傷病者若しくはじょくふ（褥婦：筆者注）に対する療養上の世話又は診療の補助を行うことを業とする者をいう（1951）」。

また、保健師助産師看護師法で、保健師・助産師・看護師の3つの資格はいずれも看護を行う者である、とされており、この3者を看護職と呼ぶ。

いずれも、患者や褥婦や病人などと、その人たちの日常生活が快適に送れるように環境を看る人のことをいう。

白川静の「字通」によれば、看は会意で、手+目である。手をかざして遠く望み見ることをいう。意味は、1）みる、手かざして見る、のぞむ。2）あう、みまう、みまもる、もてなす。3）心にさとる、えとくする。

漢字は中国の古代の人間が創りだしたものだ。彼らも、今のわれわれと同じような恰好で手を頭にかざし遠くを看たと想うと、人間の動作の変わりなさに、微笑みが湧いてくる。

「みる」に、「目る」「見る」「看る」「省る」「相る」「眼る」「視る」「診る」「督る」「察る」「監る」「覧る」「観る」「鑑る」がある。これらは常用漢字に属する。他にも見慣れた漢字に、「瞰る」「瞥る」「瞻る」「矚る」などがある。「字通」には3字の旧字を含めて44字の「みる」がある。このうち常用漢字の「みる」は上に示した14字である。

以下、「みる」の漢字を「字通」をもとに眺め、「みる」ことの意味を考えてみたい。

「矚る」：目をつけて離さない、何かを期待してじっと注目する。会意兼形成で、蜀は桑の葉について離れぬ虫。属は交尾して尻をくっつけて離さないこと。みる。よくみる。みつめる。みつづける。

「瞻る」：「説文」に「臨み視るなり」とあり、瞻望・瞻迎など、遠く遙かに望み、また見めぐらす意がある。みる。みはるかす。みあげる。みおろす。みめぐらす。

「瞥る」：「説文」に「過目なり」とし、また「一に曰く、財かに見るなりという。一瞥、瞥見のように用い、ちらりと目翳（もくえい、注：ひとみに翳「くもり」ができる。そこひ）の動くことをいう。みる。

ちらりとみる。

「瞰る」：「広雅、釈詁一」に「視るなり」とあり、遠く望み、また遙かに見おろすことをいう。敢は酒をそそいで清めること。廟門で儀礼をして、神意をうかがったものであろう。みる。うかがう。うかがいみる。

さて、常用漢字の「みる」を調べてみよう。「目る」：「説文」に「人の眼なり。象形」とし、「童子（瞳）を重ぬるなり」、すなわち重童子（ちょうどうし）であるという。目を動詞にして、目撃・目送のように用いる。また眉目は最も目立つところであるから、標目・要目のようにいう。みる。みつめる。めくばせする。ながめる。

「見る」：目を種とした人の形。「説文」に「視るなり」とあり、視るとは神（示）を見ることである。新しい父母の位牌を拝することを親という。みる。みえる。

「看る」：手＋目。手をかざしてものを見る意。「説文」に「睎るなり」とあり、手をかざして遠くを望み見ることをいう。手をかざしてみる。のぞむ。

「省る」：「説文」に屮（つて）に従う形とし、「視るなり、眉の省に従ひ、屮に従ふ」という。「段注」に「眉に従ふ者は、未だ目に形（あら）はれざるなり。屮に従ふ者は之を微に察するなり」とするが、屮はおそらくもと目の上の呪飾であろう。めぐりみる。つまびらかにみる。

「相る」：木＋目。「説文」に「省視するなり」とあって、見ることを本義とする。古代の呪儀を背景とする字であろう。みさだめる。くわしくみる。

「眼る」：「説文」に「目なり」とあり、目は象形。眼は限字の従うところの艮と同じく、艮は呪眼を掲げて聖所に立ち入ることを禁ずる形であるから、眼とは呪眼をいう。まなこ。視力のあるところ。

「視る」：「説文」に「瞻るなり」と訓す。「臨み視るなり」とあり、神の降鑒することをいう。神意をみる。仰ぎみる。察する。

「診る」：「説文」に「視るなり」とあり、「其のいた疾む所を診る」のように診察することをいう。みる。よくみる。病状をみる。

「督る」：「説文」に「察するなり」と督察の意とする。みる。よくみる。監督する。

「察る」：「説」文に「覆審するなり」とあり、「新書、道術」に「讖微（しんび）皆審（つまび）かにする、之を察と謂ふ」とみえる。神意を明察にすること。あきらかにする。あきらか。みる。神意をみる。神意があらわれる。

「監る」：臥＋皿。臥は人が臥して家宝を視る形。皿は盤。盤水に臨んでその姿を映す意で、いわゆる水鏡。金文に「監司」という語があり、もと天より監臨することをいう。かがみにうつす。上からみる。のぞみみる。みる。みはる。めつけ。

「覧る」：監＋見。監は水盤（皿）のうえに顔を出して面を映す形。その映る面を見ることを覧という。天上より俯して下界を見る意。尊貴の人の行為をいう。御覧を本義とする字である。みる。よくみる。ながめる、みわたす。のぞむ。ながめ。

「観る」：「説文」に「諦視するなり」とあって、審らかに視る意とする。観とは鳥占いによって神意を察することであろう。みる。つまびらかにする。みきわめる。

「鑑る」：監は盤に水を盛り、顔容を水鑑として映す意。かがみにうつす。みわける。てらす。かんがえる。

以上、「みる」という多くの漢字が、いかに深くて複雑な意味をもっているかを自ら噛みしめるつもりで長々と紹介した。宮城谷昌光の「王家の風日」は、商(殷)から周に王朝が変わる紀元前11世紀の古代中国を舞台にした小説で、商を支えようとした箕子を中心に商王朝の滅亡が描かれている。この小説の中には、原義にそって多くの「みる」という漢字が使われており、「みる」ことの重要さが得心できる。

若い頃みた東大寺の仏殿の鴨居に掛けられていた「正見」という漢字が忘れられない。この「正見」は、釈迦が説いた八正道の一つだ。「正しくみる」ひとつとっても、これだけ数多くの漢字の「みる」があるのだから、残りの正思惟・正語・正業・正精進・正命・正念・正定を知るのに一生は短すぎる。われら凡人には、八生あっても足りはしまい。

元気

啓蟄、蟄虫啓戸（すごもりむしとをひらく）、そして菜虫化蝶（なむしちょうとなる）が過ぎ、春分になると寒さから解放され、知らず知らず元気がでてくる。

「字通」によれば、「元気」は天地の本質の気とある。「漢字コトバ散策」につぎのような説明がある。「元気」の本来の意味は、元始の宇宙生成のエネルギーである。つい先般、土星の衛星タイタンから送られてきた写真は、あのもやもやした中から生命を生み出す力こそ「元気」である、と。

李白の「日出入行（にっしゅつにゅうこう）」という太陽の運行をうたった詩に、次のような句があるそうだ。「人は元気に非ず安くんぞこれと久しく徘徊するを得ん」。これは、人間は創造のエネルギーそのものではないから、太陽といっしょに行動はできないが、宇宙と一体化して、その根元のエネルギーそのものになってみせるぞ、という意に読める。

荘子の達生編によれば、「気が体内で上がりもせず、下がりもせず、体のまん中の胸あたりに集まると、病気になる」のだとある。昔から中国では、人体は小宇宙と考えており、「気」が正しく働いてこそ健康でいられると考えている。「気」の循環の不調和が人の健康を損ねるという考え方である。

「日本国語大辞典」の「元気」の項は次の通りである。天地間に広がり、万物が生まれ育つ根本となる精気。活動の源になる気力。心身の活動力。体の調子がよくて健康なこと。気力。勢力が盛んなこと。病気が治ること。健康が回復すること。なお、減気・験気は、病気の勢いが衰えること、病気が快方に向かうこと、病気が治ること、また、治療や祈祷の効き目があらわれはじめること、とある。

日本列島は、この冬厳しい寒さと大雪に見舞われ多くの災害を経験した。この情報がお手元に届く頃は、相模原キャンパスの桜が咲き始めている頃であろう。自然は休みなくあるがままの姿を続けている。われわれも自然から春の気を頂き、新しい学期に元気を備えよう。それにつけても大月文彦「言海」（１９２４年）の「自然」の意味、「オノズカラ。天然ニ。」は言い得て妙である。

死

語源を訪ねる　語意の真実を知る　語義の変化を認める
そして　言葉の豊かさを感じ　これを守る

良い環境で安全な食べ物を食し、どんなに健康であっても、人はいつか死ぬ。最近では、病院に入り医者に診てもらえば、人は死なないと錯覚している人がいるのではないかと思うほど、病院での死に対して責任をとれなどという。

人は死ぬ。貴人も死ねば非人も死ぬ。だからという訳ではないが、人の死については、古来さまざまな呼び方がある。以下、「史記の風景」（宮城谷昌光、新潮文庫：2000）による。礼記（らいき：儒教の教典で五経のひとつ。他は易教・書教・詩教・春秋）によると、天使が死去することを「崩：山が崩れるようになくなる」、諸侯は「薨：見えなくなる」、大夫（小領主）は「卒：年をおえた」、士は「不禄：官から支給される手当を受けなくなる」、庶人は「死：骨の断片＋人」という。遺体がまだ床の上にあるうちは「尸」といい、棺におさめられて「柩」という。ちなみに遺体を墓地まではこぶ車を「柩車」という。さらに鳥類の死は「降」といい、獣の死は「漬」という。

類義語に、あの世に行く「逝」、姿が見えなくなる「歿」、いなくなる「亡」がある。

「字通」によれば、歹＋人。歹は人の残骨の象。人はその残骨を拝し弔う人。死の字形からいえば、一度風化しのち、その残骨を収めて葬るのであろう。

葬は草間に死を加えた字で、その残骨を収めて弔喪することを葬という。いわゆる複葬である。

「日本国語大事典」による字義は次の通り。1）しぬ、ア．人や動物が死ぬ、命が絶える、イ．草木が枯れる、2）し、しぬこと、3）しかばね、死体、4）必死の、命がけの、5）ころす、しなせる、6）つきる、なくなる、7）感覚を失う、麻痺する、8）生気がない、動かない、9）通じていない、通り抜けられない、10）はなはだしい、きわめて

ところで、次の万葉集の柿本人麻呂の歌に出てくる死者は、「崩」か「薨」か「卒」か「不禄」か「死」

か。「崩」と「毳」でないことは確かだろう。万葉集の研究者に聞いてみたいところではある。

名ぐはし　狭岑（さみね）の島の　荒磯面（ありそも）に　廬（いほ）りて見れば
波の音の　繁き浜辺を　しきたへの　枕になして　荒床に　ころ伏す君が　家知らば
行きても告げむ　妻知らば　来も問うはましを　玉桙（たまほこ）の　道だに知らじ
おほほしく　待ちか恋ふらむ　愛（は）しき妻ら

環境

環境

中国吉林省の化学工場で２００５年11月13日に起こった爆発事故で、近くを流れる松花江に流れ込んだベンゼンやニトロベンゼンなどの有毒物質は、24日には黒竜江省ハルビン市の水源に到達した。さらに、12月22日にはロシア極東のアムール川流域で最大の都市ハバロフスクにまで到達した。ハバロフスク地方政府は、ニトロベンゼンによる汚染値はロシアが定める基準の範囲内としているが、市民の間では不安が広がっている。

中国広東省北部の韶関市を流れる北江には、イタイイタイ病の原因とされる猛毒のカドミウムを含んだ工場廃水が流入した。同省が流域都市の住民に北江の水の飲用禁止を通知するなど、深刻な汚染が発生している。

環境

中国は長江の支流、南部の湖南省を流れる湘江に工場からカドミウムが流入し、流域住民にイタイイタイ病に似た症状が起きている。住民の具体的な健康被害が報じられるのは異例である。２００６年1月13日の朝日新聞によれば、湘江の河川工事が原因で11月4日、沿岸にある精錬工場からカドミウムを含む排水が大量に流れ出た。流域の一部で基準の22～40倍のカドミウムが検出されたという。

地元の湘潭市当局によると、流域には体の痛みを訴える住民が現れており、全身56カ所を骨折し死亡した住民もいた。全身の骨がもろくなる骨軟化症や腎臓障害を引き起こすイタイイタイ病の症状とみられる。

経済発展の裏面で、こうした環境破壊が、漢字のお膝元中国で深刻な社会問題になっている。さて、そこで今回は「環境」という漢字の由来を興膳 宏氏の「漢字コトバ散策」から引用してみよう。

「環境」の「環」は、「たまき」という和訓があり、玉(ぎょく)で作った円環形の装飾品のこと。若者がよく腕に着けているブレスレットもその一種だ。「環境」は、自分を取り巻く円環を想定して、その周辺や外側を指すと思えばよい。

『新唐書』王凝(おうぎょう)伝に、こんな記事が見える。王凝が長江下流地域の行政監督官となったとき、周囲には盗賊が出没して、治安が悪かった。その状況が、「時に江南の環境は盗区と為(な)る」と書かれている。この「環境」は、今の言葉でいえば、周辺である。

また、『元史』には、余闕(よけつ)という高官が、任地の周辺が賊軍に包囲されて身動きのとれない状態にあったことから「環境に堡寨(とりで)を築き」、防備を固めて治安を維持しながら、その内側で農耕に取り組む持久戦術を取ったことが記されている。この場合の「環境」も、周囲の地域一帯を指している。

この「環境」が、エンバイロンメントの訳語として採用された。中国語でも、日本語経由で、「環境」を同じ意味に用いている。ところで、「環境」の古い字義による用例は、辞書にはたいてい上記の二つが挙げられるが、それ以外の例となると、あれこれと探してみても、なかなか見つけられない。つまり、それほど使用頻度の多い語ではなかった。ヨーロッパ語のエンバイロンメントも近代に生まれた概念らしいが、その訳語に「環境」を当てた人の着眼はみごとだ。

中国での環境破壊の教訓としていえるのは、人が何かの行動を起こすとき、自分を中心にした円環をどこまで広げてものごとを考えられるかということだろう。「環」の内側に、自分の企業や地域や国を置くだけでなく、隣国や東アジア、さらには全世界にまでその輪を拡張できるかどうか。いわゆる環境問題の原点はそこに尽きる。

春・夏・秋・冬

暑い夏が続いている。「暑い」と和語で書けば、「きわめて」とか「とても」とか「たいへん」とか前に副詞をつけることでしか、その暑さを表現できない。しかし漢語にすれば、その暑さが分析的に表現できるから、暑さをことさら大げさに表現できる。酷暑、熱暑、炎暑、極暑、劇暑、激暑、蒸暑、倦暑、大暑、烈暑の砌(みぎり)、などと。

「情報：農と環境と医療」から逸脱して等閑にしたい。こんなに暑いときには、専門のことよりこの種の散策の方が「農」でなく「脳」に適しているとも思える。

この暑さでは、「暑」の前にどんな強烈な漢字を付けても、熟語が成立するような気がする。例えば、爆暑、死暑、毒暑、溺暑、融暑、揮暑など。「暑」は形声文字で、声符は者。説文に「熱きなり」とあり、暑熱をいう。火を用いるものは庶。者は堵中の呪符であるが、庶・者の声近く、暑は者声をとる。者と庶と、声符として互易する例が多い、と、「字通」にある。酷暑による「夏ばて」などという健康にかかわる言葉があるので、「夏」について、ついでに「秋」、「冬」、「春」の語源を追ってみた。

夏：象形。神事的な舞踏で、舞冠を被り、儀容を整えて舞う人の形。仮面をつける巫女の姿であろう。大きなおおいで下のものをカバーする意を含む。転じて、大きいの意となり、大民族を意味し、また、草木が盛んに茂って大地を被う季語をあらわす。説文に「中国の人なり」とあり、中国を華夏という。

アツ（暑）の転。アツ（温）の義。アツ（熱）の義。アナアツ（噫暑）の義。ネツ（熱）と通ずるか。草木がナリイズル（造出）の義。ナガテル（長照）の反。ナはナユルのナ、ツは助語。ナデモノ（撫物）のナヅと関係のある語。

朝鮮語の nierym（夏）、満州語（niyengniyer）など、アルタイ諸島で「若い」、「新鮮な」の原義の語と同源などの外来説がある。

秋：形声。意符の禾と、音符の火とからなる。実った稲を集めおさめる意。ひいて、取り入れ時。「あき」の意に用いる。食べ過ぎのアキ（飽）の義。アキグヒ（飽食）の祭りの行われる時節の意から。草木が赤くなり、稲がアカラム（熟）ことから。天候の明らかから。草木の葉のアキマ（空間）が多いの意。などなど。

冬：形声。音符のン（水が張った形）と、音符の夂（集まる意。また、こおる意）とから成る。もと、水が集まり凍る意。ひいて、水が凍る寒い季節、「ふゆ」の意に用いる。冷(ひゆ)が転じた。フケヒユ（更冷）の義。説、寒さが威力を振(ふる)う、振(ふ)ゆが転じた説、寒さに震(ふる)う、殖(ふ)ゆるの義。フユ（封忌）の義。フユ（経）の義。などさまざまである。

春：会意兼形声。桑の若葉の出る日の意。ひいて、桑の新芽が出る季節、「はる」の意に用いる。万物のハル（発）候。田畑を墾(は)るの義。気候の晴(は)るの義。年がハル（開）の義。さまざまな説がある。

補遺：ちなみに中国の陰陽五行思想による夏は、行は火、色は赤、方は南、事は視、星は火星、臓は心、常は礼、味は苦、声は徴、十干は丙・丁、十二支は巳・午（未）が相当する。これらを調べた結果、夏がますます暑く感じられてしまった。

朝・昼・夕・夜

一年が始まりました。一年は一日が365日積み重なった時間です。一日は朝・昼・夕・夜からなります。これらの漢字の語源を追ってみましょう。そして、新年の挨拶を万葉集で始めたので、万葉集に使われている「朝・昼・夕・夜」という言葉を探索してみました。

朝：草間に日があらわれ、なお月影の残る様を示す。金文には月に代わって水をかき、潮汐の意を示す形のものがある。朝日が草の間からでる。振り向けば月。会意と形声文字。金文は草＋日＋水の合意文字。草の間から太陽がのぼり、潮が満ちてくる時を示す。

東の野に　炎(かぎろう)の立つ見えて

　反見すれば　月傾きぬ　（柿本人麻呂）

昼：旧字は晝に作り、聿と日とに従う。日の周辺にそれぞれ小線が加えられていて、暈のある形、すなわち昼の晦い状態をあらわす。日の照る時間を、ここからここまでと筆でくぎって書く様を示す。

　昼は咲き　夜は恋ひ寝る　合歓木の花
　君のみ見めや　戯奴さへに見よ　（紀女郎）

夕：夕の月の形。説文に「暮れなり。月の半ば見ゆるに従う」と半月の象に従う。古く朝夕の礼とよばれるものがあって、朝には日を迎え、夕には月を迎えた。

　月夜には　門に出で立ち　夕占問ひ
　足占をぞせし　行かまくを欲り　（大伴家持）
　伊勢の海人の　朝な夕なに　潜くといふ　鮑の貝の
　片思ひにして　（作者不詳）

夜：人影が横斜している形の大と月とに従う。説文に「舎るなり。天下休舎す。夕に従い、亦の省聲なり」とし、天下の人すべて休息する時であるという。

土は生きている「土-生-世-姓」

「土」という字の中心概念は、経済からみた「土地」でも、材料からみた「土質」でもない。あくまで生命を育むものとしての「土」であることが、中国時代の「説文解字（中国最古の字典）」からわかる。このことは「土」という漢字の成り立ちにも示されている。漢の時代の許慎は説文解字で、「土」は「地の萬物を吐生するものなり」と解説し、「土」が生物を生み出すものの象形であるとしている。

また、「土」を次のように表現している。〝二〟は地表と地下を表している。つまり、土壌には層のつながりがあり、上の〝一〟は表土層を、下の〝一〟は底土層を表している。〝丨〟は地中から地上へのびる植物を示す。説文解字の「吐」は「土」と音が同じで、自然に物を生み出すことを意味している。

この「土」は、土-生-世-姓へと発展した。すなわち、「土」（地の萬物を吐生するものなり）から、「生」（草の生え出る形、草木の生じて土上に生づるに象（かたど）る）に転じ、「世」（草木の枝葉が分かれて、新芽が出ている形）に成長し、「姓」（血縁的な集団）にまで発展した。また、「生」は「産」にと成長した。

天地のすべてのものが萌え出る春。万物が「土」から生まれ、「土」から派生した漢字は、「姓」にいたり、時空すなわち時間と空間を超えてしまったのである。

石走る（いわ）　垂水（たるみ）の上の　さ蕨（わらび）の
萌え出づる春になりにけるかも　（万葉集）

気

「情報：農と環境と医療」を書き始め、そのうえ「言葉の散策」を連載し始めてから、人間の体を取りまく農と環境とに、「気」という言葉が多く使われていることに気がついた。それからというもの、この「気」という言葉が気になり始め、いつも気にするようになり、気にかかり続けている。

気になりだすと、心が定かでなく気持ちが悪い。読者の気を取るつもりはないが、気をそそられる方は気を入れて、気がすすまない方は気を悪くなさらず、気休めに読まれたい。気に入られた方には気が冴えたことだろう。気にくわない方は、気を取り戻して別の項を読んで頂ければ幸いである。気をそそられる項目もあるやも知れない。

ちなみに、上のたった6行の文章に「気」という文字が17回も登場する。これほど使用される「気」とは、一体全体なにものなのだろう。以下「気」について、「字通：平凡社」、「大字源：角川」、「国語大辞典：小学館」、「ことわざ大辞典：小学館」、「言海：明治37年版」および「広辞林：三省堂、大正14年版」を散策してみた。

「気」の文字で中のメがない部分は「きがまえ」という部首で、象形文字で気体の状態に関する意を表す文字でできている。「雲気が空に流れ、その一方が垂れている形」を示したものである。気は形声文字で、旧字は氣である。

「「字通」によれば、次のように解説されている。1）客に送る食糧、食事のおくりもの。2）空気、いき。3）活動の源泉となるもの、元気、ちから、いきおい。4）人の心もち、気だて、うまれつき。5）気としてただようもの、におい、かぐ。6）もののある状態、おもむき、ありさま。7）季節を動かすもの、とき。

「大字源」はもう少し詳しい。1）水蒸気。もや。かすみ。きり。空中に立ち上がるもの。蒸気。雲気。空気。空間を満たす形のないもの。大気。気圧。むらむらと立ち上がる気象。天地間の自然の現象。天気。気象。気候。2）いき。呼吸。3）におい。かおり。香気。芳気。4）においをかぐ。5）活動力。

元気。生気。6）こころもち。きもち。心の動き。精神。心気。7）うまれつき。もちまえ。8）きだて。気質。剛気。覇気。9）おもむき。ようす。ありさま。風気。10）いきおい。活気。気力。11）とき。時節。陰暦で360日を24期に分けた一期。15日。5日を候、3候を気という。24気。転じて、時候。季節。12）宇宙の万物を構成する物質。理（万物生成の原理）に対していう。「天地合気、万物自生」

「言海」は古いにもかかわらずかなり詳しい。1）天地ノ間ニテ、寒暑、陰晴、自然ニ運リ現ハルル象ナリ。2）香、畑、湯ナドヨリ立チ上ルモノ。気。3）動物ノ生キテアル力。タマシイ。生活ノ精神。4）心ノ趣ク処。ココロバセ。好ミ。5）ココロ。カンガヘ。オモンバカリ。意思。6）十五日一期ノ称。

「広辞林」は詳しい。15項目の説明がある。これまでの字典にない説明に次の3点がある。1）光・熱などの如き、はたらきありて補足すべからざるもの。2）生命の保存力。3）たましい。せいしん。

「国語大辞典」が最も詳細に書かれている。ここでは「気」を3つの範疇に分けている。「変化、流動する自然現象。または、その自然現象を起こす本体」と「生命、精神、心の動きなどについていう。自然の気と関係があると考えられていた」と「取引所で気配のこと」である。

これまでの字典にない説明に、1）万物を生育する天地の精。天地にみなぎっている元気。2）そのもの特有の味わい、かおり。香気。3）精神の傾向。気だて。気ごころ。4）何事かをしようとする心のはたらき。などがある。

こうしてみてくると、古来「気」が農と環境と人間にきわめて密接に関係していることは明らかなことなのである。天地合気、万物自生は自然環境にも人間にも適応できる言葉なのである。大地（環境）は気を通し、活発に変化・流動しており、人間は気を通し、生命・精神・心の動きを活性化している。「気」は環境にも人間にも欠くことができないものなのである。

環境にかかわる「気」の漢字二文字の言葉を追ってみよう。気圧・気温・気化・気候・気象・**気体**・温気・雲気・空気・湿気・暑気・蒸気・大気・暖気・寒気・天気・二十四気・夜気・熱気・気団・気泡・気流・陽気など。

人間にかかわる「気」の漢字二文字の言葉はどうか。気意・気鬱・気結・気疾・気性・気絶・気息・**気体**（精神と肉体、心身）・気風・気分・気脈・気門・気力・活気・脚気・寒気・血気・健気・元気・根気・正気・心気・生気・精気・爽気・胆気・毒気・病気・口気・気官・意気など。

強調文字で示したように、環境と人間の両方に「気体」という漢字二文字の言葉がある。一方はガスの気体で、片方は精神と肉体すなわち心身の気体である。大変興味深い。

諺や言葉の使い方はどうであろうか。「国語大辞典」および「ことわざ大辞典」では、「気」を使う言葉や諺がそれぞれ217および309の項目ある。その中の例をいくつか紹介しよう。われわれの生活の中で、環境と人間に関してこれほどまでの数の「気」が使われているのに驚いた。われわれは、「気」という言葉の海に漂っているという気がする。こう思うのは筆者だけだろうか。

○ 暑い寒いは気の迷い：暑く感じるのも寒く感じるのも、気の持ち方一つだということ。
○ 気が傷む：心配する。気がもめる。気をつかう。気がひける。気づまりになる。
○ 気を吐く：威勢のいい言葉を発する。意気を示す。
○ 気を呑む：じっと息を殺す。かたずをのむ。気持ちの上で相手を威圧する。
○ 気を抜く：びっくりさせる。肝を抜く。疲れた神経をほぐす。いきぬきする。捨てて顧みない。無関心になる。
○ 気を通ず：互いの気持ちを通じあう。意思が通じあうようにする。
○ 気を死なす：気を落とす。がっかりする。気力を喪失する。
○ 気の所為：実際には存在しない現象を見聞きしたり、理由もなくある感情を持ったりする など、原因が自分の心の持ち方にあること。

霜降月

今は旧暦でいえば、十二月の半ばにあたる。田畑に霜が降る月だ。霜や雪を降らす女神を青女（せいじょ）という。淮南子の天文訓に「青女乃出以降霜雪」とある（日本国語大辞典）。寒い日に東の野にかぎろひが立つと、その光に溶けて、消えてしまう霜の花。火山灰土壌が分布している地域では、キラキラと光る霜に加えて、踏むとサクサクと鳴る霜柱の音も楽しめる。雪の結晶は六角だから六（む）つの花と呼ばれるのに対して、霜は三（み）つの花と呼ばれる。

十一月は、霜降月のほかにも、霜月、神楽月、雪待月、風寒、神帰月とも呼ばれる。神楽とか神帰とか、十月が神無月であったためかこの月は神様も忙しそうだ。

この月は残照に映える紅葉が美しい月でもある。「もみじ」は「揉み出（い）ず」が変化したものだそうだ。夜の冷え込みが厳しく、日中との寒暖の差が大きければ大きいほど紅葉は美しく、鮮やかさを増す。恋染紅葉などという美しい言葉が生まれる日本語はいいものだ。

環境

この月は、ほかにも木守柿、枯尾花（すすき）、美草、真草、木枯らし、凩、山茶花、忘れ音（季節を過ぎて鳴く虫の音）など美しい日本語が満載されている月だ。このような言葉がいつまでも生き続ける日本の環境でありたい。

農

「農」と「環境」と「医療」―漢字研究の泰斗、白川　静博士を悼む―

漢字研究の泰斗、白川　静博士が逝った。心からの冥福を祈りたい。明治43（1910）年生まれ。享年96歳。白川氏の学問は、漢字というものの成り立ちを分析し、漢字が生まれた殷（商）という時代の精神を解明する研究であった。漢字の中には、神とか鬼とか霊とかいったものへの深い畏れの精神が宿っている、というのが白川氏の信念であった。「漢字は文化」、「国語力の根底は漢字にあり、漢字を復権しなければ、東洋は復権しない」が口癖だった。幼稚園から英語を学ばせましょうなどという今流の考え方とは、隔絶の感がある。軽佻浮薄でなく重厚である。

漢字は、王と神とをつなぐ欠くことのできない方法の一つとして生まれたと、白川氏は語る。ほとんどすべての漢字を、神の世界との関係で解釈する。白川氏は、生命力と自然への畏怖を漢字教育を通じて明らかにしてきた。

したがって、この情報の「言葉の散策」でも、生命に関わる「農」、「環境」および「医療」の漢字について「そもそもこの漢字の成り立ちは・・・」と、白川氏の解釈を拝借してきた。これらの言葉が生命力と自然への畏怖に満ちているからである。

いくつかの例を挙げる。「道」は「首」に「しんにゅう」で表現される。「しんにゅう」は道を表すが、古代中国では異族の国に行くときには、その異族の首を持っていくので、「道」という字ができたという。

神と人をつなぐ𠙵(さい)の例である。従来、𠙵は「口」と誤って主張されてきた。𠙵は祈りの文が収められている箱なのである。例えば「悦」。偏の兄は神への祈りの文である祝詞(のりと)をいれる器を頭上にのせて祈る人の形で、神に仕える祝(はふり)をいう。その祝の上に神気がかすかに降ることを八の形でしめしたのが、兌（だ・よろこぶ・かえる）である。神が反応して乗り移り、うっとりとした状態になっている祝の心を悦といい、「よろこぶ」の意味がある。

「古」は、十と口とを組み合わせた形。十は干(たて)を省略した形。口は𠙵で、神への祈りの文である祝詞をいれる器の形。この器の上に聖器としての干を置いてを守り、祈りの効果を長い間保たせることを「古」といい、「ふるくからのもの、ふるい、むかし、いにしえ」の意味となる。

「陽」の「こざとへん」は、神が天を陟り降りときに使う神の梯子の形。旁は台上に霊の力を持つ玉（日）を置き、その玉光が下方に放射する形。玉光には、人の精気を豊かにする魂振りの働きがあるものとされた。

これまで、「情報：農と環境と医療」の「言葉の散策」でお知らせした「農」と「環境」と「医療」にかかわる言葉を整理して以下にまとめてみた。

「農」。金文の字形は田＋辰。辰(しん)は蜃器(しんき)。古くは蜃(はまぐり)など貝の切片を耕作の器に用いた。耨(じょく)は草切ることをいう。説文に「（のう）は耕す人なり」とある。卜文の字形は林と辰とに従い、もと草莱（草はら）を辟(ひら)くことを示すものであろう。のち林の部分が艸になり、田になり、曲はさらにその形の誤ったものである。

訓義は、1）たがやす、たづくり、たはたをたがやす、2）のうふ、たはたをつくる人、たに、3）つとめる、はげむ、いそしむ、4）あつい、てあつい、こまやか。古訓は、ナリハヒ。

「環境」の「環」は、「たまき」という和訓があり、玉(ぎょく)で作った円環形の装飾品のこと。若者がよく腕に着けているブレスレットもその一種だ。「環境」は、自分を取り巻く円環を想定して、その周辺や外側を指すと思えばよい。

『新唐書』王凝(おうぎょう)伝に、こんな記事が見える。王凝が長江下流地域の行政監督官となったとき、周囲には盗賊が出没して、治安が悪かった。その状況が、「時に江南の環境は盗区と為(な)る」と書かれている。この「環境」は、今の言葉でいえば、周辺である。

また、『元史』には、余闕(よけつ)という高官が、任地の周辺が賊軍に包囲されて身動きのとれない状態にあったことから「環境に堡寨(とりで)を築き」、防備を固めて治安を維持しながら、その内側で農耕に取り組む持久戦術を取ったことが記されている。この場合の「環境」も、周囲の地域一帯を指している。

この「環境」が、エンバイロンメントの訳語として採用された。中国語でも、日本語経由で、「環境」を同じ意味に用いている。ところで、「環境」の古い字義による用例は、辞書にはたいてい上記の二つが挙げ

農

られるが、それ以外の例となると、あれこれと探してみても、なかなか見つけられない。つまり、それほど使用頻度の多い語ではなかった。ヨーロッパ語のエンバイロンメントも近代に生まれた概念らしいが、その訳語に「環境」を当てた人の着眼はみごとだ。

中国での環境破壊の教訓としていえるのは、人が何かの行動を起こすとき、自分を中心にした円環をどこまで広げてものごとを考えられるかということだろう。「環」の内側に、自分の企業や地域や国を置くだけでなく、隣国や東アジア、さらには全世界にまでその輪を拡張できるかどうか。いわゆる環境問題の原点はそこに尽きる。

「農」と「農のことわざ」

金文の字形は田＋辰(しん)。辰は蜃器(しんき)。古くは蜃(はまぐり)など貝の切片を耕作の器に用いた。耨(じょく)は草切ることをいう。説文に「農(のう)は耕す人なり」とある。卜文の字形は林と辰とに従い、もと草莱（草はら）を辟(ひら)くことを示すものであろう。のち林の部分が艸になり、田になり、曲はさらにその形の誤ったものである。

訓義は、1）たがやす、たづくり、たはたをたがやす、2）のうふ、たはたをつくる人、たに、3）つとめる、はげむ、いそしむ、4）あつい、てあつい、こまやか。古訓は、ナリハヒ。

○農は国の元：農業は国家の政治・経済の基本であるということ。帝範―務農（中国：648年）「夫食為人天、農為政本（注）農為国政之本原」

○農は工に如かず工は商に如かず：利益をあげるには、農業は工業に及ばないし、工業は商業に及ばない。刺繍をする者より市場で商う者のほうが利が多いように、財布をふやすには商業がもっともよいということ。出典は史記―貨殖伝。

○農は人真似：農作業は同じ時季に同じ作業をするものなので、他人を見習ってすれば人並みのことはできるということ。

○田作る道は農夫に問え：水稲を作る方法は農夫にきくのがよい。その道の専門家に尋ねるのが最良の法であることのたとえ。

徳富健次郎（蘆花）は、昭和13年に岩波書店から「みみずのたはごと」を出版した。「ひとりごと」という節の項に「農」がある。この一部を原文のまま紹介する。

○土の上に生まれ、土の生むものを食うて生き、而して死んで土になる。我等は畢竟土の化物である。土の化物に一番適當した仕事は、土に働くことであらねばならぬ。あらゆる生活の方法の中、尤もよきものを撰み得た者は農である。

○農は神の直参である。自然の懐に、自然の支配の下に、自然をたすけて働く彼等は、人間化した自然である。神を地主とすれば、彼等は神の小作人である。主宰を神とすれば、彼等は神の直轄の下に住む天領の民である。

○農は人生生活のアルファにしてオメガである。ナイル、ユウフラテの畔に、木片で土を掘って、野生の穀を蒔いて居た原始的農の代から、精巧な機器を用いて大仕掛にやる米国式大農の今日まで、世界は眼まぐるしい変遷を閲（けん）した。然しながら土は依然として土である。・・・・農の命は土の命である。諸君は土を滅ぼすことは出来ない。・・・・

○大なる哉土の徳。如何なる不浄も容れざるなく、如何なる罪人も養はざるは無い。如何なる低能の人間も、爾の懐に生活を見出すことが出来る。如何なる数奇の将軍も、爾の懐に不平を葬ることが出来る。如何なる不遇の詩人も、爾の懐に憂を遣ることが出来る。あらゆる放蕩を為尽して行き処なき蕩児も、爾の懐に帰って安息を見出すことが出来る。・・・・・・

獣

旧字は(嘼)と犬とに従う。(嘼)は「(㹌(さん))なり。耳頭足、地を(厹(ふ))む の形に象(かたど)る」と家畜の義に解するが、(嘼)の上部は長い羽飾のついた楯の形で、狩猟のときに用いるもの。その狩猟の成功を祈って、前に祝の器、𠙵(さい)をおく。

即ち(嘼)は狩猟前の祈りを意味する字である。それに猟犬を加えたものが獣であるから、字はもと狩猟を意味し、猟の本字である。

獣頭刻辞(じゅうとうこくじ)といわれるものは、狩猟で得た重要な獲物に刻辞して、祖霊にささげるものであった。両足を禽、四足を獣といい、また家養を畜、野生のものを獣という。狩猟の対象となるものである。

逐獣者目不見太山(じゅうをおうものは、めにたいざんをみず)は、けものを追う者は太山のような大きな山でも目にはいらない。目の前の利に迷うと対局を忘れるたとえである。

獣聚鳥散(じゅうしゅうちょうさん)は、けもののように集まり、鳥のようにちらばる。非常にすばやいたとえ。

その他

情報

「字通」は「情」について次のように解説する。声符は青（青）。説文に「人の陰气にして、欲有る者なり」とあり、性を陽、情を陰とする漢代の性情論によって説く。「礼記、礼運」に人の七情を「学ばずして能くするもの」、すなわち本能である。

「大字源」の「情」の字義は詳細にわたる。1）こころ。人の性が外に現れたもの。2）よく。欲望。3）本姓。4）まこと。まごころ。まことのある。うちとけた。5）こころざし。6）ありのまま。事実。7）ことわり。真理。8）なさけ。おもいやり。9）男女の愛情。10）かたち。ようす。11）おもむき。情趣。

「大字源」の「報」の字義は次のようである。1）さばく。さばき。罪人に対して裁判をする。2）処罰して報告する。3）しらせる。つげる。しらせ。つげしらせる。4）むくいる。むくい。5）まつる。まつり。報徳の祭り。6）あわせる。7）報拝。8）かえる。もどる。9）親族の妻と密通する。10）おおかぜ。暴風。11）新聞。電報。

さて、「情」と「報」を合わせた「情報」なる言葉が、いつ頃から、どのように使われてきたのであろうか。その語源を知らないまま、これまで「情報：農と環境と医療」を発刊していた。今回、「情報」に関する情報を明らかにしたので紹介する。

「日本国語大辞典」によれば、森鴎外の作品「藤鞆絵」や野間宏の作品「真空地帯」にみられるという。前者は「情けに報いる」の意に、後者は陸軍における「敵情の報告」に使われたと推察される。

ところで、「情報」の語源については、小野厚夫の日本経済新聞と富士通ジャーナルに詳しい。ここに書かれたものと他の資料をもとに、「情報」の言葉の流れを年次別に整理してみた。詳細は文末の参考資料を参照されたい。

情報という言葉が最初に出てくるのは、1876（明治9）年に日本国陸軍省から翻訳出版された「仏国歩兵陣中要務実地演習軌典：酒井忠恕（清）訳」に、フランス語のrenseignements（英語：information）の訳語である。敵情報告、情実報知の意味で使われた。つまり諜報といった意味である。

野戦要務については、最初オランダの兵書が大鳥圭介（政治家。播磨の人。蘭学・兵学を学び、幕臣となる。戊辰戦争に参加。清国・朝鮮公使、枢密顧問官など歴任。1838〜1911）により訳され、兵学寮で使われた。陸軍の兵制がフランス式に統一されたことに伴って、1873（明治6）年に「仏国陣中軌典」が訳され、さらに1875（明治8）年になってフランスで新式の歩兵陣中要務が刊行されたため、陸軍少佐、酒井忠恕（旧名は鳥居八十五郎、別名は酒井清：１８５０～１８９７）がこれを訳して士官の教育に用いた。「仏国歩兵陣中要務実地演習軌典」である。

まもなく「情報」という言葉は、一般用語として通用するようになる。森鴎外の小説では「藤鞆絵」と「渋江抽斎」に「情報」という言葉が見られる。こうしてみると、「情報」という言葉の起源は１８７６（明治9）年までさかのぼることになる。ちなみに「情報」という言葉は、森鴎外が造語したという説がある。しかし、このことは上述した理由により、完全に否定されたことになる。

１８８１（明治14）年には、参謀本部が「五国対照兵語字書」を出版した。これには「情報」という言葉は現れず、Nachricht は「報知」と訳されている。ところが、１８８８（明治21）年の「兵語字彙草案」には「情報」が採録され、「物の状情に就ての報道を云ふ」という説明が付けられている。

森鴎外は、１８８８（明治21）年に「戦論」の翻訳に着手した。このときすでに「情報」という言葉を使っていたのではないかと考えられているが、それを裏付ける資料は残っていない。

１８８７（明治20）年頃になると、参謀本部や陸軍兵学校で兵語を統一する動きが出て、兵語草案や改正兵語辞典の編集が始まる。これによって「情報」に統一されたようで、その後「状報」の出現頻度は激減してしまう。

「萬朝報」に「情報」という言葉が現れるのは、１８９４～９５（明治27～28）年の日清戦争の時である。その後の用例もほぼ軍の広報か、戦報の記事に限られている。このような事実から、「情報」の語源は軍事に関する専門用語と考えられる。

１８９９（明治32）年当時の新聞を眺めると、「戦争論（戦論）」が出版されたころにはすでに「情報」は新聞用語としてかなり一般化していたことがわかる。また、１８９９（明治32）年にオランダのハーグで第1回の国際平和会議が開かれ、「陸戦条約」が締結されたが、この批准書の中で、戦時に「俘虜情報局」を設置するというように、「情報」という言葉が使われている。

中国もこの条約を批准し、その中で同じく「情報」という言葉を使用している。したがって、この時にはすでに日本から中国に「情報」という言葉が移入されていたことがわかる。

「明治のことば辞典」を見ると、普通の辞書に「情報」という見出し語が現れるのは１９０５（明治38）年以降のことである。「情報」という言葉は中国でも使われている。中国人自身が日本由来の中国語として認めている。このようなことから、「情報」は明治時代になって創られた和語とみなすことができる。

ところが、情報が使われだすと同時に、状報も兵書に現われるようになる。実際の用例で敵情（状）と情（状）報の相関をみてみると、敵情と情報、または敵状と状報のいずれかの組合せが圧倒的に多い。

情と状にはいずれも「ありさま、ようす」という意味がある。１９０９（明治42）年刊行の「日本類語大辞典」を見ても、「国情、国状」、「事情、事状」、「実状、実情」、「状況、情況」、「状態、情態」、「状勢、情勢」、「世情、世状」のように混用されているという。したがって、情報と状報の使い方に大きな差異はなく、ほぼ同義語として使われていたものと判断される。

戦後、情報に関する理論が日本に導入されたときに、英語の information の訳語として充当させた。こうしてみると「情報」という言葉は、まさに欧米（フランスとアメリカ）から二度にわたって造語されたことになる。

漢語の「情」と「報」、欧米からの「情報」という言葉の内容と変遷は、そのまま日本の外来文化の歴史を反映しており、語源の調べにとどまらず、技術史、軍事史、翻訳史など様々な視点から考えさせられることが多い。またこの言葉の流れをみるに、情報の受信は得意だが、情報の発信を不得手とするわれわれの体質にも思い至る。

教・育・学・習

「教養演習」で「農医連携」などという教科を講義している。そこでは、教育や学習を旨とする講義を行っている。しかし、筆者は教・育・学・習という漢字の成立とその語義について知るところが少ない。そこでこれらの漢字の散策を試みる。

教：旧字は「敎」と記す。より古くは「爻（こう）」と「子」と「攴（ぼく）」を組み合わせた形。「爻」は、神廟の屋上に立てられた千木様式の交木を示す。「攴」は、鞭の形をしたものを手にもつ形。「敎」は、その神聖な学舎に、子弟を鞭撻して教戒することをいう。

「説文解字」の著者の許慎の教育理念は、教師は教えることに徹し、子弟は習うことに徹すべきと解いているようである。なるほど、教育には一定の強制が求められるのかも知れない。そこには、教育的規範が成立するであろう。

しかし学生に与えた宿題の回答をみていると、教えることは学ぶことだと痛切に感じる。すでに「書経」に「教ふるは学ぶことの半ばなり」といい、「礼記」に「教学相長ず」という。教育は、強制と模倣との対立的な関係に終始するものであってはならないのである。教師と学生との共生や共鳴のもとにのみ、教学の発展は可能となる。教育の理念は、昔から変わらないのだ。

育：「𠫓(つと)」と「月（肉）」を組み合わせた形。「𠫓」は生子の倒形。生まれるときのさま。月（肉）は限定符的に加えたものか、或いは肉を供して養育の意を示したものであろう。「説文解字」に「子を養いて、善を作(な)さしむるなり」とある。養育の意。うむ、そだてる、そだつ、やしなう。育育とは活発なさま。育英とは英才を教育する意。

学：旧字「學」の「冖(べき)」は、屋根。「爻(こう)」は交木。その左右より伸びるのは両手。両手で屋上に交木を組み立てるさまを描く。その交木は、日本でいう千木に当たる。出雲大社、住吉大社などの屋上に見られる建築様式をいう。そこに神が降り憑(よ)るものとされた。「學」の上部は、その学舎を象る。それはまた、神を祀る場所でもあった。

むしろ学舎は、学宮と呼ぶにふさわしい。学宮では、神のもとに厳粛をきわめる教育が展開されたことであろう。私語や爆睡をむさぼる現代の学生は、学舎で学んでいるとはいえない。それをほっておく人も、学舎で教育するにふさわしい教師とは言い難い。「學」は、いまや「学」に変じた。すでに千木の形を失った。それを支える両手すら失った。変わりに「ツ」と記す。ほとんど廃屋の姿を呈している。原型が失われるとき、その精神も失われることを歴史は教えている。そのような荒涼とした場で行われる教育は、すでに教育と呼ぶことが出来ない。いまだ學の字を使用している大学がある。希有な存在だ。

この項を書いているとき、大分県の教育界で汚職の摘発があった。教育が展開されている場で、それも最も責任の重いはずの校長や教育委員会の連中が、現金授受で逮捕されたのである。学舎どころの話ではない。

商売人が偽造を働くのと、政治家や官僚が汚職をするのは、古今東西よくみてきた。しかし、今では警察が盗みをはたらき、教育者が痴漢をなし、医者が人を殺し、親や子が金と痴情で殺し合う。われらは何を信じて生きたらいいのか。如何せん。嗚呼。日本は溶け始めた。

習：上部が「羽」、下部が「白(はく)」と記す字だが、正しくは「羽」と「曰」を組み合わせた字。「羽」は旧字の「羽」に改めて、はじめてその美しく羽毛のそろう翅(はね)の形を表すものとなる。「羽」はすでに飛翔のかなわぬ羽であろう。

「曰」は祈告の器が、わずかにひらかれるさまを示す。神の宣告、啓示をいう。「曰」を「いわく」とよむが、「のたまわく」とするのが、その原義を保つ用法としてよい。「習」は、その器上に「羽」を置く形であるが、そうするのは、たんに陳列するためではない。

「羽」は、呪飾（霊力を高める呪的な方法）として用いる。祈告の器の上に、これを摺りつける。そのことによって、器中の霊力が高められる。その行為の反復は、いよいよその機能を発動するであろう。「摺」はその行為自体を示す字で、「習」はその行為の反復をいう。学習は、この意味において理解しうる。

孔子の論語に「学んで時に之を習う、亦説(よろこ)ばしからずや」がある。「説」は神につげ祈る、神意がとけるなどの意味があるから、「説しからずや」とは、狂ったように反復し、その不断の習いにもとづいて、一種のエクスタシーのような感懐になることなのかと邪推する。

筆者は復習するなどの勤勉さに欠けるので、「学んで時に之を習う、亦説(よろこ)ばしからずや」を、これまで学んだことが、あるとき活用できた。これはうれしいことである、などと解釈していたが、この解釈は少しく甘すぎたのかもしれない。反省しごく。

教・育・学・習という字を古きに遊んだ。そこで、次に現在の「教育」と「学習」の意味を「大辞林」を辿ってみる。

教育：他人に対して、意図的な働きかけを行うことによって、その人間を望ましい方向へ変化させること。広義には、人間形成に作用するすべての精神的影響をいう。その活動が行われる場により、家庭教育・学校教育・社会教育に大別される。

学習：1）学びおさめること。勉強すること。2）生後の反復した経験によって、個々の個体の行動に環境に対して適応した変化が現れる過程。ヒトでは社会的生活に関与するほとんどすべての行動がこれによって習得される。3）過去の経験によって行動の仕方がある程度永続的に変容すること。新しい習慣が形成されること。4）新しい知識の獲得、感情の深化、よき習慣の形成などの目標に向かって努力を伴って展開される意識的行動。

回と度

「第3回北里大学農医連携シンポジウム」の「回」と、「仏の顔も三度まで」の「度」の違いは何であろうか。「今回の研究によれば」の「回」と、「今度の研究によれば」の「度」の違いは何であろうか。判然としないものがある。

「小学館日本国語大辞典」には次のような説明がある。「回」：1）一定の事項を継続、反復して行う時、それを区切った一つのまとまり。「回を重ねる」、2）数または順序に関する語に付いて、回数を表すにいう。

度：1）物事の程度をさしていう。ほど。限り。2）ころ。時代。多く時代を表す語に付けて用いる。3）測量、測定する器具に記された目盛り。また、その単位。4）割合、数を表す語に付けて用いる。5）仏語。生死を海にたとえ、迷いの世界であるこちらの岸（彼岸）から、証果のあちらの岸（彼岸）に達することをいう。また、菩提の修行をいう。6）仏門にはいって出家受戒すること。

度：慣用句が多い。度が過ぎる。度が抜ける。度に当たる。度を得。度を失う。度を過ごす。

こう観てくると、「回」は回を重ね、また繰り返すという意味で、次々にまた起こり得るものを数えるときに使うようである。水が流れる、すなわち時間の経過に伴って再びめぐってくる事象を呼称するもののようである。第4回、次回、三回忌などがそうで、これらに度をあてることはできない。

「度」は、慣用句から推察されるように物事が度重なっていくことで、直接時間とは関係なく、これまでの経験や行為を数え、再びそれが繰り返されては困ることや、次に起こり得るかどうか予想が難しい場合などに使うようである。「回」のように単なる時間や回数でなく、人生の教訓など含め、十分気をつけて数えることに焦点が向いている。人生や恋愛に三回失敗した男と、三度失敗した男の顔色が異なるのは当然であろう。

このように整理してみると、これまで疑問をもっていた論文の読み方も少しは解消できる。例えば、「三回の実験の結果」と「三度の実験の結果」では、意味が相当異なる。もはや説明は不要であろう。しかし論文の筆者が、「回」と「度」の意図を判然と区別しているかどうかは、別であるが。英語の論文では、いずれも「three times」であろう。

この他にも、さまざまな専門分野で異なる数え方があるのも面白い。イヌや微生物の論文では3匹、ウシの論文では3頭、サカナでは3尾、インフルエンザに罹った鳥は3羽など、多彩である。日本語には数え方のための助数詞が約６００種類あるという。日本語だけでなく、助数詞はアジアの諸言語で広く発達している。

なぜ東アジアで数え方が発達するのか。数え方を豊富に持つ言語には、冠詞がない、名詞の複数形がない、名詞に性がない、という3つの共通する特徴があるという。これらのことが、豊富な助数詞の増加を促すという。数え方に関心のある方は、以下の資料を参照されたい。

分・解・判・弁・別・わかる

「わかる」が、よくわからない。「わかる」の漢字に、分・解・判・弁・別などが使われる。小学館の日本国語大辞典の「わかる」によれば、自動詞としては、次のような説明がある。１）一つのものが別々になる。また、区分される。わかれる。２）物事の意味、内容、事情、区別などが了解される。３）立場、気持ち、事情などを察してさばけた気持ちを持つ。物わかり良く世情に通ずる。４）事実などがはっきりする。判明する。知れる。

他動詞としては、１）承知する。のみこむ。２）承知してとりはからってくれる意から、金銭などをもらう、との説明がある。

漢字に関しては、平凡社の字通と常用字解による。「分」について。八＋刀。八は両分の形。刀で物を両分する意。説文（最古の部首別漢字字典。略していう。説文解字）に「別つなり」とし、「刀は以て物を分別するなり」という。分解、分際、分析などがある。

「解」について。角＋刀＋牛。刀で牛角を切り取る意。説文に「判つなり」とあり、のち牲体を解く意となる。解決、解釈、解愁、解析、解説、解惑などがある。

「判」について。半は牛を両分する意。刀（刂りっとう）を加えて両分する意。説文に「分かつなり」とあり、分は刀で物を両分する意意。契約書を両分してその一片を持つことを判という。契約の是非を審定することから、裁判の意となる。可否や黒白を区別し見分ける意。判決、判断などがある。

「弁」について。説文に「瓜中の実なり」とあり、瓜中に整然とならぶなかご（瓜などの実の内部の種の入った柔らかい部分）をいう。説文に「治むるなり」とは、獄訴を修めるの意。是非を裁定することを弁といった。弁解、弁識、弁釈、弁析、弁智などがある。

「別」について。冎（か）＋刀（刂りっとう）。冎は人の胸骨から上の骨の形。その骨の骨節（骨の間節）のところを刀で切り離す意。牛角を刀で解くことを解といい、骨間をわかつことを別という。説文に「分解するなり」とあり、分離解体することを原義とする。そこで、「わかる」でも「わかれる」の意がもと。

次は蛇足。「わからない」。これは方言で、駄目である、いやである、いけない、の意で北海道や秋田県でよく使われる。他に「わからない人」などもある。これは方言ではあるまい。

「わかる」が、「よくわからない」ことに日々しばしば出くわす。「戸締まりをきちんとするのだぞ、2＋2＝4だよ、水は100度で沸騰するものだ、わかったか」、「はい、わかりました」。これはわかる。具体的であったり、科学そのもので、いわば理科だからわかる。今は、これがわからない人も時としている。

「相手の気持ちになって、介護しましょうね」と言われると、誰しも「わかりました」と、答える。「俺のこの気持ちがわかるか?」と言われると、また「わかる」と言う。見ていると、ひとつも気持ちがわかっていない。会議の席で「わかりましたね。よろしいですね。Aと決議します」と決めても、次の会議で、「Aの件ですが・・・」とくる。これは何でしょうか。これらのことが「分かる」のでないことだけは、まちがいなくわかる。具体的あるいは科学的に分かっているのではないのである。わかった気がしたのか、納得したのであって、分かったのではない。

少しわかってきた。今後、理科的で理詰めでわかることを「分かった」と書き、「分かった」と言うことにする。抽象的で文科的で、わかったような気がし、納得できたときには「わかった、得心した、腑に落ちる」などと書くことにする。しかし、そのとき言葉では何と言おうか?「なるほど、納得、信じる」などと言おうか、それとも「ふむふむ、ほー、なるほど」に止めようか。悩ましい問題である。

参考資料

日本国語大辞典：小学館、昭和55年（１９８０）

広辞林：三省堂、大正14年版（１９２５）

言海：大槻文彦、明治37年（１９０４）

言海：大月文彦、六合館（１９２４）

字通：白川　静、平凡社（１９９７）

字統：白川　静、平凡社（１９９４）

字訓：白川　静、平凡社（１９９５）

大字源：角川書店（１９９３）

スーパー大辞林：ＣＤ―ＲＯＭ（１９９９）

故事俗信　ことわざ大辞典：小学館（１９８３）

最新日米口語辞典：松本道弘編、朝日出版社（１９９６）

ジーニアス英和辞典：大修館書店（２００６）

オックスフォード現代英英辞典（１９８９）

Weblio 類語辞典：http://thesaurus.weblio.jp/content/%E6%B0%97
http://thesaurus.weblio.jp/content/%E6%81%AF

佛教辞典：宇井伯壽監修、大東出版社（１９９３）

フリー百科事典「ウィキペディア（Wikipedia）」
四字熟語辞典：田部井文雄編、大修館書店（２００４）
明治のことば辞典：東京堂出版（１９８６）
漢字源：学研教育出版（２００７）
角川必携漢和辞典：小川環樹・尾崎雄二郎・都留春雄編、角川書店（１９９６）
数え方の辞典：飯田朝子著、小学館（２００１）
小山鉄郎：白川静さんに学ぶ漢字は楽しい、共同通信社（２００６）
小山鉄郎：白川静さんに学ぶ漢字は怖い、共同通信社（２００７）
仏教入門：松尾剛次、岩波ジュニア新書（１９９９）
からだの地図帳：講談社（１９８９）
漢字を楽しむ：阿辻哲次著、講談社現代新書（２００７）
中国古代土壌分類和土地利用：林 蒲田著、科学出版社、北京（１９９６）
常用字解：白川 静、平凡社（２００３）
小野厚夫：「情報」という語の由来と変遷、富士通ジャーナル、Vol.17, No.1（No.182）pp.75-78（1991）
漢字の仕組み：山本史也、ナツメ社（２００８）
興膳 宏：日経新聞、漢字コトバ散策

JCOPY <(社) 出版者著作権管理機構 委託出版物>

2011

北里大学農医連携
学術叢書第9号
農と環境と医の
連携を求めて

検印省略

©著作権所有

定価(本体2800円+税)

2011年 4 月 30 日　第1版発行

著作者　陽(みなみ)　捷(かつ)　行(ゆき)

発行者　株式会社　養賢堂
　　　　代表者　及川　清

印刷者　株式会社　丸井工文社
　　　　責任者　今井晋太郎

発行所　〒113-0033 東京都文京区本郷5丁目30番15号
株式会社 養賢堂
TEL 東京(03)3814-0911 振替00120
FAX 東京(03)3812-2615 7-25700
URL http://www.yokendo.co.jp/

ISBN978-4-8425-0486-5　C3061

PRINTED IN JAPAN　製本所　株式会社丸井工文社